外科疾病临床护理路径

主　编　尹安春　史铁英

副主编　孙　莉　戴　红　郭慧芳

编　者（按姓氏笔画排序）

王春敏　尹安春　史铁英　刘　卫　刘　瑶
刘薇薇　孙　莉　李　伟　李　巍　谷春梅
沈　莹　宋春利　张　宁　张　丽　张　娜
张秀杰　张轶姝　陆　靖　周　丹　贾立红
郭慧芳　隋　杰　蔡　玮　戴　红

人民卫生出版社

图书在版编目（CIP）数据

外科疾病临床护理路径 / 尹安春，史铁英主编 . —北京：人民卫生出版社，2013

ISBN 978-7-117-18795-4

I. ①外…　Ⅱ. ①尹…②史…　Ⅲ. ①外科 – 疾病 – 护理　Ⅳ. ①R473.6

中国版本图书馆 CIP 数据核字（2014）第 053219 号

| 人卫社官网 | www.pmph.com | 出版物查询，在线购书 |
| 人卫医学网 | www.ipmph.com | 医学考试辅导，医学数据库服务，医学教育资源，大众健康资讯 |

外科疾病临床护理路径

主　　编：尹安春　　史铁英
出版发行：人民卫生出版社（中继线 010-59780011）
地　　址：北京市朝阳区潘家园南里 19 号
邮　　编：100021
E - mail：pmph @ pmph.com
购书热线：010-59787592　　010-59787584　　010-65264830
印　　刷：北京铭成印刷有限公司
经　　销：新华书店
开　　本：787 × 1092　1/16　　印张：15　　插页：2
字　　数：365 千字
版　　次：2014 年 5 月第 1 版　2014 年 5 月第 1 版第 1 次印刷
标准书号：ISBN 978-7-117-18795-4/R · 18796
定　　价：38.00 元

打击盗版举报电话：010-59787491　　E-mail：WQ @ pmph.com
（凡属印装质量问题请与本社市场营销中心联系退换）

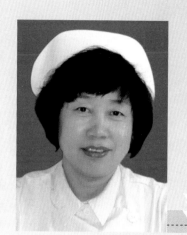

主编简介

　　尹安春,教授,主任护师、硕士研究生导师。现任大连医科大学护理学院副院长,大连医科大学附属第一医院护理教研室主任、护理部主任。从事临床护理、护理管理工作30年,在临床护理、护理管理、护理教学及科研方面颇有造诣。带领护理团队获批原卫生部首批"临床护理"重点专科、辽宁省"急症护理培训中心"。撰写了核心期刊护理论文四十余篇,主编、参编全国规划教材及专著十余部,主持、参与国家、省、市科研项目十余项,多次获得了省、市级"科技进步奖",主持的"自体外周血干细胞移植治疗脊髓损伤的整体方案与方法"2013年获辽宁省科学技术进步一等奖。多次被评为省、市级"优秀护理管理者"、"优秀共产党员",2010年被卫生部授予"优质护理服务"考核先进个人。

　　兼任中华护理学会理事、辽宁省护理学会常务理事、大连市护理学会副理事长,中华护理学会、辽宁省护理学会多个专科委员会的副主任委员,中华护理学会、辽宁省护理学会专家库成员,辽宁省卫生系列高级专业技术资格评审委员会专家。

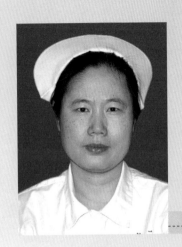

主编简介

　　史铁英,硕士、主任护师、硕士研究生导师。现任大连医科大学附属第一医院护理教研室副主任、护理部副主任。从事护理工作二十余年,主要专业方向为临床护理学和护理心理学,始终围绕着个体创伤后心理变化及护理干预方式进行探索与研究。发表论文二十余篇,主持、参与 10 项省、市级课题研究,主编、副主编、参编国家级规划教材及著作 11 部。

　　兼任辽宁省护理学会护理管理专业委员会委员、辽宁省护理学会专家库成员、辽宁省卫生系列高级专业技术资格评审委员会委员,大连市护理学会副秘书长。

序

　　20 世纪 70 年代初"临床路径"的概念诞生,历经几十年的发展,90 年代临床路径迅速在美国、英国、澳大利亚等发达国家的护理工作中推行,形成了一种跨学科的、综合的、以病人为中心的整体护理模式——临床护理路径。

　　临床护理路径在国内业已逐步开展,其在满足病人健康需求、提升护理质量、保证护理安全以及节约医疗成本等方面所起的作用得到了医疗界的认可。

　　大连医科大学附属第一医院积极开展临床路径收获颇丰,开展的临床护理路径更赢得了社会各界的好评。该院的医护团队经由充分协调沟通后,依据疾病特点制订出相应的临床路径与临床护理路径,为病人实施程序化、标准化的医疗照顾行为与计划,使病人从住院到出院整个过程都能依据标准化模式来接受治疗、护理,医院的综合服务质量、病人的满意度大幅度提升,护理团队也成功步入了国家首批"临床护理"重点专科之列。在临床护理实践中,大连医科大学附属第一医院的护理人员始终秉承着"服务、创意、做什么都要好"的医院文化理念,伴随着医学的进步与发展,持续不断地评估与修订临床护理路径。

　　他山之石,可以攻玉,经验的价值在于分享。大连医科大学附属第一医院护理部积极组织相关人员将近年来实施的临床护理路径经验进行了回顾和总结,并撰写了《外科疾病临床护理路径》一书,旨在将成果、经验与护理界同行分享。相信本书的出版必将对国内护理同仁开展临床护理路径起到积极的推动作用,从而促进护理学科的可持续发展。

中国医科大学护理学院院长:李小寒

2014 年 5 月

前 言

　　作为国家卫生和计划生育委员会指定的"优质护理服务示范工程"活动重点联系医院和首批国家"临床护理"重点专科建设项目单位,大连医科大学附属第一医院护理部认真贯彻落实《关于开展临床路径试点工作通知》等相关文件精神,借鉴国内外的先进经验,结合临床实际,逐步建立并完善了一系列临床常见疾病的护理路径,创新性地制订了临床路径的"护理篇"和"病友篇",在临床推广使用,取得了满意的效果,得到了医、护、患三方一致好评及国内同行的高度认可。

　　在临床护理路径的实施过程中,我们发现求知若渴的护士们很难在目前的图书市场中寻觅到临床护理路径相关的参考书籍。为了避免护理同行在今后的工作中遇到同样的问题,我院的护理专家和临床一线护士认真总结经验,记录和整理相关资料,撰写出一套《内(外)科疾病临床护理路径》和《内(外)科护理健康教育路径》,将我院的临床护理路径实施经验与全国护理同仁共享。

　　本书为《外科疾病临床护理路径》,共七章。第一章是临床护理路径的总论;第二~七章,以节为单位叙述了59种外科疾病的临床护理路径。每节独具特色地分为"临床护理路径表"和"实施规范"两个部分,"临床护理路径表"以病人入院至出院的全程护理为主线,以简洁、明了的形式突出每一疾病整个护理过程中各个时段的护理重点,便于护士掌握;而在"实施规范"中,详尽地叙述了临床护理实施流程与方案,使护士在临床护理实践中有章可循。

　　在本套图书出版之际,衷心感谢全院护理同仁的支持以及各位编者的辛勤付出。由于时间仓促,不当之处敬请指正!

大连医科大学附属第一医院

尹安春　史铁英

2014 年 5 月

目　录

第一章

临床护理路径总论

第一节　临床护理路径的现状

一、临床护理路径产生的背景

（一）护理学的发展

护理学是一门融合自然科学、人文社会科学和临床技能等知识体系的学科。随着社会的不断发展，经过无数护理前辈的不懈努力，护理学已从简单的医学辅助学科逐渐发展成为健康科学中具有一定深度和广度的独立学科。护理学发展的历史留给人们许多值得思索和研究的经验。由于不同的历史、社会发展以及教育背景等，护理在不同的历史阶段有不同的代表性定义。1980 年美国护士协会提出，"护理是诊断和处理人类对现存的或潜在的健康问题的反应"，这无疑是明确了护理对象不再是单纯的疾病，而是完整的人；不仅仅是已患病的人，也包括未患病但存在健康问题的人；表明了从事护理工作的护理人员在预防疾病、促进健康、恢复健康和减轻痛苦方面扮演重要角色。

南丁格尔（英国，1820—1910）是现代护理的奠基人。她是第一个提出护理专业并阐述其需要独特知识体系的人，她对护理事业的贡献体现在改善军队卫生、开创护理教育、建立护理理论体系等方面。从南丁格尔开始，护理不再是一种简单的技术和照顾行为，而是一门严谨的科学，一门精细的艺术。此后，随着社会文明进程的加速以及医学科学的进步，护理专业也得到了长足的发展。护理学正日益成为一门实用的学科，一门处理人类需要和问题的艺术。从全球的护理学发展来看，现代护理概念的发展大致经过了三个阶段：①以疾病为中心的功能制护理阶段；②以病人为中心的整体护理阶段；③以人的健康为中心的护理阶段。护理学探讨的不仅仅是护理工作的内容与方法，而且也对护理教育、护理科研、护理理论、护理管理、护士素质与护士角色等有了更深入全面的研究。护理理论建设得到了飞速进展，如奥瑞姆的自护理论、罗伊的适应模式、马斯洛的人的基本需要层次论等都对护理实践、护理教育及护理科研具有深远的指导意义。

（二）护理观念的演变

护士（nurse）一词源自拉丁文字根 nutril，原意是养育、抚育的意思，因而护士开始是作为养育者的角色出现，以照顾老年人和病人为职责。这种照顾是简单的、只需个人积累与传授经验的劳动。随着护理专业地位的形成和巩固，护士的角色也开始向专业角度迈进，护理专业队伍逐渐形成，护理专业队伍在健康服务事业中发挥了更大的作用，承担了多种角色，如照顾者、决策者、管理者、病人权利的维护者、沟通者、教育者以及研究者等。在 21 世纪，护理专业成为了人类最需要、就业机会最多的专业之一。

随着科技的进步，医学模式从生物医学模式逐步向生物 - 心理 - 社会医学模式转变。生物 - 心理 - 社会医学模式重视心理、社会因素对人体的影响，将人视为一个受生物、精神、心理、社会、环境因素影响的整体，注重以病人为中心，从整体的角度进行系统的、有计划的、科学的护理，这就是整体护理。这不仅能预防和减少疾病的并发症，缩短病人的住院时间，提高护理质量，而且也通过健康教育和心理护理，促进病人康复。

护理观念的改变不仅仅表现在以病人为中心的整体护理阶段，还表现在以人的健康为中心，护理人员开始注重疾病的预防，护理工作扩展到健康促进中的一些服务项目。护士不仅在医院内护理病人，还走向社区、走向家庭为病人服务，为健康人群服务，护士的工作范围已从医院延伸到家庭和社区，从病人到健康人，渗透到人类生命的全过程，护士所承担的任务日益扩大。

（三）临床护理路径的产生与发展

在我国，随着医疗卫生事业的发展，以病人为中心的整体医疗与护理正在作为一种先进的服务理念广为应用。在人们思索如何推进整体医疗与护理的发展，进一步体现以人为本的思想，实施以病人为中心的整体医疗与护理，并通过控制医疗成本使医疗资源合理使用时，临床护理路径应运而生。

20 世纪 70 年代初临床护理路径的概念最早起源于美国，当时美国的医疗费用逐年上涨，是因为美国调整发展的医疗技术、美国政府按照服务项目收费的医疗体制和政府补偿医疗费用的管理模式、人们对健康生活与长寿的期望以及不断增加的慢性疾病老年人数等，这些因素导致了医疗费用的高昂和健康服务资源的过度利用。当美国的医疗费用超过了国民经济生产总值的 12% 时，引起了政府部门的重视，美国政府为了降低失去控制的医疗费用的增长，成功地实施了多种策略，并通过立法使医疗消费规范。但从医院的生存和发展角度来说，医院只有提高营运效率，改善医疗服务质量，降低医疗成本，才能在激烈的市场竞争中立于不败之地。

通过探索发现，临床护理路径成为美国在临床服务中用来控制医疗费用和保证医疗服务质量的手段，它是管理式照顾运转的关键，并作为医院生存和发展的重要策略被大多数美国医院所实施。20 世纪 90 年代，临床护理路径迅速在美国、英国、澳大利亚等发达国家推行，被视为医学临床实践的重大变革之一。随后，新加坡、中国等国家也相继实施了临床护理路径。国内外大量文献报道，临床护理路径能够以病人为中心指导医疗护理工作，可有力地促进健康的恢复，大大缩短平均住院日，减少住院费用。目前国内外大多数医院应用了临床护理路径，在日益重视医疗护理结果的今天，临床护理路径正作为以病人为中心的有效管理模式倍受医学界的关注。

二、临床护理路径的应用现状、效果与评价

美国、英国、澳大利亚、日本、新加坡都有大量有关临床护理路径的文献报道，其中美国近 60% 的医院使用临床护理路径，病种已不局限于外科手术病种，而是从外科向内科、从急性病向慢性病、从院内向社区医疗服务、从单纯临床管理向医院成本管理、质量管理扩展。近年，我国也对临床护理路径进行了理论探讨和应用，现将应用现状和效果从以下四个方

面阐述。

（一）病种宽泛，涵盖临床各科

根据文献报道，我国各地医院纳入临床护理路径的病种已经涵盖了大部分需要住院治疗或手术的常见病和多发病，如普外科的胆囊手术、乳腺癌、胃癌和结肠癌、甲状腺瘤手术；骨科的膝关节镜术、人工关节置换术和部分腰椎间盘突出手术；心脏外科的风湿性心脏病、先天性心脏病、冠心病和普通胸科等心胸手术等。

（二）缩短住院天数，降低医疗费用

根据不同地区和医院的报道，实施临床护理路径后，病人住院天数下降高达 30% 左右。平均总医疗费用下降了近 10%。其主要原因是临床护理路径的医疗照顾模式是医生与各专业人员一起制订出来，是现有条件下最佳、最适宜且最具成本效益的模式。由于住院天数的缩短，可以更有效地控制医疗成本，提升经营绩效，达到医院管理的目的。如北京某医院将胆囊切除术、肺炎、充血性心力衰竭 3 种疾病和阴道分娩纳入临床护理路径，使住院天数降低了 24.68%~31.96%，平均住院费用下降了 16.59%~58.31%。四川某大学医院对膝关节镜术和人工关节置换术病人应用临床护理路径管理，使住院天数明显缩短，医疗费用下降。

（三）规范医务人员行为，提升团队协作精神

制度会影响行为模式。临床护理路径设计和修改是由医生、护士、营养师、理疗师及麻醉师共同进行的。这些不同学科的专业人员共同讨论解决病人诊疗护理过程中的问题，排除了不同专业之间的障碍，也让各专业人员能够有充分的科学依据，明白自身的角色及其他专业在病人诊疗过程中所提供的服务，增进各专业照顾提供者间的合作与沟通；同时，简化和规范了各种病史记录，还可成为新进的专业人员训练的良好教材。临床护理路径的实施，可以让护士遵循既定的路径，规范护理工作流程，培养护士工作的主动性和依从性，增加护士与病人间的沟通，避免工作随意性，减少变异。

（四）确保整体医疗质量，改善临床效果指标

从体现医疗质量的效果指标来看，临床护理路径的实施，有助于改善或稳定医疗质量。例如平均住院日、术前平均住院日、住院病人院内感染发生率等明显下降；术后输血比率、手术并发症发生率、麻醉并发症发生率、14 天再入院率、手术后 48 小时死亡率、手术切口感染率等无显著差异；而病史合格率、病人满意度等指标却有显著改善。

由此可见，实行临床护理路径后医疗费用减少，但医疗质量并没有降低，仍然可以维持同样的水平甚至持续提高，充分达到成本效益的目标。因此，临床护理路径确保了以病人为中心的医疗照护理念的有效实施，确实可以为医院、病人和医护人员带来三赢的局面。

三、临床护理路径的发展与展望

临床护理路径作为一种新的质量、效益、医疗管理模式，它的实施必将给医院的可持续发展带来机遇和挑战。2001 年中国入世后经济全球化成为实施临床护理路径的催化剂。我国各医院相继引入临床护理路径的模式，经过多年的临床实践证明其在降低医疗成本和提高医疗服务质量两个方面扮演着至关重要的角色。多年的经验让我们对临床护理路径未来的发展有了乐观的展望，临床护理路径必将在医院的组织架构下不断发展，包括：①实现多学科的全面合作；②临床护理路径的实施将推动流程、优化管理；③临床路径的深入开展必将依靠循证医学模式；④临床护理路径是持续质量改进的有效环节；

⑤健全的临床护理路径必须有健康教育做保证；⑥临床护理路径的执行必将提升病人安全的保障和满意度；⑦对临床护理路径的依从性将进一步规范护理行为；⑧对临床护理路径的落实提升了病人对疾病的认知程度及服务满意率；⑨开展临床护理路径的管理评价势在必行；⑩临床护理路径的有效运行必将融入医院信息化工程。

总而言之，临床护理路径将进一步大规模开展，这不仅会让病人获得最大的利益，而且也承担最小的风险和最低的费用；让护理工作既提升专业水平，又做到高成效、低成本，符合国家和人民的利益。

第二节　临床护理路径概述

一、临床护理路径的定义

随着护理学的发展，临床护理路径的定义也在不断地演变和发展，其中较普遍使用的有以下几种定义。

1. Giuliano & Poirier（1991）　临床护理路径是一种照护蓝图，提供大部分病人可以接受的治疗过程。

2. Coffey（1992）　临床护理路径是将关键性的医疗及护理过程依相对时间列表，以便在诊断相关分类（diagnosis related groups，DRGs）规范的住院日达成标准的治疗结果。

3. Spath（1993）　临床护理路径是由不同背景的人员共同合作，制订目前最佳的医疗照护过程，往后可能不断地更新改进。

4. Ferguson（1993）、Newell（1996）、Zander（1988）　临床护理路径是个案管理的基本工具，是临床上病人照护过程的指引。

5. Dewoody（1994）　临床护理路径是各种专家，依据某种疾病或手术制订出一种大家认同的结果来分析、评估及检查每个病人的差异，以避免下一个病人住院时发生同样的错误。

6. Blegen（1995）　临床护理路径是针对一特定诊断，参考临床诊疗流程、研究结果、保险给付规定、成本分析资料与专家意见等，由医疗照护小组共同发展的一个具有合作性的临床照顾指南。

7. Meyer（1997）　临床护理路径是用于提供跨部门、跨学科的治疗计划的文件，此文件应该适用于特定疾病中80%的病人，并且确保其所提供的照顾是在一个适时、有组织且人性化的方式之下执行。

8. Ibarra（1997）　临床护理路径是医疗专业人员对"特定病人群"的照顾活动，以最适当的介入顺序与时间顺序表格化的过程。

综上所述，本书编写团队认为临床护理路径是由医院各部门、各专业的专家，依据某种疾病或手术方法制订一种治疗模式，让病人由住院到出院都依据此模式来接受治疗。路径完成之后，医疗机构内的成员再根据临床护理路径的结果，来分析评估及检查每一个病人的差异，以避免下一个病人住院时发生同样的差异或错误，借此来控制整个医疗成本并维持或改进医疗质量。其持续性地将过程中发生问题的部分找出来分析并进一步改善，此做法与戴明的PDCA循环圈的精神有异曲同工之处。

二、临床护理路径的目的与意义

临床护理路径的目的是希望通过观察并记录病人的医疗过程与结果,找出一个最具成本效益的治疗模式,以减少医疗费用、维持或增进医疗质量,并且是大部分病人可接受的方法。最具成本效益的治疗模式是指最短的住院日数。而临床护理路径设计的基本精神是希望有 80% 的病人可以依据临床路径的设计活动执行医疗照顾,而对其余 20% 的高度复杂且医疗费用高的病人,则以个案管理的方式处理。

临床护理路径的最大特点是以病人为中心,由不同的护士和其他相关医务人员如医生、营养师、心理咨询师、理疗师等整合成一个医疗团队,经由充分沟通协调后,依据相同的路径去实施医疗照顾行为与计划,并随着医学的进步与发展,持续不断地评估及修正路径。其重要意义在于:加强学科、医护和部门之间的交流;保证医疗护理活动的精细化、标准化、程序化;减少治疗过程的随意性;提高医院资源的管理和利用;加强临床治疗的风险控制;促进护理质量提高;缩短住院周期,降低费用,减轻病人负担;为无相关经验人员提供教育机会;改善对病人的健康教育,提高病人及家属参与治疗过程的主动性,提高健康教育效果及服务满意度。

第三节　临床护理路径的制订

临床护理路径制订应遵循的原则:①针对一种疾病制订的护理流程;②综合多学科医学知识的过程,包括护理、临床、药剂、检验、麻醉、营养、康复、心理及管理,甚至有时包括法律、伦理等;③依据住院的时间流程,结合治疗过程中的效果,规定检查治疗的项目、顺序和时限;④其结果是建立一套标准化诊疗护理模式,规范医疗行为、减少变异、降低成本和提高护理质量。

临床护理路径制订的步骤:

1. 寻求医院的支持及参与,达成共识。

2. 确定适合标准化诊疗模式的疾病或症状。

3. 成立发展临床路径的多学科团队并展开教育培训。

4. 决定临床路径的形式:流程图、表格法等。

5. 记录目前的诊疗护理过程。

6. 研究目前针对该疾病的相关医疗行为,收集最新临床指南及相关文献。

7. 制订特定诊断的临床护理路径,通常包括:①环境介绍;②入院护理评估;③医嘱相关治疗和处置;④生活护理;⑤心理护理;⑥健康教育;⑦活动和体位;⑧饮食;⑨围术期护理等。

8. 制订推行与管理临床护理路径的过程。

9. 确定评价临床护理路径实施效果的指标体系,主要包括:平均住院天数、平均住院费用、护理质量、病人并发症发生率、病人满意度等。

10. 建立收集数据的程序。

11. 教育培训相关护士和其他临床人员。

12. 实施临床护理路径。

13. 分析临床护理路径的效果。

14. 根据需要检查并修订临床护理路径:将路径实施后的结果与实施前的数据进行对照并分析,通过评价改进原有路径并使用改进后新的路径,使临床护理路径不断完善,更符合临床实际。

临床护理路径建立与实施中须重视的问题:①决定合理的最短住院天数:对于临床护理路径的设计,适当的住院天数是必须被定义的,可利用病历检查及参考文献研究结果,再辅以关键路径法的方式,决定合理的最短住院天数。②确立每日应执行的护理活动:应由临床推动小组的成员,邀请特定的临床医生、护士、药师、营养师、康复师、检验师等相关人员,通过流程分析与病历审查的方式,确定每日应执行的护理活动。③实施临床护理路径必须制订变异记录单:主要在记录诊疗护理过程中,病人未依据临床护理路径所规定的执行项目与原因。须注意分析路径本身、医护人员以及病人三方面原因。④制订病人教育手册或病人版临床护理路径表,可以提早让病人了解在整个住院期间每一天所有可能发生或即将会发生的事情,使病人认知其医疗过程,降低焦虑,增加与医疗人员间的合作程度。

第四节 临床护理路径的变异

一、临床护理路径变异的分类

临床护理路径的变异是指预期决定的临床护理路径在实施过程中有所变化的过程。临床护理路径的变异通常分为以下四类:

1. 与病人相关的变异 变异的发生常常与病人的需求、个体差异、心理状态、病情的严重程度相关,例如:同样诊断为结肠癌的两例病人,一个有糖尿病,需要调整血糖后手术;一个可如期手术。这就是病人相关变异。

2. 与医务人员相关的变异 是指与医务人员的工作态度、技术水平、医患沟通技巧等相关的变异。如护理人员发生给药错误,造成后果,使病人偏离标准临床路径;或会诊医生外出致使会诊延期,使路径超出原定的时间表。

3. 与医院系统相关的变异 变异是因为医院系统的各个部门之间沟通、协调障碍,或者设备不足等问题产生的。如医技科室发出的检验结果未及时送到临床科室或者遗失,影响病人病情的诊断和评估,从而出现变异。

4. 出院计划因素相关变异 变异是因为等待转诊、家属照顾能力限制,或是因为经济因素等而致使病人不能按计划出院。

二、临床护理路径变异的分析与处理

Zender(1988)提出实施临床护理路径必须制订变异记录单,主要记录医疗照护过程中,病人未依据临床护理路径所规定的执行项目与原因。具体说来,变异分析与处理的方法为:

1. 记录变异

(1) 发现并记录病人的变异问题。

(2) 根据变异编码将变异分类,记录在变异记录单上。

变异编码是把所发生的变异编排号码,以利于电脑操作和查找。讨论、分析与处理变异主要包括:①记录变异,要让医务人员了解并思考变异原因,寻找解决、修正变异的方法;②对于复杂而特殊的变异,主管医生应组织会诊和讨论;③对一般的变异,临床护理路径小组人员(包括医生、护士、技师等)应定期召开讨论会,探讨变异原因,选择有效的处理措施;④病人出院后,讨论总结变异问题和原因,制订有效的干预措施,防止再次发生,必要时修正临床护理路径表;⑤将讨论结果和病人的变异报告表一并存档。

2. 处理变异　由于引起变异的原因很复杂,因而变异的种类也很多。在临床实践过程中,医务人员应针对变异的来源、类别、性质和变异过程,采取最有效的方法来分析和处理变异。在分析变异的过程中,应特别强调运用护理程序的方法来解决问题,将负性变异转变为正性变异。同时,医务人员在实施临床护理路径过程中应树立正确的变异观,即不论何种变异,临床护理路径团队成员都应认真分析,协同寻找解决的方法,只有这样,变异才不仅有利于疾病的康复,而且对于临床护理路径的修订也将具有重要的积极意义。

（史铁英　尹安春）

第二章

神经外科常见疾病临床护理路径

第一节　小脑扁桃体下疝畸形的临床护理路径

临床护理路径表

时间	住院第1日	住院第2日~手术前1日	手术当日	术后第1日~第3日	术后第4日~出院日
护理处置	□环境介绍 □住院须知 □负责医生 □责任护士 □T、P、R、BP □体重 □入院护理评估 □跌倒或坠床预防 □压疮预防 □烫伤预防 □协助更换病员服，做好个人卫生 □1~2h巡视观察 　□意识 　□瞳孔 　□肢体活动、感觉	□1~2h巡视观察 　□意识 　□瞳孔 　□肢体活动、感觉 　□并发症 　□用药后反应 □完善相关检查 　□心电图 　□胸部X线 　□CT 　□磁共振 　□其他 □医嘱相关治疗、处置执行及指导 　□采集血尿标本 　□备血(复查血型) 　□药物过敏试验等 □了解相关检查结果，如有异常及时与医生沟通 □相关手术准备及指导 　□注意休息，适度活动，避免着凉、增强营养 　□练习床上大、小便 　□练习深呼吸、有效的咳嗽	送手术前 □T、P、R、BP □皮肤准备 □更换病员服 □术前用药 □检查术前准备情况 □携带病历、影像资料、术中用物等 □平车护送入手术室术后回病房 □15~30min巡视观察 　□T、P、R、BP 　□瞳孔 　□意识 　□肢体活动、感觉 　□切口敷料 　□引流管 　□并发症 　□用药后反应 □医嘱相关治疗、处置 　□心电监测 　□血氧饱和度监测 　□氧气吸入 　□静脉输液 　□留置导尿 　□其他	□1~2h巡视观察 　□T、P、R、BP 　□意识 　□瞳孔 　□肢体活动、感觉 　□切口敷料 　□引流管 　□并发症 　□用药后反应 □医嘱相关治疗、处置执行及指导 　□静脉输液 　□氧气吸入 　□雾化吸入 　□其他 □肢体功能障碍的护理 □肢体感觉障碍的护理 □跌倒或坠床预防 □烫伤预防 □皮肤护理	□1~2h巡视观察 　□T、P、R、BP 　□意识 　□瞳孔 　□肢体活动、感觉 　□切口敷料 　□并发症 　□用药后反应 □医嘱相关治疗、处置执行及指导 　□静脉输液 　□氧气吸入 　□雾化吸入 　□其他 □肢体功能障碍的护理 □肢体感觉障碍的护理 □跌倒或坠床预防 □烫伤预防 □皮肤护理 □生活护理

续表

时间	住院第 1 日	住院第 2 日～ 手术前 1 日	手术当日	术后第 1 日～ 第 3 日	术后第 4 日～ 出院日
护理 处置	□戒烟、戒酒的 宣教	□生活护理 □心理护理	□疼痛护理 □皮肤护理 □生活护理 □心理护理	□生活护理 □心理护理 □健康教育	□心理护理 □健康教育 □出院指导 □出院流程 指导
活动 体位	□床上活动 □病室内活动	□床上活动 □病室内活动	□术后去枕平卧,颈托 固定 □6h 后协助床上轴式 翻身	□床上轴式翻 身,应注意颈 部制动	□戴颈托病室 内活动 □病区内活动
饮食	□普食 □次日需空腹 化验、检查, 应 0:00 以后 禁食水	□做完各种需空腹化验 检查后可进普食 □术前 1 日晚 20:00 后 禁食 0:00 后禁饮水	□禁食水	□半流食 □普食	□普食

实 施 规 范

【住院第 1 日】

1. 入院常规护理

（1）向病人介绍病房环境（医生办公室、护士站、卫生间、换药室、配餐室的位置）、护理用具的使用方法（床单位、呼叫器等）、物品的放置、作息时间及餐卡的办理等；介绍科主任、护士长、负责医生及责任护士。

（2）病房应安静、清洁舒适、空气新鲜洁净,每日通风换气 1~2 次,温度保持在 18~22℃,湿度 50%~60%,以发挥呼吸道的自然防御功能,防止肺内感染。

（3）测量生命体征、体重,并通知医生接诊。

（4）了解病人高血压、糖尿病等既往史、家族史、过敏史、吸烟史等。

（5）协助清洁皮肤,更换病员服,修剪指（趾）甲、剃胡须,女性病人勿化妆及涂染指（趾）甲等。

2. 常规安全防护教育

（1）对高龄、小儿、活动不便、使用镇静剂等有跌倒危险的病人,向家属交代清楚；及时填写预防跌倒告知书、跌倒或坠床风险评估表（对于风险评估分值≥25 分病人,应在床尾挂上"小心跌倒"的标识）；指导病人穿防滑鞋；离床活动时避开湿滑处；地面有水迹处应设立防滑标牌；卧床时加用床档；加强生活护理,协助病人打饭及如厕等,并做好交接班。

（2）对于有发生压疮危险的病人,采取有效的预防措施；如有入院前压疮应详细记录压疮的部位、面积、程度,向家属交代清楚；及时填写预防压疮告知书、压疮危险因素评估表,并做好交接班。

（3）对于意识障碍、高龄、幼儿、智力障碍、步态不稳、活动受限、贫血、感觉异常、听力下降等病人,及时做好防烫伤的风险评估和相关措施。

3. 健康指导

(1) 常规健康指导：①指导病人次日晨采集血、尿等标本；告知各种检查的时间、地点及相关注意事项等。②对有吸烟嗜好者，应指导戒烟，避免呼吸道黏膜受尼古丁刺激而使呼吸道分泌物过多，术后易发生痰液阻塞气道，并增加肺部感染的机会。③对有饮酒嗜好者，应指导戒酒，避免酒精与药物发生反应引起不适症状。

(2) 指导病人合理饮食，进高热量、高蛋白、低脂、低胆固醇、易消化及富含维生素的食物，如蛋类、奶类、肉类、新鲜的蔬菜和水果等，保证机体的需求，以增强机体对手术的耐受力。

4. 每 1~2 小时巡视病人，注意观察病人的意识、瞳孔变化及肢体活动、感觉等情况。

5. 根据医嘱进行相关的治疗和处置，观察用药后反应。

【住院第 2 日 ~ 手术前 1 日】

1. 每 1~2 小时巡视病人，观察病人的生命体征、意识、瞳孔及肢体活动、感觉等情况，如有异常立即通知医生，及时予以处置。

2. 术前落实相关化验、检查报告的情况，如有异常检查结果及时与医生沟通。

3. 根据医嘱进行治疗、处置，注意观察用药后反应。

4. 相关手术准备及指导

(1) 指导病人练习床上大小便。

(2) 指导病人练习有效深呼吸、咳嗽、咳痰等。

(3) 指导病人修剪指(趾)甲、剃胡须，女性病人勿化妆及涂染指(趾)甲。

(4) 根据医嘱正确备血(复查血型)，行药物过敏试验皮肤准备，术区皮肤异常需及时通知医生。

(5) 指导病人术前 12 小时禁食，8 小时禁饮水，防止术中呕吐导致窒息；术前晚进半流食，如米粥、面条等。

(6) 指导病人注意休息，适度活动，避免着凉，保证良好的睡眠，必要时遵医嘱使用镇静催眠药。

5. 了解病人的心理状态，向病人讲解疾病相关知识，介绍同种疾病手术成功的例子，增强病人手术信心，减轻焦虑、恐惧的心理。

【手术当日】

一、送手术前

1. 术晨为病人测量体温、脉搏、呼吸、血压；如有发热、血压过高、女性月经来潮等情况均应及时报告医生，以确定是否延期手术。

2. 协助病人取下义齿、项链、耳钉、手链、发夹等物品，并交由家属妥善保管。

3. 术区皮肤准备(剃除全部头发及颈部毛发、保留眉毛)后，协助病人更换清洁病员服。

4. 遵医嘱术前用药，携带术中用物，平车护送病人入手术室。

二、术后回病房

1. 每 15~30 分钟巡视病人

(1) 严密观察病人生命体征、瞳孔、意识、肢体活动及感觉平面等变化。若病人出现不能耐受的头痛，及时通知医生，遵医嘱给予止痛药物。

(2) 脊髓颈段手术后，易影响呼吸中枢，导致呼吸抑制。密切观察病人的呼吸情况，床旁备好气管切开包。若病人出现呼吸不规则、呼吸困难及口唇发绀时,应立即通知医生,做好气管切开的准备工作。

(3)若病人出现肢体麻木、肌力减弱或活动障碍、感觉异常时,应立即通知医生,及时处理。

(4)遵医嘱行心电监测、血氧饱和度监测、氧气吸入、静脉输液等。观察输液部位有无肿胀、渗出。

(5)留置导尿的护理:观察尿液的颜色、性状、量;每日 2 次会阴护理;每 3~4 小时夹闭尿管 1 次,锻炼膀胱收缩功能。

2. 术后 6 小时内给予去枕平卧位,颈部制动。6 小时后可协助戴颈托,进行床上轴式翻身,以保证病人皮肤的完整性。

3. 术后 24 小时内禁食水,可行口腔护理,每日 2 次。清醒病人可口唇覆盖湿纱布,保持口腔湿润。

4. 妥善固定引流管,保持引流管引流通畅。床上翻身时,注意保护引流管不要打折、扭曲、受压,防止脱管。密切观察引流液的颜色、性状、量等情况并记录;注意观察切口敷料有无渗血、脱落,如有异常立即通知医生。

5. 麻醉清醒可以进行语言沟通的病人,向其讲解疾病术后相关知识,树立战胜疾病的信心;带有气管插管或语言障碍的病人,可进行肢体语言和书面卡片的沟通,疏导病人紧张、恐惧的情绪。

6. 加强皮肤护理,根据病人的肢体活动和感觉情况,每 1~2 小时协助病人轴式翻身,受压部位应予软枕垫高减压,以保证病人的舒适度。

【术后第 1 日～第 3 日】

1. 每 1~2 小时巡视病人,注意观察病人的生命体征、意识、瞳孔及肢体活动、感觉等变化。

2. 术后 24 小时如无恶心、呕吐等麻醉后反应,遵医嘱进食,由流食逐步过渡到普食。

3. 妥善放置引流袋。将引流袋置于头旁枕上或枕边,高度与头部创腔保持一致,以保证创腔内有一定的液体压力。

4. 妥善固定引流管,观察引流液的颜色、性状、量等情况并记录;观察切口敷料有无脱落、渗血及渗液,如有异常及时通知医生。

5. 指导病人多饮水、进行有效的咳嗽,保持呼吸道通畅。痰液黏稠不易咳出时,可遵医嘱行雾化吸入,每日 2~3 次,以清除呼吸道分泌物,防止肺内感染。

6. 肢体功能障碍的护理指导。

7. 肢体感觉障碍的护理指导。

8. 协助病人生活护理,如洗脸、刷牙、喂饭、大小便等。

9. 指导病人预防便秘。

10. 指导并协助病人定时床上轴式翻身(做好压疮风险评估),应注意颈部制动,保护受压皮肤,预防压疮,保证病人的舒适。

【术后第 4 日～出院日】

1. 拔除引流管后,注意观察病人的生命体征、意识、瞳孔等变化,切口敷料有无渗血、渗液及皮下积液等,每 1~2 小时巡视病人,如有异常及时通知医生。

2. 指导病人多饮水,进行有效的咳嗽,保持呼吸道通畅。痰液黏稠不易咳出时,可遵医嘱行雾化吸入,每日 2~3 次,以清除呼吸道分泌物,防止肺内感染。

3. 拔除留置导尿管后,指导病人听流水声、温毛巾敷下腹及按摩腹部,诱导自行排尿。排尿后,指导病人多饮水,以稀释尿液,起到自然冲洗尿道的作用,预防尿路感染。观察病人有无尿路刺激征,如有不适,应及时通知医生。

4. 若病人病情允许,可戴颈托在病室内进行离床活动。应告知病人避免头部过伸或大幅度转头,不要剧烈活动颈部,防止颈枕部关节脱位及损伤,避免损伤延髓,危及生命。离床活动时要有家属专人陪同,防止跌倒。

5. 肢体功能障碍的护理指导。

6. 肢体感觉障碍的护理指导。

7. 协助病人生活护理,如洗脸、刷牙、喂饭、大小便等。

8. 了解病人的心理活动,向病人讲解疾病相关知识,介绍同种疾病手术成功的例子。关心、体贴病人,尤其是有肢体功能障碍的病人,应鼓励和协助病人进行肢体功能锻炼,疏导焦虑、失落的情绪,增强战胜疾病、恢复生活自理能力的信心。

9. 根据医嘱进行治疗、处置,观察用药后反应。

10. 出院指导

(1)休息与活动。

(2)饮食指导。

(3)用药指导。

(4)提高自护能力。

11. 出院流程指导。

（张　宁　张秀杰）

第二节　颅骨凹陷性骨折的临床护理路径

临床护理路径表

时间	住院第 1 日（急诊手术日）	术后第 1 日~第 3 日	术后第 4 日~出院前 1 日	出院日
护理处置	□T、P、R、BP □入院护理评估 □1~2h 巡视观察 　□意识 　□瞳孔 　□肢体活动	□1~2h 巡视观察 □T、P、R、BP □意识 □瞳孔 □肢体活动 □切口敷料 □引流管 □并发症 □用药后反应	□1~2h 巡视观察 □T、P、R、BP □意识 □瞳孔 □肢体活动 □切口敷料 □并发症 □用药后反应	□出院指导 □出院流程指导

续表

时间	住院第1日(急诊手术日)	术后第1日~第3日	术后第4日~出院前1日	出院日
护理处置	□医嘱相关治疗、处置执行及指导 　□采集血(查血型、备血等)标本 　□药物过敏试验 　□心电图 　□胸部X线 　□其他 □了解相关检查结果,如有异常及时与医生沟通 □环境介绍 □住院须知 □负责医生 □责任护士 □跌倒或坠床预防 □压疮预防 □烫伤预防 □脑脊液漏的护理 送手术前 □T、P、R、BP □修剪(勿染)指(趾)甲 □剃胡须等 □皮肤准备 □更换病员服、取下义齿、手表、首饰、眼镜等 □术前用药 □检查术前准备情况 □携带病历,用物等 □平车护送入手术室 术后回病房 □15~30min巡视观察 　□T、P、R、BP 　□瞳孔 　□意识 　□肢体活动 　□切口敷料 　□引流管 　□并发症 　□用药后反应	□医嘱相关治疗、处置执行及指导 　□静脉输液 　□其他 □癫痫护理 □肢体功能锻炼 □语言功能锻炼	□医嘱相关治疗、处置执行及指导 　□静脉输液 　□其他 □癫痫护理 □肢体功能锻炼 □语言功能锻炼 □颅骨缺损的护理	

续表

时间	住院第1日(急诊手术日)	术后第1日~第3日	术后第4日~出院前1日	出院日
护理处置	□医嘱相关治疗、处置执行及指导 　□心电监测 　□血氧饱和度监测 　□氧气吸入 　□静脉输液 　□留置导尿 　□其他 □癫痫护理 □疼痛护理 □皮肤护理 □生活护理 □心理护理 □健康教育	□颅骨缺损的护理 □疼痛护理 □皮肤护理 □生活护理 □心理护理 □健康教育	□跌倒或坠床预防 □烫伤预防 □皮肤护理 □生活护理 □心理护理 □健康教育	
活动体位	□术后去枕平卧位6h,头偏向一侧 □6h后麻醉清醒者,可以床头抬高,床上活动	□床上活动 □如出现脑脊液鼻漏要采取半坐卧位,防止脑脊液逆流而造成颅内感染	□病室内活动 □病区内活动	□病区内活动
饮食	□禁食水	□流食 □普食	□普食	□普食

实 施 规 范

【住院第1日(急诊手术日)】

1. 急诊入院常规护理

(1) 立即通知医生接诊,为病人测量体温、脉搏、呼吸、血压;观察病人的意识、瞳孔变化及肢体活动等情况,如有异常及时通知医生。

(2) 了解病人既往史、有无家族史、过敏史、吸烟史等。

(3) 根据医嘱正确采集标本,进行相关检查。了解相关化验、检查报告的情况,如有异常及时与医生沟通。

(4) 了解病人的心理状态,向病人讲解疾病的相关知识,增强病人治疗信心,减轻焦虑、恐惧心理。

(5) 待病人病情稳定后:①向病人介绍病房环境(医生办公室、护士站、卫生间、换药室、配餐室的位置)、护理用具的使用方法(床单位、呼叫器等)、物品的放置、作息时间及餐卡的办理等;介绍科主任、护士长、负责医生及责任护士。②病房应保持安静、舒适,减少人员流动,避免外界刺激和情绪激动。

2. 安全防护教育

（1）常规安全防护教育。

（2）对于有癫痫发作史的病人，应保持病室内环境安静，减少人员探视，室内光线柔和，避免强光刺激。病室内的热水壶、锐器等危险物品应远离病人，避免癫痫发作时，伤及他人或病人自伤。若出现癫痫发作前兆时，立即卧床休息。癫痫发作时，在病人紧闭口唇之前，立即把缠有纱布的压舌板、勺子或牙刷把等垫在上下牙齿之间，防止病人咬伤自己的舌头。松开衣领，头偏向一侧，保持呼吸道通畅，通知医生。发作期间口中不可塞任何东西，不可强行灌药，防止窒息。不可暴力制动，防止肌肉拉伤、关节脱臼或骨折，并加床档保护，避免坠床摔伤。有癫痫病史的病人，必须长期坚持服药，不可增减、漏服和停服药物。癫痫发作后，要及时清除病人口腔分泌物，保持呼吸道通畅，并检查病人有无肢体损伤，保证病人良好的休息。

3. 健康指导

（1）常规健康指导。

（2）指导病人出现脑脊液漏时的注意事项。

4. 神经外科术前常规护理

（1）为病人测量体温、脉搏、呼吸、血压及体重；如有发热、血压过高、女性月经来潮等情况均应及时报告医生。

（2）告知病人手术的时间，术前禁食水等准备事项。

（3）修剪指（趾）甲、剃胡须，勿化妆及涂染指（趾）甲等。协助病人取下义齿、项链、耳钉、手链、发夹等物品，并交给家属妥善保管。

（4）根据医嘱正确行药物过敏试验、备血（复查血型）、术区皮肤准备（剃除全部头发及颈部毛发，保留眉毛）后，更换清洁病员服，术区皮肤异常及时通知医生。

（5）遵医嘱术前用药。

（6）携带病历、相关影像资料等物品，平车护送病人入手术室。

5. 术后回病房

（1）每 15~30 分钟巡视病人：①严密观察病人生命体征、瞳孔、意识、肢体活动等变化。若病人出现不能耐受的头痛，及时通知医生，遵医嘱给予止痛药物。②遵医嘱行心电监测、血氧饱和度监测、氧气吸入、静脉输液等。观察输液部位有无肿胀、渗出。③留置导尿的护理：观察尿液的颜色、性状、量；会阴护理每日 2 次；每 3~4 小时夹闭尿管 1 次，锻炼膀胱功能。④观察有无头痛、呕吐等颅内压增高的表现，如有异常应及时通知医生。

（2）术后 6 小时内给予去枕平卧位头偏向一侧，6 小时后可床头抬高，麻醉清醒的病人可以床上活动，保证病人的舒适度。

（3）术后 24 小时禁食水，可行口腔护理，每日 2 次。清醒病人可口唇覆盖湿纱布，保持口腔湿润。

（4）引流管的护理。

（5）气管插管病人的护理。

（6）癫痫的护理。

6. 麻醉清醒可以语言沟通的病人，向其讲解疾病术后的相关知识，增强病人恢复健康的信心，利于早日康复。带有气管插管或语言障碍的病人，可进行肢体语言和书面卡片的沟通,疏导病人紧张、恐惧的情绪。

7. 结合病人的个体情况,每 1~2 小时协助病人翻身,保护受压部位皮肤;如局部皮肤有压红,可缩短翻身的间隔时间,受压部位应予软枕垫高减压,防止压疮发生。

【术后第 1 日~第 3 日】

1. 每 1~2 小时巡视病人,观察病情变化,协助病人定时翻身,为病人提供整洁、舒适的住院环境。

2. 术后 24 小时如无恶心、呕吐等麻醉后反应,可遵医嘱进食,神志清醒病人可由流食逐步过渡到正常饮食。

3. 引流管的护理。

4. 癫痫的护理。

5. 肢体功能锻炼。

6. 语言功能锻炼。

7. 颅骨缺损的护理。

8. 协助做好生活护理,如洗脸、刷牙、喂饭、大小便等。

9. 向病人讲解相关疾病手术成功的例子,疏导病人紧张、焦虑的情绪,增强病人战胜疾病的信心。

【术后第 4 日~出院前 1 日】

1. 每 1~2 小时巡视病人,观察病情变化,为病人提供整洁、舒适的住院环境。

2. 拔除引流管后,注意观察病人的生命体征、意识、瞳孔等变化,切口敷料有无渗血、渗液及皮下积液等,如有异常及时通知医生。

3. 语言功能锻炼、肢体功能锻炼、癫痫及颅骨缺损的护理。

4. 拔除尿管后,指导病人多饮水,听流水声,诱导自行排尿。指导每日饮水 2000~2500ml,增加尿量,以稀释尿液,起到自然冲洗尿道的作用,预防尿路感染,观察病人有无尿路刺激征,如有异常及时通知医生。

5. 协助做好生活护理,如洗脸、刷牙、喂饭、大小便等。向病人讲解相关疾病知识,疏导病人紧张、焦虑的情绪,增强病人战胜疾病的信心。

6. 定时协助病人翻身,保护受压部位皮肤,以促进血液循环,增进病人的舒适度。

【出院日】

1. 出院指导

(1) 休息与活动。

(2) 饮食指导。

(3) 用药指导。

(4) 提高自护能力。

2. 出院流程指导。

(张　宁)

第三节 脑挫裂伤的临床护理路径

临床护理路径表

时间		住院第 1 日（急诊手术日）	术后第 1 日～第 3 日	术后第 4 日～出院前 1 日	出院日

护理处置		□T、P、R、BP
		□入院护理评估
		□医嘱相关治疗、处置执行及指导
		  □采集血（查血型、备血等）标本
		  □药物过敏试验
		  □心电图
		  □胸部 X 线
		  □其他
		□1~2h 巡视观察
		  □意识
		  □瞳孔
		  □肢体活动
		□了解术前相关检查结果，如有异常及时与医生沟通
		□环境介绍
		□住院须知
		□负责医生
		□责任护士
		□脑脊液漏的护理
		□跌倒或坠床预防
		□压疮预防
		□烫伤预防
		送手术前
		□修剪（勿染）指（趾）甲
		□剃胡须等
		□皮肤准备
		□更换病员服、取下义齿、手表、首饰、眼镜等
		□皮肤准备
		□术前用药
		□检查术前准备情况
		□携带病历，用物等
		□平车护送入手术室
			□1~2h 巡视观察
			  □T、P、R、BP
			  □意识
			  □瞳孔
			  □肢体活动
			  □切口敷料
			  □引流管
			  □并发症
			  □用药后反应
			□医嘱相关治疗、处置执行及指导
			  □静脉输液
			  □其他
				□1~2h 巡视观察
				  □意识
				  □瞳孔
				  □肢体活动
				  □切口敷料
				  □并发症
				  □用药后反应
				□医嘱相关治疗、处置执行及指导
				  □静脉输液
				  □其他
					□出院指导
					□出院流程指导

续表

时间	住院第 1 日(急诊手术日)	术后第 1 日~第 3 日	术后第 4 日~出院前 1 日	出院日
护理处置	术后回病房 □ 15~30min 巡视观察 　□ T、P、R、BP 　□瞳孔 　□意识 　□肢体活动 　□切口敷料 　□引流管 　□并发症 　□用药后反应 □医嘱相关治疗、处置执行 　及指导 　□心电监测 　□血氧饱和度监测 　□氧气吸入 　□静脉输液 　□留置导尿 　□其他 □呼吸道护理 □躁动护理 □癫痫护理 □疼痛护理 □皮肤护理 □生活护理 □心理护理 □健康教育	□呼吸道护理 □躁动护理 □癫痫护理 □疼痛护理 □皮肤护理 □生活护理 □心理护理 □健康教育	□呼吸道护理 □躁动护理 □癫痫护理 □肢体功能锻炼 □语言功能锻炼 □跌倒或坠床预防 □压疮预防 □烫伤预防 □生活护理 □心理护理 □健康教育	
活动体位	□术后去枕平卧位 6h,头偏 　向一侧 □ 6h 后麻醉清醒者,可以床 　头抬高,床上活动	□床上活动	□床上活动 □病室内活动	□病室内活动 □病区内活动
饮食	□禁食水	□鼻饲 □流食	□鼻饲 □流食 □半流食	□鼻饲 □半流食 □普食

实 施 规 范

【住院第 1 日(急诊手术日)】

1. 急诊入院常规护理。

2. 常规安全防护教育。

3. 常规健康指导。

4. 神经外科术前常规护理。

5. 术后回病房

(1)每 15~30 分钟巡视病人:①注意观察病人的生命体征、意识、瞳孔、肢体活动等,如异常及时通知医生。②注意观察切口敷料有无渗血。③密切观察引流液的颜色、性状、量等情况并记录,妥善固定引流管,引流袋置于头旁枕上或枕边,高度与头部创腔保持一致,保持引流管引流通畅,活动时注意引流管不要打折、扭曲、受压,防止脱管。

(2)术后 6 小时内给予去枕平卧位,头偏向一侧,防止呕吐物误吸引起窒息;头部放置引流管的病人 6 小时后需平卧位,利于引流;麻醉清醒的病人可以协助床上活动,保证病人的舒适度。

(3)气管插管病人的护理。

(4)若病人出现不能耐受的头痛,及时通知医生,遵医嘱给予止痛药物并密切观察病人的生命体征、意识、瞳孔等变化。

(5)术后 24 小时禁食水,可行口腔护理,每日 2 次。清醒病人可口唇覆盖湿纱布,保持口腔湿润。

(6)躁动的护理。

(7)癫痫的护理。

6. 并发症的护理。

7. 麻醉清醒可以语言沟通的病人,向其讲解疾病术后的相关知识、介绍同种疾病手术成功的例子,增强病人恢复健康的信心,利于早日康复。带有气管插管或语言障碍的病人,可进行肢体语言和书面卡片的沟通,疏导病人紧张、恐惧的情绪。

8. 结合病人的个体情况,每 1~2 小时协助病人翻身,保护受压部位皮肤;如局部皮肤有压红,可缩短翻身的间隔时间,受压部位应予软枕垫高减压,防止压疮发生。

【术后第 1 日~第 3 日】

1. 每 1~2 小时巡视病人

(1)观察病人的生命体征、意识、瞳孔及肢体活动等变化。

(2)观察有无颅内压增高的征象,防止脑水肿。

2. 术后 24 小时如无恶心、呕吐等麻醉后反应,无应激性溃疡的病人,可遵医嘱进食。神志清醒病人可由流食逐步过渡到正常饮食。有吞咽功能障碍、昏迷的病人,可予鼻饲管供给营养。鼻饲病人行口腔护理,每日 2 次。护士每日遵医嘱定时、定量注入鼻饲液。指导病人床上活动时,要妥善固定好鼻饲管,避免脱落。

3. 引流管的护理。

4. 加强呼吸道的管理 保持呼吸道的通畅,痰液黏稠时可行雾化吸入,及时清除呼吸道分泌物,防止肺内感染。

5. 根据病人的个体情况,每1~2小时协助病人翻身,保护受压部位皮肤;如局部皮肤有压红,可缩短翻身的间隔时间,受压部位应予软枕垫高减压,防止压疮发生。

6. 躁动、癫痫及并发症的护理。

【术后第4日～出院前1日】

1. 每1~2小时巡视病人

(1) 观察病人的生命体征、意识、瞳孔及肢体活动等变化。

(2) 观察有无颅内压增高的征象,预防脑水肿。

2. 拔除引流管后,注意观察病人的生命体征、意识、瞳孔、肢体活动等变化。切口敷料有无渗血、渗液及皮下积液等,如有异常及时通知医生。

3. 拔除留置导尿管后,指导病人多饮水,听流水声,温毛巾敷下腹,诱导自行排尿。指导每日饮水2000~2500ml,增加尿量,以稀释尿液,起到自然冲洗尿道的作用,预防尿路感染。若病人出现尿路刺激征,应及时通知医生。

4. 有吞咽功能障碍、昏迷的病人,可予鼻饲管供给营养。鼻饲病人行口腔护理,每日2次。护士每日遵医嘱定时、定量注入鼻饲液。指导病人床上活动时,避免鼻饲管脱落。鼻饲饮食的病人视进食情况可遵医嘱拔除胃管,经口进食,逐渐由流食过渡到普食。

5. 指导可经口进食的病人合理饮食,多饮水,进高热量、高蛋白、低脂、低胆固醇、易消化及富含维生素的食物,如蛋类、奶制品、肉类、粗粮、新鲜的蔬菜和水果等,以增强体力,促进机体的术后恢复。若病人3日不排便,可指导病人按肠道蠕动的方向环形按摩腹部:右下腹—右上腹—上腹—左上腹—左下腹的顺序,由轻到重,再由重到轻,以促进排便。若无效果,及时通知医生,遵医嘱予开塞露或甘油灌肠,服用缓泻剂,防止便秘。

6. 躁动及癫痫的护理。

7. 加强呼吸道的管理　保持呼吸道通畅,痰液黏稠时可行雾化吸入,及时清除呼吸道分泌物,防止肺内感染。

8. 肢体功能锻炼指导。

9. 语言功能锻炼指导。

10. 指导病人床上或病室内活动(做好跌倒或坠床风险评估),活动时以不疲劳为宜。

11. 根据病人的个体情况,每1~2小时协助病人翻身,保护受压部位皮肤,促进血液循环。如局部皮肤有压红,可缩短翻身的间隔时间,受压部位应予软枕或气垫垫高减压,防止压疮发生。

【出院日】

1. 出院指导

(1) 休息与活动。

(2) 饮食指导。

(3) 用药指导。

(4) 提高自护能力。

2. 出院流程指导。

(张　宁　张　娜)

第四节 创伤性闭合性硬膜外血肿的临床护理路径

临床护理路径表

时间		住院第 1 日（急诊手术日）	术后第 1 日 ~ 第 3 日	术后第 4 日 ~ 出院前 1 日	出院日
护理处置		□ T、P、R、BP □入院护理评估 □ 1~2h 巡视观察 　□ T、P、R、BP 　□意识 　□瞳孔 　□肢体活动 □医嘱相关治疗、处置执行及指导 　□采集血（查血型、备血等）标本 　□药物过敏试验 　□静脉输液 　□心电图 　□胸部 X 线 　□其他 □了解术前相关检查结果，如有异常及时与医生沟通 □环境介绍 □住院须知 □负责医生 □责任护士 □跌倒或坠床预防 □烫伤预防 送手术前 □修剪（勿染）指（趾）甲 □剃胡须等 □皮肤准备 □更换病员服、取下义齿、手表、首饰、眼镜等 □术前用药 □检查术前准备情况 □携带病历，用物等 □平车护送入手术室	□ 1~2h 巡视观察 　□ T、P、R、BP 　□意识 　□瞳孔 　□肢体活动 　□切口敷料 　□引流管 　□并发症 　□用药后反应 □医嘱相关治疗、处置执行及指导 　□静脉输液 　□口服药物 　□其他	□ 1~2h 巡视观察 　□ T、P、R、BP 　□意识 　□瞳孔 　□肢体活动 　□切口敷料 　□并发症 　□用药后反应 □医嘱相关治疗、处置执行及指导 　□静脉输液 　□口服药物 　□其他	□出院指导 □出院流程指导

续表

时间	住院第1日(急诊手术日)	术后第1日~第3日	术后第4日~出院前1日	出院日
护理处置	术后回病房 □ 15~30min 巡视观察 　□ T、P、R、BP 　□ 意识 　□ 瞳孔 　□ 肢体活动 　□ 切口敷料 　□ 引流管 　□ 并发症 　□ 用药后反应 □ 医嘱相关治疗、处置执行 　及指导 　□ 静脉输液 　□ 氧气吸入 　□ 心电监护 　□ 血氧饱和度监测 　□ 留置导尿 　□ 其他 □癫痫护理 □躁动护理 □疼痛护理 □肢体功能锻炼 □语言功能锻炼 □皮肤护理 □生活护理 □心理护理 □健康教育	□疼痛护理 □癫痫护理 □躁动护理 □跌倒或坠床预防 □烫伤预防 □肢体功能锻炼 □语言功能锻炼 □皮肤护理 □生活护理 □心理护理 □健康教育	□癫痫护理 □躁动护理 □肢体功能锻炼 □语言功能锻炼 □跌倒或坠床预防 □烫伤预防 □皮肤护理 □生活护理 □心理护理 □健康教育	
活动体位	□床上活动 □术后平卧位	□床上活动 □平卧位 □引流管拔除后经医 　生允许予头部抬高	□病室内活动 □病区内活动	□病区内活动
饮食	□禁食水 □术后6h可遵医嘱进食	□意识障碍者鼻饲流食 □普食	□普食	□普食

实 施 规 范

【住院第1日(急诊手术日)】

1. 急诊入院常规护理。

2. 常规安全防护教育。

3. 常规健康指导。

4. 神经外科术前常规护理。

5. 术后回病房

（1）每 15~30 分钟巡视病人：①注意观察病人的生命体征、意识、瞳孔、肢体活动等,如异常及时通知医生。②注意观察切口敷料有无渗血。③密切观察引流液的颜色、性状、量等情况并记录,妥善固定引流管,引流袋置于头旁枕上或枕边,高度与头部创腔保持一致,保持引流管引流通畅,活动时注意引流管不要扭曲、受压,防止脱管。

（2）术后 6 小时内给予去枕平卧位,头偏向一侧,防止呕吐物误吸引起窒息;头部放置引流管的病人 6 小时后需平卧位,利于引流;麻醉清醒的病人可以协助床上活动,保证病人的舒适度。

（3）气管插管病人的护理。

（4）若病人出现不能耐受的头痛,及时通知医生,遵医嘱给予止痛药物并密切观察病人的生命体征、意识、瞳孔等变化。

（5）术后 6 小时如无恶心、呕吐等麻醉反应,可遵医嘱进食,对于意识障碍的病人可遵医嘱鼻饲管注食。

（6）对于未留置导尿的病人,指导床上大小便,24 小时内每 4~6 小时嘱病人排尿 1 次。避免因手术、麻醉刺激、疼痛等原因造成术后的尿潴留。若术后 8 小时仍未排尿且有下腹胀痛感、隆起时,可行诱导排尿或导尿等方法。

（7）癫痫病人的护理。

（8）躁动的病人的护理。

（9）肢体活动功能锻炼。

（10）语言功能障碍锻炼。

6. 麻醉清醒可以语言沟通的病人,向其讲解疾病术后的相关知识,增强病人恢复健康的信心,利于早日康复。带有气管插管或语言障碍的病人,可进行肢体语言和书面卡片的沟通,疏导病人紧张、恐惧的情绪。

7. 结合病人的个体情况,每 1~2 小时协助病人翻身,保护受压部位皮肤;如局部皮肤有压红,并缩短翻身的间隔时间,受压部位应予软枕垫高减压。

【术后第 1 日 ~ 第 3 日】

1. 每 1~2 小时巡视病人

（1）注意观察病人的生命体征、意识、瞳孔、肢体活动等,如发现有头痛、恶心、呕吐等颅内压增高症状及时通知医生。

（2）注意观察切口敷料有无渗血。

（3）密切观察引流液的颜色、性状、量等情况并记录,妥善固定引流管,并保持引流管引流通畅,勿打折、扭曲、受压,防止脱管,不可随意调整引流袋的高度。

2. 加强呼吸道的管理　鼓励深呼吸及有效咳嗽,如痰液黏稠不易咳出可遵医嘱予雾化吸入,必要时吸痰。

3. 肢体功能锻炼。

4. 语言功能锻炼。

5. 结合病人的个体情况,每 1~2 小时协助病人翻身,保护受压部位皮肤;如局部皮肤有压红,可缩短翻身的间隔时间,受压部位应予软枕垫高减压。

【术后第4日～出院前1日】

1. 每1~2小时巡视病人

（1）注意观察病人的生命体征、意识、瞳孔、肢体活动等,如发现异常及时通知医生。

（2）拔除引流管后注意观察切口敷料有无渗血、渗液及皮下积液等,如有异常及时通知医生。

2. 加强呼吸道的管理　鼓励深呼吸及有效咳嗽、咳痰,如痰液黏稠不易咳出可遵医嘱予雾化吸入,必要时吸痰。

3. 指导病人注意休息,引流管拔除后指导病人床头摇高,逐渐坐起,再过渡到床边、病室、病区活动,活动时以不引起疲劳为宜,防止跌倒或坠床。

4. 进行肢体和语言功能锻炼。

【出院日】

1. 出院指导

（1）休息与活动。

（2）饮食指导。

（3）用药指导。

（4）提高自护能力。

2. 出院流程指导。

（隋　杰）

第五节　慢性硬膜下血肿的临床护理路径

临床护理路径表

时间	住院第1日（急诊手术日）	术后第1日～第3日	术后第4日～出院前1日	出院日
护理处置	□T、P、R、BP □入院护理评估 □1~2h巡视观察 　□T、P、R、BP 　□意识 　□瞳孔 　□肢体活动 □医嘱相关治疗、处置执行及指导 　□采集血（查血型、备血等）标本 　□药物过敏试验 　□静脉输液 　□心电图 　□胸部X线 　□其他	□1~2h巡视观察 　□T、P、R、BP 　□意识 　□瞳孔 　□肢体活动 　□切口敷料 　□引流管 　□并发症 　□用药后反应 □医嘱相关治疗、处置执行及指导 　□静脉输液 　□口服药物 　□其他	□1~2h巡视观察 　□T、P、R、BP 　□意识 　□瞳孔 　□肢体活动 　□切口敷料 　□并发症 　□用药后反应 □医嘱相关治疗、处置执行及指导 　□静脉输液 　□口服药物 　□其他	□出院指导 □出院流程指导

时间	住院第1日(急诊手术日)	术后第1日~第3日	术后第4日~出院前1日	出院日
护理处置	□了解术前相关检查结果，如有异常及时与医生沟通 □环境介绍 □住院须知 □负责医生 □责任护士 □跌倒或坠床预防 □烫伤预防 送手术前 □修剪(勿染)指(趾)甲 □剃胡须等 □皮肤准备 □更换病员服、取下义齿、手表、首饰、眼镜等 □术前用药 □检查术前准备情况 □携带病历,用物等 □平车护送入手术室 术后回病房 □15~30min巡视观察 　□T、P、R、BP 　□意识 　□瞳孔 　□肢体活动 　□切口敷料 　□引流管 　□并发症 　□用药后反应 □医嘱相关治疗、处置执行及指导 　□静脉输液 　□氧气吸入 　□心电监护 　□血氧饱和度监测 　□留置导尿 　□其他 □癫痫护理 □躁动护理 □疼痛护理 □肢体功能锻炼 □语言功能锻炼	□疼痛护理 □癫痫护理 □躁动护理 □跌倒或坠床预防 □烫伤预防 □肢体功能锻炼 □语言功能锻炼	□癫痫护理 □躁动护理 □肢体功能锻炼 □语言功能锻炼 □跌倒或坠床预防 □烫伤预防	

续表

时间	住院第1日（急诊手术日）	术后第1日~第3日	术后第4日~出院前1日	出院日
护理处置	□皮肤护理 □生活护理 □心理护理 □健康教育	□皮肤护理 □生活护理 □心理护理 □健康教育	□皮肤护理 □生活护理 □心理护理 □健康教育	
活动体位	□床上活动 □术后平卧位	□床上活动 □平卧位 □引流管拔除后经医生允许予头部抬高	□病室内活动 □病区内活动	□病区内活动
饮食	□禁食水 □术后6h可遵医嘱进食	□意识障碍者予鼻饲流食 □普食	□普食	□普食

实 施 规 范

【住院第1日（急诊手术日）】

1. 急诊入院常规护理。

2. 常规安全防护教育。

3. 常规健康指导。

4. 神经外科术前常规护理。

5. 术后回病房

（1）每15~30分钟巡视病人：①注意观察病人的生命体征、意识、瞳孔、肢体活动等，如异常及时通知医生。②注意观察切口敷料有无渗血。③密切观察引流液的颜色、性状、量等情况并记录，妥善固定引流管，引流袋置于头旁枕上或枕边，高度与头部创腔保持一致，保持引流管引流通畅；活动时注意引流管不要扭曲、受压，防止脱管。

（2）术后6小时内给予去枕平卧位，头偏向一侧，防止呕吐物误吸引起窒息；头部放置引流管的病人6小时后需平卧位，利于引流；麻醉清醒的病人可以协助床上活动，保证病人的舒适度。

（3）气管插管病人的护理。

（4）若病人出现不能耐受的头痛，及时通知医生，遵医嘱给予止痛药物，并密切观察病人的生命体征、意识、瞳孔等变化。

（5）术后6小时如无恶心、呕吐等麻醉反应，可遵医嘱进食；对于意识障碍的病人可遵医嘱鼻饲管注食。

（6）对于未留置导尿的病人，指导床上大小便，24小时内每4~6小时嘱病人排尿1次。避免因手术、麻醉刺激、疼痛等原因造成术后的尿潴留。若术后8小时仍未排尿且有下腹胀痛感、隆起时，可行诱导排尿、针刺或导尿等方法。

（7）癫痫病人的护理。

（8）躁动病人的护理。

6. 麻醉清醒可以语言沟通的病人,向其讲解疾病术后的相关知识,增强病人恢复健康的信心,利于早日康复。带有气管插管或语言障碍的病人,可进行肢体语言和书面卡片的沟通,疏导病人紧张、恐惧的情绪。

7. 结合病人的个体情况,每1~2小时协助病人翻身,保护受压部位皮肤;如局部皮肤有压红,可缩短翻身的间隔时间,受压部位应予软枕垫高减压。

【术后第1日～第3日】

1. 每1~2小时巡视病人

（1）注意观察病人的生命体征、意识、瞳孔、肢体活动等,如发现有头痛、恶心、呕吐等颅内压增高症状及时通知医生。

（2）注意观察切口敷料有无渗血。

（3）密切观察引流液的颜色、性状、量等情况并记录,妥善固定引流管,并保持引流管引流通畅,勿打折、扭曲、受压,防止脱管,不可随意调整引流袋的高度。

2. 加强呼吸道的管理　鼓励深呼吸及有效咳嗽、咳痰,如痰液黏稠不易咳出可遵医嘱予雾化吸入,必要时吸痰。

3. 结合病人的个体情况,每1~2小时协助病人翻身,保护受压部位皮肤;如局部皮肤有压红,可缩短翻身的间隔时间,受压部位应予软枕垫高减压。

4. 指导肢体和语言功能锻炼。

【术后第4日～出院前1日】

1. 每1~2小时巡视病人

（1）注意观察病人的生命体征、意识、瞳孔、肢体活动等,如发现异常及时通知医生。

（2）拔除引流管后注意观察切口敷料有无渗血、渗液及皮下积液等,如有异常及时通知医生。

2. 加强呼吸道的管理,鼓励深呼吸及有效咳嗽。

3. 指导病人注意休息,引流管拔除后指导病人床头摇高,逐渐坐起,再过渡到床边、病室、病区活动时以不疲劳为宜。

4. 进行肢体和语言功能锻炼。

【出院日】

1. 出院指导

（1）休息与活动。

（2）饮食指导。

（3）用药指导。

（4）提高自护能力。

2. 出院流程指导。

（隋　杰）

第六节　动脉瘤的临床护理路径

临床护理路径表

时间	住院第1日	住院第2日~手术前1日	手术当日	术后第1日~第3日	术后第4日~出院日
护理处置	□环境介绍 □住院须知 □负责医生 □责任护士 □T、P、R、BP □体重 □入院护理评估 □跌倒或坠床预防 □压疮预防 □烫伤预防 □预防出血或再出血 □指导病人 　□肢体功能锻炼 　□语言功能锻炼 □协助更换病员服，做好个人卫生 □1~2h巡视观察 　□意识 　□瞳孔 　□肢体活动 　□语言 □医嘱相关治疗、处置执行及指导 　□口服药物 　□静脉输液 　□其他 □戒烟、戒酒的宣教	□1~2h巡视观察 　□意识 　□瞳孔 　□肢体活动 　□并发症 　□用药后反应 □完善相关检查 　□心电图 　□心脏超声 　□胸部X线 　□CT 　□磁共振 　□其他 □医嘱相关治疗、处置执行及指导 　□采集血尿标本 　□备血（复查血型） 　□药物过敏试验等 □了解术前相关检查结果，如有异常及时与医生沟通 □相关手术准备及指导 　□练习床上排便 　□进行颈动脉压迫试验 □生活护理 □心理护理	送手术前 □T、P、R、BP □皮肤准备 □更换病员服 □术前用药 □检查术前准备情况 □携带病历、影像资料、术中用物等 □平车护送入手术室 术后回病房 □15~30min巡视观察 　□T、P、R、BP 　□意识 　□瞳孔 　□肢体活动 　□切口敷料 　□引流管 　□并发症 　□用药后反应 □医嘱相关治疗、处置执行及指导 　□心电监测 　□血氧饱和度监测 　□氧气吸入 　□静脉输液 　□口腔护理 　□留置导尿 　□其他 □呼吸道的管理 　□雾化吸入 　□必要时吸痰 □疼痛的护理 □肢体功能锻炼 □语言功能锻炼 □皮肤护理 □生活护理 □心理护理 □健康教育	□1~2h巡视观察 　□T、P、R、BP 　□意识 　□瞳孔 　□肢体活动 　□切口敷料 　□引流管 　□并发症 　□用药后反应 □医嘱相关治疗、处置执行及指导 　□静脉输液 　□口服药物 　□其他 □呼吸道的管理 □肢体功能锻炼 □语言功能锻炼 □跌倒或坠床预防 □皮肤护理 □生活护理 □心理护理 □健康教育	□1~2h巡视观察 　□T、P、R、BP 　□意识 　□瞳孔 　□肢体活动 　□切口敷料 　□并发症 　□用药后反应 □医嘱相关治疗、处置执行及指导 　□静脉输液 　□口服药物 　□其他 □肢体功能锻炼 □语言功能锻炼 □跌倒或坠床预防 □皮肤护理 □生活护理 □心理护理 □健康教育 □出院指导 □出院流程指导

续表

时间	住院第1日	住院第2日~手术前1日	手术当日	术后第1日~第3日	术后第4日~出院日
活动体位	□绝对卧床 □病区内活动	□绝对卧床 □病区内活动	□术后去枕平卧6h后床头抬高 □床上活动	□病室内活动	□病区内活动
饮食	□普食 □次晨需空腹化验检查,0:00后禁食水	□晨采血化验检查后可进普食 □术前1日20:00后禁食,0:00后禁饮水	□禁食水	□流食 □半流食 □普食	□普食

实 施 规 范

【住院第1日】

1. 入院常规护理。

2. 常规安全防护教育。

3. 健康指导

（1）常规健康指导。

（2）指导病人合理饮食,进清淡、低盐、富含纤维素的饮食（谷类、蔬菜、水果、奶、豆类、适量鱼、禽、蛋、瘦肉）,保证营养的供给,防止便秘。

（3）指导病人绝对卧床休息,保持病室安静,减少亲友探视,避免情绪激动;指导其卧床进食、床上大小便,不可坐起;进粗纤维的食物,保持大便通畅,勿用力排便,避免剧烈咳嗽等引起颅内压增高的因素,控制血压,防止出血或再出血;告知病人及家属绝对卧床的重要性。

（4）对于有癫痫病史的病人,按医嘱定时服药,避免癫痫发作的因素,癫痫发作时:①立即扶持病人卧倒,防止跌伤或伤人,按压人中。②遵医嘱吸氧,保持呼吸道通畅,解开病人衣领、腰带,尽快用压舌板、筷子或就近取物置于病人口腔的一侧上下臼齿之间（勿将手指伸入口腔内）,及时清除口腔分泌物,避免误吸甚至窒息。③发作时不可用力按压病人肢体,避免发生骨折或脱臼。④病人在意识恢复过程中有短时间的兴奋躁动,应加强安全保护,上床档,必要时使用约束带等防护措施。⑤发作结束后注意观察病人呼吸恢复情况,保持呼吸道通畅。检查病人有无骨折及软组织损伤。⑥如病人发作停止后,意识仍未恢复,应该卧床休息。⑦大小便失禁的病人及时更换病员服、床单并详细观察、记录发作的情况。

（5）对有肢体和语言功能障碍的病人加强功能锻炼。

【住院第2日~手术前1日】

1. 每1~2小时巡视病人,密切观察病情,为病人提供安静、舒适的环境。

2. 了解病人的心理状态,向病人讲解疾病的相关知识,介绍同种疾病手术成功的例子,增强病人治疗信心,减轻焦虑、恐惧心理。

3. 根据医嘱正确采集标本,进行相关检查。

4. 术前落实相关化验、检查报告的情况,如有异常立即通知医生。

5. 根据医嘱进行治疗、处置,注意观察用药反应。

6. 并发症的观察和处理。

7. 相关手术准备及指导

(1)指导病人练习床上大小便。

(2)指导病人修剪指(趾)甲、剃胡须,女性病人勿化妆。

(3)指导病人掌握颈动脉压迫方法以建立侧支循环,保证大脑供血。具体方法如下:首先由医生标记好患侧颈总动脉的位置,病人用手指压迫患侧颈总动脉,直到颞浅动脉搏动消失。开始每次压迫5分钟,以后逐渐延长压迫时间,直至持续压迫20~30分钟,如仍能耐受,不出现头昏、眼黑、对侧肢体无力发麻等表现时,方可实施手术治疗。

(4)应指导戒烟、戒酒。

(5)根据医嘱正确validate血(复查血型),行药物过敏试验。

(6)指导病人术前12小时禁食,8小时禁饮水,防止术中呕吐导致窒息;术前晚进半流食,如米粥、面条等。

(7)指导病人保证良好的睡眠,必要时遵医嘱使用镇静催眠药。

【手术当日】

一、送手术前

1. 术晨为病人测量体温、脉搏、呼吸、血压;如有发热、血压过高、女性月经来潮等情况均应及时报告医生,以确定是否延期手术。

2. 协助病人取下义齿、项链、耳钉、手链、发夹等物品,并交给家属妥善保管。

3. 皮肤准备(剃除全部头发及颈部毛发、保留眉毛)后,更换清洁的病员服。

4. 遵医嘱术前用药,携带术中用物,平车护送病人入手术室。

二、术后回病房

1. 每15~30分钟巡视病人

(1)注意观察病人的生命体征、意识、瞳孔、切口敷料、肢体活动等,如异常及时通知医生。

(2)注意观察切口敷料有无渗血。

(3)密切观察引流液的颜色、性状、量等情况并记录。保持引流通畅,引流管不要扭曲、受压,防止脱管。如头部有引流管,应妥善固定,引流袋置于头旁枕上或枕边,高度与头部创腔保持一致。

2. 术后6小时内给予去枕平卧位,6小时后可床头抬高,麻醉清醒的病人可以床上协助活动,保证病人的舒适度。

3. 术后24小时内禁食水,可行口腔护理,每日2次。清醒病人可口唇覆盖湿纱布,保持口腔湿润。

4. 观察留置导尿病人尿液的颜色、性状、量,会阴护理每日2次。

5. 气管插管病人的护理。

6. 病人麻醉清醒后不耐受气管插管时,应及时通知医生拔除气管插管。拔除气管插管后,鼓励病人进行有效的咳嗽,痰液黏稠时可行雾化吸入,清除呼吸道分泌物,防止肺内感染。

7. 若病人出现不能耐受的头痛,及时通知医生,遵医嘱给予止痛药物,并密切观察病人的生命体征、意识、瞳孔等变化。

8. 肢体功能锻炼。

9. 语言功能锻炼。

10. 结合病人的个体情况,每1~2小时协助病人翻身,保护受压部位皮肤;如局部皮肤有压红,可缩短翻身的间隔时间,受压部位应予软枕垫高减压。

【术后第1日～第3日】

1. 每1~2小时巡视病人

(1) 注意观察病人的生命体征、意识、瞳孔、切口敷料、肢体活动等。

(2) 观察病人有无头痛、恶心、呕吐、失语、偏瘫等颅内压增高和脑血管痉挛症状,遵医嘱使用钙离子通道阻断剂、扩容等药物防治血管痉挛和缺血,同时注意观察输液部位有无肿胀、渗出。若病人出现不能耐受的头痛,及时通知医生,遵医嘱给予止痛药物。

2. 加强呼吸道的管理,鼓励深呼吸及有效咳嗽、咳痰,如痰液黏稠不易咳出可遵医嘱予雾化吸入,必要时吸痰。

3. 术后24小时如无恶心、呕吐等麻醉后反应,可遵医嘱进食,由流食逐步过渡到普食。

4. 鼓励床上活动,逐渐坐起,过渡到床边活动,由家属陪同。做好跌倒或坠床风险评估,防止跌倒。活动时以不疲劳为宜。

5. 指导病人进高热量、高蛋白、富含纤维素易消化的饮食,如豆类、蛋类、奶类、芹菜、韭菜、燕麦等。若病人3日不排便,可协助病人顺时针按摩腹部,多饮水,进食香蕉等。若无效果,请及时通知医生,遵医嘱予开塞露或甘油灌肠,还可以服用缓泻剂,防止便秘。

6. 进行肢体和语言功能锻炼。

【术后第4日～出院日】

1. 每1~2小时巡视病人

(1) 注意观察病人的生命体征、意识、瞳孔、切口敷料、肢体活动等。

(2) 观察病人有无头痛、恶心、呕吐、失语、偏瘫等颅内压增高和脑血管痉挛症状,遵医嘱使用钙离子通道阻断剂、扩容等药物防治血管痉挛和缺血,同时注意观察输液部位有无肿胀、渗出。若病人出现不能耐受的头痛,及时通知医生,遵医嘱给予止痛药物。

2. 病人进高热量、高蛋白、富含纤维素易消化的饮食,如豆类、蛋类、奶类、芹菜、韭菜、燕麦等。若病人3日不便,可协助病人顺时针按摩腹部,多饮水,进食香蕉等。若无效果,请及时通知医生,遵医嘱予开塞露或甘油灌肠,还可以服用缓泻剂,防止便秘。

3. 指导病人注意休息,病区内活动,活动时以不疲劳为宜。

4. 指导进行肢体和语言功能锻炼。

5. 出院指导

(1) 休息与活动。

(2) 饮食指导。

(3) 用药指导。

(4) 提高自护能力。

6. 出院流程指导。

(隋　杰　郭慧芳)

第七节 高血压脑出血的临床护理路径

临床护理路径表

时间	住院第1日(急诊手术日)	术后第1日~第3日	术后第4日~出院前1日	出院日
护理处置	□T、P、R、BP □入院护理评估 □1~2h巡视观察 　□意识 　□瞳孔 　□肢体活动 □医嘱相关治疗、处置执行及指导 　□采集血(查血型、备血等)标本 　□药物过敏试验 　□心电图 　□胸部X线 　□其他 □了解术前相关检查结果,如有异常及时与医生沟通 □环境介绍 □住院须知 □负责医生 □责任护士 □跌倒或坠床预防 □压疮预防 □烫伤预防 送手术前 □修剪(勿染)指(趾)甲 □剃胡须等 □皮肤准备 □更换病员服、取下义齿、手表、首饰、眼镜等 □术前用药 □检查术前准备情况 □携带病历,用物等 □平车护送入手术室	□1~2h巡视观察 　□T、P、R、BP 　□意识 　□瞳孔 　□肢体活动 　□切口敷料 　□引流管 　□并发症 　□用药后反应 □医嘱相关治疗、处置执行及指导 　□静脉输液 　□其他	□1~2h巡视观察 　□T、P、R、BP 　□意识 　□瞳孔 　□肢体活动 　□切口敷料 　□并发症 　□用药后反应 □医嘱相关治疗、处置执行及指导 　□静脉输液 　□其他	□出院指导 □出院流程指导

续表

时间	住院第1日(急诊手术日)	术后第1日～第3日	术后第4日～出院前1日	出院日
护理处置	术后回病房 □ 15~30min 巡视观察 　□ T、P、R、BP 　□ 瞳孔 　□ 意识 　□ 肢体活动 　□ 切口敷料 　□ 引流管 　□ 并发症 　□ 用药后反应 □医嘱相关治疗、处置执行及指导 　□ 心电监测 　□ 血氧饱和度监测 　□ 氧气吸入 　□ 静脉输液 　□ 留置导尿 　□ 其他 □ 呼吸道护理 □ 躁动护理 □ 癫痫护理 □ 疼痛护理 □ 皮肤护理 □ 生活护理 □ 心理护理 □ 健康教育	□ 呼吸道护理 □ 躁动护理 □ 癫痫护理 □ 疼痛护理 □ 皮肤护理 □ 生活护理 □ 心理护理 □ 健康教育	□ 呼吸道护理 □ 躁动护理 □ 癫痫护理 □ 肢体功能锻炼 □ 语言功能锻炼 □ 跌倒或坠床预防 □ 烫伤预防 □ 皮肤护理 □ 生活护理 □ 心理护理 □ 健康教育	
活动体位	□绝对卧床 □术后去枕平卧位6h,头偏向一侧 □6h后麻醉清醒者,可以床头抬高,床上活动	□绝对卧床 □床上活动	□绝对卧床 □床上活动	□床上活动 □病情允许,可病室内活动
饮食	□禁食水	□鼻饲 □流食	□鼻饲 □流食 □半流食	□鼻饲 □普食

实 施 规 范

【住院第 1 日（急诊手术日）】

1. 急诊入院常规护理。

2. 常规安全防护教育。

3. 常规健康指导。

4. 神经外科术前常规护理。

5. 术后回病房

（1）每 15~30 分钟巡视病人：①严密观察病人生命体征、瞳孔、意识、肢体活动等变化。若病人出现不能耐受的头痛，及时通知医生，遵医嘱给予止痛药物。若体温 <35℃应给予保暖；体温 >38℃应及时通知医生，遵医嘱降温。②遵医嘱心电监测、血氧饱和度监测、氧气吸入、静脉输液等。观察输液部位有无肿胀、渗出。③留置导尿的护理。④观察有无颅内压增高的表现，如有异常应及时通知医生，防止脑疝发生。

（2）术后 6 小时内给予去枕平卧位头偏向一侧，6 小时后可床头抬高，麻醉清醒的病人可以床上协助活动，保证病人的舒适度。

（3）术后 24 小时禁食水，可行口腔护理，每日 2 次。清醒病人可口唇覆盖湿纱布，保持口腔湿润。

（4）头部引流管的护理。

（5）呼吸道的护理。

（6）躁动的护理。

（7）癫痫的护理。

（8）并发症的护理。

6. 麻醉清醒可以语言沟通的病人，向其讲解疾病术后的相关知识、介绍同种疾病手术成功的例子，增强病人恢复健康的信心，利于早日康复。带有气管插管或语言障碍的病人，可进行肢体语言和书面卡片的沟通，疏导病人紧张、恐惧的情绪。

7. 结合病人的个体情况，每 1~2 小时协助病人翻身，保护受压部位皮肤；如局部皮肤有压红，可缩短翻身的间隔时间，受压部位应予软枕垫高减压，防止压疮发生。

【术后第 1 日~第 3 日】

1. 每 1~2 小时巡视病人

（1）观察病人的生命体征、意识、瞳孔及肢体活动等变化。

（2）观察有无颅内压增高的征象，预防再出血。

（3）躁动的病人，给予约束带保护及遵医嘱应用镇静药物，并观察用药后反应。

（4）癫痫的护理。

2. 术后 24 小时如无恶心呕吐等麻醉后反应、无应激性溃疡，可遵医嘱进食，由流食逐步过渡到正常饮食。

3. 妥善放置并固定引流袋。观察引流液的颜色、性状、量等情况并记录；观察切口敷料有无渗血、渗液及脱落，如有异常及时通知医生。

4. 拔除引流管后，注意观察病人的生命体征、意识、瞳孔等变化，切口敷料有无渗血、渗液及皮下积液等，如有异常及时通知医生。

5. 加强呼吸道管理,保持呼吸道通畅,如有痰液、口鼻分泌物、呕吐物时,应及时清除,防止误吸及窒息。

6. 根据病人的个体情况,每 1~2 小时协助病人翻身,保护受压部位皮肤;如局部皮肤有压红,可缩短翻身的间隔时间,受压部位应予软枕垫高减压,防止压疮发生。

7. 根据医嘱进行相关的治疗和处置,观察用药后反应。

【术后第 4 日 ~ 出院前 1 日】

1. 每 1~2 小时巡视病人

(1)观察病人的生命体征、意识、瞳孔及肢体活动等变化。

(2)观察有无颅内压增高的征象,预防再出血。

(3)躁动的病人,征求家属同意后,给予约束带保护及遵医嘱应用镇静药物,并观察用药后反应。

(4)癫痫的护理。

2. 有吞咽功能障碍、昏迷的病人,可予鼻饲管供给营养。鼻饲病人行口腔护理,每日 2 次;护士每日遵医嘱定时、定量注入鼻饲液;指导病人床上活动时,避免鼻饲管脱落;鼻饲管饮食的病人视进食情况可遵医嘱拔除胃管,经口进食,逐渐由流食过渡到普食。

3. 加强呼吸道的管理,保持呼吸道的通畅,鼓励病人进行有效的咳嗽、咳痰,痰液黏稠时可行雾化吸入,及时清除呼吸道分泌物,防止肺内感染。

4. 并发症的护理。

5. 加强肢体功能锻炼。

6. 加强语言功能锻炼。

7. 指导病人合理饮食,积极预防便秘的发生。

8. 拔除留置导尿管后,指导病人多饮水,听流水声,温毛巾敷下腹,诱导自行排尿。指导每日饮水 2000~2500ml,增加尿量,以稀释尿液,起到自然冲洗尿道的作用,预防尿路感染。若病人出现尿路刺激征,应及时通知医生。

9. 指导病人床上、病室、病区内活动(做好跌倒或坠床风险评估),活动时以不疲劳为宜。根据病人的个体情况,每 1~2 小时协助病人翻身,保护受压部位皮肤,促进血液循环。如局部皮肤有压红,可缩短翻身的间隔时间,受压部位应予软枕或气垫垫高减压,防止压疮发生。

10. 根据医嘱进行相关的治疗和处置,观察用药后反应。

【出院日】

1. 出院指导

(1)休息与活动。

(2)饮食指导。

(3)用药指导。

(4)提高自护能力。

2. 出院流程指导。

（张　宁）

第八节　脑膜瘤的临床护理路径

临床护理路径表

时间	住院第1日	住院第2日～手术前1日	手术当日	术后第1日～第3日	术后第4日～出院日
护理处置	□环境介绍 □住院须知 □负责医生 □责任护士 □T、P、R、BP □体重 □入院护理评估 □跌倒或坠床预防 □压疮预防 □烫伤预防 □协助更换病员服，做好个人卫生 □1~2h巡视观察 　□T、P、R、BP 　□意识 　□瞳孔 　□肢体活动 □医嘱相关治疗、处置执行及指导 　□口服药物 　□静脉输液 　□其他 □癫痫护理 □戒烟、戒酒的宣教	□1~2h巡视观察 　□T、P、R、BP 　□意识 　□瞳孔 　□肢体活动 　□并发症 　□用药后反应 　□其他 □完善相关检查 　□心电图 　□心脏超声 　□头部CT、MRI 　□胸部X线 　□其他 □医嘱相关治疗、处置执行及指导 　□采集血尿标本 　□备血(复查血型) 　□药物过敏试验 　□静脉输液 　□其他 □了解术前相关检查结果，如有异常及时与医生沟通 □相关手术准备及指导 　□练习深呼吸、有效咳嗽 　□练习床上排便 　□其他 □癫痫护理 □生活护理 □心理护理	送手术前 □T、P、R、BP □皮肤准备 □更换病员服 □术前用药 □检查术前准备情况 □携带病历、影像资料、术中用物等 □平车护送入手术室术后回病房 □15~30min巡视观察 　□T、P、R、BP 　□意识 　□瞳孔 　□肢体活动 　□切口敷料 　□引流管 　□并发症 　□用药后反应 □医嘱相关治疗、处置执行及指导 　□心电监测 　□血氧饱和度监测 　□氧气吸入 　□静脉输液 　□口腔护理 　□留置导尿 　□其他 □呼吸道的管理 　□雾化吸入 　□必要时吸痰 □疼痛护理 □癫痫护理 □肢体功能锻炼 □语言功能锻炼 □皮肤护理 □生活护理 □心理护理 □健康教育	□1~2h巡视观察 　□T、P、R、BP 　□意识 　□瞳孔 　□肢体活动 　□切口敷料 　□引流管 　□并发症 　□用药后反应 □医嘱相关治疗、处置执行及指导 　□静脉输液 　□口服药物 　□其他 □呼吸道的管理 □癫痫护理 □肢体功能锻炼 □语言功能锻炼 □跌倒或坠床预防 □皮肤护理 □生活护理 □心理护理 □健康教育	□1~2h巡视观察 　□T、P、R、BP 　□意识 　□瞳孔 　□肢体活动 　□切口敷料 　□并发症 　□用药后反应 □医嘱相关治疗、处置执行及指导 　□静脉输液 　□口服药物 　□其他 □癫痫护理 □肢体功能锻炼 □语言功能锻炼 □跌倒或坠床预防 □皮肤护理 □生活护理 □心理护理 □健康教育 □出院指导 □出院流程指导

续表

时间	住院第1日	住院第2日~手术前1日	手术当日	术后第1日~第3日	术后第4日~出院日
活动体位	□病区内活动	□病区内活动	□术后去枕平卧6h后，床头抬高15°~30°（较大肿瘤术后禁止患侧卧位） □床上活动	□床上活动 □病室内活动	□病区内活动
饮食	□普食 □次晨需空腹化验、检查，0:00后禁食水	□做完各种化验检查后可进普食 □术前1日20:00后禁食，0:00后禁饮水	□禁食水	□流食 □半流食 □普食	□普食

实 施 规 范

【住院第1日】

1. 入院常规护理。

2. 常规安全防护教育。

3. 健康指导

（1）常规健康指导。

（2）指导病人合理饮食，保持大便通畅。

（3）癫痫发作的护理。

（4）指导肢体功能锻炼。

（5）指导语言功能锻炼。

（6）结合病人的个体情况，每1~2小时协助病人翻身，保护受压部位皮肤；如局部皮肤有压红，可缩短翻身的间隔时间，受压部位应予软枕垫高减压。

【住院第2日~手术前1日】

1. 每1~2小时巡视病人，观察病人的生命体征、意识、瞳孔、肢体活动，如有异常及时通知医生。

2. 了解病人的心理状态，向病人讲解疾病的相关知识，介绍同种疾病手术成功的例子，增强病人治疗信心，减轻焦虑、恐惧心理。

3. 根据医嘱正确采集标本，进行相关检查。

4. 术前落实相关化验、检查报告的情况，如有异常立即通知医生。

5. 根据医嘱进行治疗、处置，注意观察用药后反应。

6. 并发症的观察和处理。

7. 相关手术准备及指导

（1）指导病人练习深呼吸及有效咳嗽。

（2）指导病人练习床上大小便。

（3）指导病人修剪指（趾）甲、剃胡须,女性病人勿化妆及涂染指（趾）甲。

（4）指导戒烟、戒酒。

（5）根据医嘱正确备血（复查血型）,行药物过敏试验。

（6）指导病人术前 12 小时禁食,8 小时禁饮水,防止术中呕吐导致窒息;术前晚进半流食,如米粥、面条等。

（7）指导病人保证良好的睡眠,必要时遵医嘱使用镇静催眠药。

【手术当日】

一、送手术前

1. 术晨为病人测量体温、脉搏、呼吸、血压;如有发热、血压过高、女性月经来潮等情况均应及时报告医生,以确定是否延期手术。

2. 协助病人取下义齿、项链、耳钉、手链、发夹等物品,并交给家属妥善保管。

3. 皮肤准备（剃除全部头发及颈部毛发、保留眉毛）后,更换清洁的病员服。

4. 遵医嘱术前用药,携带术中用物,平车护送病人入手术室。

二、术后回病房

1. 每 15~30 分钟巡视病人

（1）注意观察病人的生命体征、意识、瞳孔、肢体活动等,如异常及时通知医生。

（2）注意观察切口敷料有无渗血。

（3）密切观察引流液的颜色、性状、量等情况并记录,妥善固定引流管,引流袋置于头旁枕上或枕边,高度与头部创腔保持一致,保持引流管引流通畅,活动时注意引流管不要扭曲、受压,防止脱管。

（4）观察留置导尿病人尿液的颜色、性状、量,会阴护理每日 2 次。

2. 术后 6 小时内给予去枕平卧位,6 小时后可床头抬高,麻醉清醒的病人可以协助床上活动,保证病人舒适。

3. 保持呼吸道通畅。

4. 若病人出现不能耐受的头痛,及时通知医生,遵医嘱给予止痛药物,并密切观察病人的生命体征、意识、瞳孔等变化。

5. 精神症状病人的护理:加强病人安全防护,上床档,需使用约束带的病人,应告知家属并取得同意,定时松解约束带,按摩受约束的部位,24 小时有家属陪护,预防自杀倾向,同时做好记录。

6. 癫痫病人的护理。

7. 术后 24 小时内禁食水,可行口腔护理,每日 2 次。清醒病人可口唇覆盖湿纱布,保持口腔湿润。

8. 结合病人的个体情况,每 1~2 小时协助病人翻身,保护受压部位皮肤;如局部皮肤有压红,可缩短翻身的间隔时间,受压部位应予软枕垫高减压。

【术后第 1 日~第 3 日】

1. 每 1~2 小时巡视病人

（1）注意观察病人的生命体征、意识、瞳孔、肢体活动等,如发现有头痛、恶心、呕吐等颅内压增高症状及时通知医生。

（2）注意观察切口敷料有无渗血。

（3）密切观察引流液的颜色、性状、量等情况并记录，妥善固定引流管，并保持引流管引流通畅，不可随意放低引流袋，以保证创腔内有一定的液体压力。若引流袋放低，会导致创腔内液体引出过多，创腔内压力下降，脑组织迅速移位，撕破大脑上静脉，从而引发颅内血肿。医生根据每日引流液的量调节引流袋的高度。

（4）观察留置导尿病人尿液的颜色、性状、量，会阴护理每日 2 次。

2. 术后引流管放置 3~4 日，引流液由血性脑脊液转为澄清脑脊液时，即可拔管，避免长时间带管形成脑脊液漏。拔除引流管后，注意观察病人的生命体征、意识、瞳孔等变化，切口敷料有无渗血、渗液及皮下积液等，如有异常及时通知医生。

3. 加强呼吸道的管理　鼓励深呼吸及有效咳嗽、咳痰，如痰液黏稠不易咳出可遵医嘱予雾化吸入，必要时吸痰。

4. 术后 24 小时如无恶心、呕吐等麻醉后反应，可遵医嘱进食，由流食逐步过渡到普食，积极预防便秘的发生。

5. 指导病人床上活动，床头摇高，逐渐坐起，逐渐过渡到床边活动（做好跌倒风险评估），家属陪同。活动时以不疲劳为宜。

6. 指导进行肢体功能锻炼。

7. 进行语言功能锻炼。

8. 做好生活护理，如洗脸、刷牙、喂饭、大小便等，定时协助病人翻身，保护受压部位皮肤，预防压疮的发生。

【术后第 4 日 ~ 出院日】

1. 每 1~2 小时巡视病人

（1）注意观察病人的生命体征、意识、瞳孔、肢体活动等，如发现有头痛、恶心、呕吐等颅内压增高症状及时通知医生。

（2）注意观察切口敷料有无渗血。

2. 指导病人注意休息，病室内活动，活动时以不疲劳为宜。对高龄、活动不便、体质虚弱等可能发生跌倒的病人及时做好跌倒或坠床风险评估。

3. 出院指导

（1）休息与活动。

（2）饮食指导。

（3）用药指导。

（4）提高自护能力。

4. 出院流程指导。

（隋　杰）

第九节　垂体腺瘤的临床护理路径

临床护理路径表

时间	住院第1日	住院第2日~手术前1日	手术当日	术后第1日~第3日	术后第4日~出院日
护理处置	□环境介绍 □住院须知 □负责医生 □责任护士 □T、P、R、BP □体重 □入院护理评估 □跌倒或坠床预防 □烫伤预防 □协助更换病员服,做好个人卫生 □1~2h巡视观察 　□意识 　□瞳孔 　□肢体活动 □医嘱相关治疗、处置执行及指导 　□口服药物 　□静脉输液 　□其他 □戒烟、戒酒的宣教	□1~2h巡视观察 　□T、P、R、BP 　□意识 　□瞳孔 　□肢体活动 　□并发症 　□用药后反应 　□其他 □完善相关检查 　□心电图 　□心脏超声 　□CT 　□MRI 　□胸部X线 　□其他 □医嘱相关治疗、处置执行及指导 　□采集血尿标本 　□口服药物 　□静脉输液 　□备血(复查血型) 　□药物过敏试验 　□滴鼻液滴鼻 　□其他 □了解术前相关检查结果,如有异常及时与医生沟通 □相关手术准备及指导 　□练习经口呼吸 　□练习床上排便 　□其他 □生活护理 □心理护理	送手术前 □T、P、R、BP □皮肤准备 □更换病员服 □术前用药 □检查术前准备情况 □携带病历、影像资料、术中用物等 □平车护送入手术室术后回病房 □15~30min巡视观察 　□T、P、R、BP 　□意识 　□瞳孔 　□视力、视野 　□切口敷料 　□尿量 　□并发症 　□用药后反应 □医嘱相关治疗、处置执行及指导 　□心电监测 　□血氧饱和度监测 　□氧气吸入 　□静脉输液 　□口腔护理 　□留置导尿 　□其他 □疼痛护理 □皮肤护理 □生活护理 □心理护理 □健康教育	□1~2h巡视观察 　□T、P、R、BP 　□意识 　□瞳孔 　□视力、视野 　□切口敷料 　□尿量 　□并发症 　□用药后反应 □医嘱相关治疗、处置执行及指导 　□静脉输液 　□口服药物 　□其他 □皮肤护理 □生活护理 □心理护理 □健康教育	□1~2h巡视观察 　□T、P、R、BP 　□意识 　□瞳孔 　□视力、视野 　□切口敷料 　□尿量 　□并发症 　□用药后反应 □医嘱相关治疗、处置执行及指导 　□静脉输液 　□口服药物 　□其他 □跌倒或坠床预防 □生活护理 □心理护理 □健康教育 □出院指导 □出院流程指导

续表

时间	住院第 1 日	住院第 2 日 ~ 手术前 1 日	手术当日	术后第 1 日 ~ 第 3 日	术后第 4 日 ~ 出院日
活动体位	□病区内活动	□病区内活动	□去枕平卧位	□拔除鼻腔纱条后可抬高床头 □如出现脑脊液鼻漏要采取半坐卧位,防止脑脊液逆流而造成颅内感染	□病室内活动 □病区内活动
饮食	□普食 □次晨需空腹化验、检查,0:00 后禁食水	□做完各种化验检查后可进普食 □术前 1 日 20:00 后禁食,0:00 后禁饮水	□禁食水	□流食 □半流食 □普食	□普食

实 施 规 范

【住院第 1 日】

1. 入院常规护理。

2. 常规安全防护教育。

3. 常规健康指导。

【住院第 2 日 ~ 手术前 1 日】

1. 每 1~2 小时巡视病人,观察病人的生命体征、意识、瞳孔、肢体活动,如有异常及时通知医生。

2. 了解病人的心理状态,向病人讲解疾病的相关知识,介绍同种疾病手术成功的例子,增强病人治疗信心,减轻焦虑、恐惧心理。

3. 根据医嘱正确采集标本,进行相关检查。

4. 术前落实相关化验、检查报告的情况,如有异常立即通知医生。

5. 根据医嘱进行治疗、处置,注意观察用药反应。

6. 并发症的预防

(1)颅内感染:术前 3 日抗生素滴鼻,滴鼻时应去枕仰卧位,肩下垫枕或头伸出床沿下垂,用棉签清理鼻腔,用左手轻推鼻尖,充分暴露鼻腔,右手持滴鼻药药瓶距鼻孔约 2cm 处,轻滴药液 3~5 滴,轻捏鼻翼,药液均匀分布于鼻腔黏膜,保持原姿势约 5 分钟后坐起;观察口、鼻腔如有异常及时通知医生。

(2)垂体功能低下:术前 3 日遵医嘱静脉输注激素类药物。

7. 相关手术准备及指导

(1)指导病人练习张口呼吸。

(2)指导病人练习床上大小便。

(3)指导病人修剪指(趾)甲,剃胡须,女性病人勿化妆及涂染指(趾)甲。

(4)指导病人戒烟戒酒。

（5）根据医嘱正确备血（复查血型），行药物过敏试验、滴鼻液滴鼻。

（6）指导病人术前 12 小时禁食，8 小时禁饮水，防止术中呕吐导致窒息；术前晚进半流食，如米粥、面条等。

（7）指导病人保证良好的睡眠，必要时遵医嘱使用镇静催眠药。

【手术当日】

一、送手术前

1. 术晨为病人测量体温、脉搏、呼吸、血压；如有发热、血压过高、女性月经来潮等情况均应及时报告医生，以确定是否延期手术。

2. 协助病人取下义齿、项链、耳钉、手链、发夹等物品，并交给家属妥善保管。

3. 皮肤准备（剪鼻毛）后，更换清洁的病员服。

4. 遵医嘱术前用药，携带术中用物，平车护送病人入手术室。

二、术后回病房

1. 每 15~30 分钟巡视病人

（1）注意观察病人的生命体征、意识、瞳孔、视力、视野、肢体活动、尿量等，如异常及时通知医生。

（2）注意观察鼻部敷料有无渗血、鼻腔填塞碘纺纱条有无脱出。

（3）观察病人有无头痛、恶心、呕吐等颅内压增高症状。

（4）密切观察病人有无口干、口渴、多饮、多尿等尿崩症状，密切观察尿液颜色、性状，准确记录 24 小时尿量。如果每小时尿量大于 300ml，连续 3 小时，或 24 小时尿量超过 4000ml以上，尿比重小于 1.005，应通知医生，遵医嘱给予药物控制尿量，按时输液，禁止摄入含糖液体，防止渗透性利尿，加重尿崩症。

（5）观察病人有无精神不振、疲乏、四肢无力、厌食、恶心呕吐等电解质紊乱的表现，掌握病人血电解质化验结果，警惕出现电解质紊乱。

（6）注意观察病人如有嗜睡、意识不清、体温不升、血压下降等垂体功能低下的表现，应通知医生。

2. 术后给予去枕平卧位，待拔除鼻部敷料后，如无脑脊液漏，可遵医嘱抬高床头。

3. 预防压疮，结合个体情况，每 1~2 小时协助病人翻身，保护受压部位皮肤；如局部有压红应缩短翻身的间隔时间。

【术后第 1 日 ~ 第 3 日】

1. 按术后的观察要点每 1~2 小时巡视病人。

2. 加强呼吸道的管理，保持口腔清洁、湿润，避免因口腔感染而继发颅内感染。

（1）术后因鼻腔完全被纱条填塞，病人只能张口呼吸，导致口腔黏膜干燥，病人会感到口干不适。

（2）行口腔护理，每日 2 次。

（3）用湿纱覆盖口腔或用棉签蘸水湿润口腔，保持湿润。

（4）手术后完全清醒的病人协助漱口，尤其在进食后务必要漱口，以减少食物残渣的遗留，降低颅内感染的机会。

3. 掌握病人血电解质检查情况，如低钠或低钾的病人：指导进咸蛋、咸榨菜等含钠丰富的食物，香蕉、土豆等含钾丰富的食物；如高钠或高钾的病人：指导每日限制食盐的摄入，多饮白开水,进食鸡蛋、苹果等含钾低的食物。

4. 指导病人绝对卧床,拔除鼻腔填塞碘仿纱条后,观察有无脑脊液鼻漏,密切观察脑脊液的量、性状、颜色并及时通知医生。量少者采取半卧位头偏向患侧,使脑组织移向颅底封闭漏口;量多者采取平卧位。指导病人注意保暖,避免用力咳嗽、打喷嚏,防止因高压气流的冲击而加重漏口的损伤。严禁从鼻腔进行任何护理操作,禁止用棉球、纱条、卫生纸填塞鼻腔及做擤鼻涕、挖鼻孔等动作,保持口腔、鼻腔的清洁。

5. 指导病人进高热量、高维生素、粗纤维饮食,如玉米、高粱、芹菜、青椒等,防止便秘。

6. 指导床上活动,做好心理护理和生活护理。

【术后第 4 日 ~ 出院日】

1. 每 1~2 小时巡视病人,密切观察病人的生命体征与病情变化。

2. 指导病人注意休息,病室内活动,活动时以不疲劳为宜。对高龄、活动不便、体质虚弱等可能发生跌倒的病人及时做好跌倒或坠床风险评估(对于风险评估分值≥25 分病人,应在床尾挂上 "小心跌倒" 的标识),指导病人穿防滑鞋,离床活动时避开湿滑处,地面有水迹处设立防滑标牌,卧床时加用床档。

3. 出院指导

(1) 休息与活动。

(2) 饮食指导。

(3) 用药指导。

(4) 提高自护能力。

4. 出院流程指导。

(隋　杰)

第十节　听神经瘤的临床护理路径

临床护理路径表

时间	住院第 1 日	住院第 2 日 ~ 手术前 1 日	手术当日	术后第 1 日 ~ 第 3 日	术后第 4 日 ~ 出院日
护理处置	□环境介绍 □住院须知 □负责医生 □责任护士 □T、P、R、BP □体重 □入院护理评估 □跌倒或坠床预防 □压疮预防	□1~2h 巡视观察 　□意识 　□瞳孔 　□肢体活动 　□并发症 　□用药后反应 □完善相关检查 　□心电图 　□胸部 X 线 　□CT 　□磁共振 　□其他	送手术前 □T、P、R、BP □皮肤准备 □更换病员服 □术前用药 □检查术前准备情况 □携带病历、影像资料、术中用物等 □平车护送入手术室	□1~2h 巡视观察 　□T、P、R、BP 　□意识 　□瞳孔 　□肢体活动 　□切口敷料 　□引流管 　□并发症 　□用药后反应	□1~2h 巡视观察 　□T、P、R、BP 　□意识 　□瞳孔 　□肢体活动 　□切口敷料 　□并发症 　□用药后反应

续表

时间	住院第1日	住院第2日~手术前1日	手术当日	术后第1日~第3日	术后第4日~出院日
护理处置	□烫伤预防 □协助更换病员服,做好个人卫生 □1~2h巡视观察 　□意识 　□瞳孔 　□肢体活动 □戒烟、戒酒的宣教	□医嘱相关治疗、处置执行及指导 　□采集血尿标本 　□备血(复查血型) 　□药物过敏试验等 □了解相关检查结果,有异常与医生沟通 □相关手术准备及指导 　□注意休息,适度活动,避免着凉、增强营养 　□练习床上大、小便 　□练习深呼吸、有效咳嗽 □生活护理 □心理护理	术后回病房 □15~30min巡视观察 　□T、P、R、BP 　□瞳孔 　□意识 　□肢体活动 　□切口敷料 　□引流管 　□并发症 　□用药后反应 □医嘱相关治疗、处置执行及指导 　□心电监测 　□血氧饱和度监测 　□氧气吸入 　□静脉输液 　□留置导尿 　□其他 □呼吸道管理 　□雾化吸入 　□必要时吸痰 □疼痛护理 □皮肤护理 □生活护理 □心理护理	□医嘱相关治疗、处置执行及指导 　□静脉输液 　□氧气吸入 　□其他 □呼吸道护理 □疼痛护理 □皮肤护理 □生活护理 □心理护理 □健康教育	□医嘱相关治疗、处置执行及指导 　□静脉输液 　□氧气吸入 　□其他 □呼吸道护理 □跌倒或坠床预防 □压疮预防 □烫伤预防 □生活护理 □心理护理 □健康教育 □出院指导 □出院流程指导
活动体位	□病区内活动	□病区内活动	□去枕平卧6h后头高位 □床上活动,头部健侧卧位	□床上活动,头部健侧卧位 □病室内活动	□病室内活动 □病区内活动
饮食	□普食 □次日需空腹化验、检查,应0:00以后禁食水	□做完各种化验检查后可进普食 □术前1日20:00后禁食,0:00后禁饮水	□禁食水	□鼻饲 □流食(避免呛咳和误吸)	□半流食 □普食

实 施 规 范

【住院第1日】

1. 入院常规护理。

2. 常规安全防护教育。

3. 健康指导

（1）常规健康指导。

（2）指导病人合理饮食，进高热量、高蛋白、低脂、低胆固醇、易消化及富含维生素的食物，如蛋类、奶类、肉类、新鲜的蔬菜和水果等，以增强对手术的耐受力。

【住院第 2 日～手术前 1 日】

1. 每 1~2 小时巡视病人，观察病人的生命体征、意识、瞳孔及肢体活动情况，如有异常及时通知医生，及时予以处置。

2. 术前落实相关化验、检查报告的情况，如有异常检查结果及时与医生沟通。

3. 根据医嘱进行治疗、处置，注意观察用药后反应。

4. 相关手术准备及指导

（1）指导病人练习床上大小便。

（2）指导病人练习有效深呼吸、咳嗽、咳痰等。

（3）指导病人修剪指（趾）甲、剃胡须，女性病人勿化妆及涂染指（趾）甲。

（4）指导病人戒烟、戒酒。

（5）根据医嘱正确备血（复查血型），行药物过敏试验。

（6）指导病人术前 12 小时禁食，8 小时禁饮水，防止术中呕吐导致窒息；术前晚进半流食，如米粥、面条等。

5. 了解病人的心理状态，向病人讲解疾病的相关知识、介绍同种疾病手术成功的例子，增强病人手术信心，减轻焦虑、恐惧的心理。

6. 指导病人注意休息，适度活动，避免着凉，保证良好的睡眠，必要时遵医嘱使用镇静催眠药。

【手术当日】

一、送手术前

1. 术晨为病人测量体温、脉搏、呼吸、血压；如有发热、血压过高、女性月经来潮等情况均应及时报告医生，以确定是否延期手术。

2. 协助病人取下义齿、项链、耳钉、手链、发夹等物品，并交由家属妥善保管。

3. 术区皮肤准备（剃除全部头发及颈部毛发、保留眉毛）后，带好无菌帽，协助病人更换清洁病员服。

4. 遵医嘱术前用药，携带术中用物，平车护送病人入手术室。

二、术后回病房

1. 每 15~30 分钟巡视病人

（1）严密观察病人生命体征、瞳孔、意识、肢体活动等变化。若病人出现不能耐受的头痛，及时通知医生，遵医嘱给予止痛药物。若体温 <35℃应给予保暖；体温 >38℃应及时通知医生，遵医嘱降温。

（2）遵医嘱心电监测、血氧饱和度监测、氧气吸入、静脉输液等。观察输液部位有无肿胀、渗出。

（3）留置导尿的护理。

2. 术后 6 小时内给予去枕平卧位，头偏向健侧。6 小时后可床头抬高，麻醉清醒的病人可以床上协助活动，保证病人的舒适度。

3. 术后 24 小时禁食水,可行口腔护理,每日 2 次。清醒病人可口唇覆盖湿纱布,保持口腔湿润。

4. 引流管的护理。

5. 气管插管病人的护理

6. 麻醉清醒可以语言沟通的病人,向其讲解疾病术后的相关知识,介绍同种疾病术后成功的例子,增强病人恢复健康的信心,利于早日康复,气管插管或语言障碍的病人,可进行肢体语言和书面卡片的沟通,疏导病人紧张、恐惧的情绪。

7. 结合病人的个体情况,每 1~2 小时协助病人翻身,保护受压部位皮肤;如局部皮肤有压红,可缩短翻身的间隔时间,受压部位应予软枕垫高减压,防止压疮发生。

【术后第 1 日 ~ 第 3 日】

1. 每 1~2 小时巡视病人,注意观察病人的生命体征、意识、瞳孔及肢体活动等变化。

2. 术后 72 小时内病人取健侧卧位,切勿过度搬动头部或突然翻向患侧,避免因脑干移位而导致呼吸骤停。

3. 术后 24 小时如无恶心、呕吐等麻醉后反应,可遵医嘱进食,可由流食逐步过渡到普食。若有吞咽功能障碍的病人,可予鼻饲管供给营养,待吞咽功能恢复后逐渐练习经口进食。鼻饲病人行口腔护理,每日 2 次。

4. 妥善放置引流袋。术后 48 小时内,不可随意放低引流袋。将引流袋置于头旁枕上或枕边,高度与头部创腔保持一致,以保证创腔内有一定的液体压力。若引流袋放低,会导致创腔内液体引出过多,创腔内压力下降,脑组织迅速移位,撕破大脑上静脉,从而引发颅内血肿。

5. 妥善固定引流管,观察引流液的颜色、性状、量等情况并记录;观察切口敷料有无渗血、渗液及脱落,如有异常及时通知医生。根据每日引流液的量由医生调节引流袋的高度。

6. 鼓励病人进行深呼吸和有效的咳嗽,痰液黏稠时可行雾化吸入,保持呼吸道通畅,防止肺内感染,减少术后并发症。

7. 面瘫的病人护理。

8. 因手术导致面部三叉神经内的病毒被激发,从而引起局部组织的病毒感染,引起带状疱疹。保持局部清洁干爽,涂擦药膏。

9. 拔除留置导尿管后,指导病人多饮水,听流水声,温毛巾敷下腹,诱导自行排尿。观察有无尿频、尿急、尿痛等尿路刺激症状,如有异常及时通知医生。

10. 指导病人床上活动(做好跌倒或坠床风险评估),活动时以不疲劳为宜。

【术后第 4 日 ~ 出院日】

1. 每 1~2 小时巡视病人,注意观察病人的生命体征、意识、瞳孔及肢体活动等变化。

2. 医生拔除引流管后,注意观察病人的生命体征、意识、瞳孔等变化,切口敷料有无渗血、渗液及皮下积液等,如有异常及时通知医生。

3. 鼓励病人进行深呼吸和有效咳嗽,痰液黏稠时可行雾化吸入,以清除呼吸道分泌物,防止肺内感染,减少术后并发症。

4. 面瘫病人的护理。

5. 因手术导致面部三叉神经内的病毒被激发,从而引起局部组织的病毒感染,引起带状疱疹。保持局部清洁干爽,涂擦药膏。

6. 积极预防便秘的发生。

7. 根据医嘱进行治疗、处置,观察用药后反应。

8. 做好生活护理及心理护理,协助病人打饭及如厕等。

9. 指导病人注意休息,病室内活动,活动时以不疲劳为宜。

10. 出院指导

(1)休息与活动。

(2)饮食指导。

(3)用药指导。

(4)提高自护能力。

11. 出院流程指导。

(张 宁)

第十一节 椎管内神经纤维瘤的临床护理路径

临床护理路径表

时间	住院第1日	住院第2日~手术前1日	手术当日	术后第1日~第3日	术后第4日~出院日
护理处置	□环境介绍 □住院须知 □负责医生 □责任护士 □T、P、R、BP □体重 □入院护理评估 □跌倒或坠床预防 □压疮预防 □烫伤预防 □协助更换病员服,做好个人卫生	□1~2h巡视观察 　□T、P、R、BP 　□意识 　□瞳孔 　□肢体活动、感觉 　□并发症 　□用药后反应 □完善相关检查 　□心电图 　□胸部X线 　□磁共振 　□其他 □医嘱相关治疗、处置执行及指导 　□采集血尿标本 　□备血(复查血型) 　□药物过敏试验等 □了解相关检查结果,如有异常及时与医生沟通	送手术前 □T、P、R、BP □皮肤准备 □更换病员服 □术前用药 □检查术前准备情况 □携带影像学资料、术中用物等 平车护送入手术室术后回病房 □15~30min巡视观察 　□T、P、R、BP 　□瞳孔 　□意识 　□肢体活动、感觉 　□切口敷料 　□引流管 　□并发症 　□用药后反应	□1~2h巡视观察 　□T、P、R、BP 　□意识 　□瞳孔 　□肢体活动、感觉 　□切口敷料 　□引流管 　□并发症 　□用药后反应 □医嘱相关治疗、处置执行及指导 　□静脉输液 　□氧气吸入 　□其他	□1~2h巡视观察 　□T、P、R、BP 　□意识 　□瞳孔 　□肢体活动、感觉 　□切口敷料 　□并发症 　□用药后反应 □医嘱相关治疗、处置执行及指导 　□静脉输液 　□氧气吸入 　□其他

续表

时间	住院第1日	住院第2日~手术前1日	手术当日	术后第1日~第3日	术后第4日~出院日
护理处置	□1~2h巡视观察 □意识 □瞳孔 □肢体活动、感觉 □戒烟、戒酒的宣教	□相关手术准备及指导 □注意休息,适度活动,避免着凉、增强营养 □练习床上大、小便 □生活护理 □心理护理	□医嘱相关治疗、处置执行及指导 □心电监测 □血氧饱和度监测 □氧气吸入 □静脉输液 □留置导尿 □其他 □疼痛护理 □皮肤护理 □生活护理 □心理护理	□肢体功能锻炼 □脑脊液漏护理 □疼痛护理 □皮肤护理 □生活护理 □心理护理 □健康教育	□肢体功能锻炼 □皮肤护理 □跌倒或坠床预防 □烫伤预防 □生活护理 □心理护理 □健康教育 □出院指导 □出院流程指导
活动体位	□床上活动 □病室内活动	□床上活动 □病室内活动	□术后去枕平卧,颈椎部位手术应颈部制动 □6h后协助床上轴式翻身	□床上轴式翻身,颈椎部位手术应注意颈部制动 □若出现脑脊液漏应绝对卧床,避免脑脊液逆流,引起颅内感染	□床上活动,轴式翻身 □病室内活动,做好颈部制动
饮食	□普食 □次日需空腹化验、检查,应0:00以后禁食水	□做完各种化验检查后可进普食 □术前1日20:00后禁食,0:00后禁饮水	□禁食水	□流食 □半流食 □普食	□普食

实 施 规 范

【住院第1日】

1. 入院常规护理。

2. 常规安全防护教育。

3. 健康指导

（1）常规健康指导。

（2）指导病人合理饮食,进高热量、高蛋白、低脂、低胆固醇、易消化及富含维生素的食物,如蛋类、奶类、肉类、新鲜的蔬菜和水果等,以增强对手术的耐受力。

【住院第2日~手术前1日】

1. 每1~2小时巡视病人,观察病人的生命体征、意识、瞳孔及肢体活动、感觉等情况,如有异常及时通知医生,及时予以处置。

2. 了解病人的心理状态,向病人讲解有关疾病的相关知识、介绍同种疾病手术成功的例子,增强病人手术信心,减轻紧张、焦虑、恐惧的心理。

3. 术前落实相关化验、检查报告的情况,如有异常检查结果及时与医生沟通。

4. 根据医嘱进行治疗、处置,注意观察用药后反应。

5. 相关手术准备及指导

(1) 指导病人练习床上大小便。

(2) 指导病人修剪指(趾)甲、剃胡须,女性病人勿化妆及涂染指(趾)甲。

(3) 指导戒烟、戒酒。

(4) 根据医嘱正确备血(复查血型),行药物过敏试验。

(5) 指导病人术前 12 小时禁食,8 小时禁饮水,防止术中呕吐导致窒息;术前晚进半流食,如米粥、面条等。

(6) 指导病人注意休息,适度活动,避免着凉,保证良好的睡眠,必要时遵医嘱使用镇静催眠药。

【手术当日】

一、送手术前

1. 术晨为病人测量体温、脉搏、呼吸、血压;如发热、血压过高、女性病人有月经来潮等情况均应及时报告医生,以确定是否延期手术。

2. 协助病人取下义齿,项链、耳钉、手链、发夹等物品,并交由家属妥善保管。

3. 术区皮肤准备(以肿瘤水平脊髓节段为中心上下各 20cm,两侧过腋中线)后,协助病人更换清洁病员服。

4. 遵医嘱术前用药,携带术中用物,平车护送病人入手术室。

二、术后回病房

1. 每 15~30 分钟巡视病人

(1) 严密观察病人生命体征、瞳孔、意识、肢体活动、感觉等变化。若体温 <35℃应给予保暖;体温 >38℃应及时通知医生,遵医嘱降温。

(2) 遵医嘱心电监测、血氧饱和度监测、氧气吸入、静脉输液等。观察输液部位有无肿胀、渗出。

(3) 留置导尿的护理:观察尿液的颜色、性状、量,会阴护理每日 2 次,每 3~4 小时夹闭尿管 1 次,以锻炼膀胱功能。

(4) 病人出现肢体麻木、肌力减弱或活动障碍、截瘫平面上升等情况时,应立即通知医生,及时处理。

2. 术后给予去枕平卧位,颈椎部手术应颈部制动。6 小时后可协助床上轴式翻身,翻身时注意保持头、颈、躯干一致,避免因脊柱扭曲引起神经损伤。

3. 术后 24 小时禁食水,可行口腔护理,每日 2 次。清醒病人可口唇覆盖湿纱布,保持口腔湿润。

4. 引流管的护理。

5. 麻醉清醒可以语言沟通的病人,向其讲解疾病术后的相关知识,树立战胜疾病的信心,气管插管或语言障碍的病人,可进行肢体语言和书面卡片的沟通,疏导病人紧张、恐惧的情绪。

6. 鼓励病人进行有效的咳嗽,保持呼吸道通畅。痰液不易咳出时,遵医嘱行雾化吸入,2~3 次 / 日,清除呼吸道分泌物,防止肺内感染。

7. 遵医嘱进行治疗、处置,观察用药后反应

(1) 若病人有不能耐受的疼痛,及时通知医生,给予止痛药物。

(2) 使用激素治疗时,严格遵医嘱要求输液,密切观察病人生命体征的变化,及有无并发症的发生,如消化道出血、心律失常等。

8. 结合病人的个体情况,每 1~2 小时协助病人翻身,保护受压部位皮肤;如局部皮肤有压红,可缩短翻身的间隔时间,受压部位应予软枕垫高减压,防止压疮发生。

【术后第 1 日 ~ 第 3 日】

1. 每 1~2 小时巡视病人

(1) 注意观察病人的生命体征、意识、瞳孔及肢体活动、感觉等变化情况。

(2) 对于高颈段肿瘤手术的病人,尤其要注意观察呼吸情况,有无呼吸费力、节律不齐等表现。

2. 术后 24 小时如无恶心、呕吐等麻醉后反应,可指导遵医嘱进食,可由流食逐步过渡到普食。

3. 妥善固定引流管。观察引流液的颜色、性状、量等情况并记录;观察切口敷料有无渗血、渗液及脱落,如有异常及时通知医生。

4. 保持呼吸道通畅。痰液不易咳出时,遵医嘱行雾化吸入,每日 2~3 次,清除呼吸道分泌物,防止肺内感染。

5. 肢体感觉障碍的护理。

6. 脑脊液漏的护理。

7. 下肢静脉血栓的预防。

8. 肢体功能锻炼指导。

9. 根据病人的个体情况,协助病人定时床上轴式翻身,按摩受压皮肤,预防压疮,保证病人的舒适。

10. 指导病人进高维生素、富含纤维素的食物,如芹菜、韭菜、香蕉、橙子、粗粮等。养成每日定时排便的习惯,经常做收腹运动。指导病人按摩腹部的方法:顺着肠道蠕动的方向自右下腹—右上腹—上腹—左上腹—左下腹的顺序,由轻到重,再由重到轻的方法按摩腹部。若病人 3 日未排便,应及时通知医生,遵医嘱予开塞露或甘油灌肠,必要时服用缓泻剂。

11. 做好病人的生活护理,协助病人洗漱、进餐等。

12. 根据医嘱进行治疗、处置,观察用药后反应。

【术后第 4 日 ~ 出院日】

1. 每 1~2 小时巡视病人

(1) 注意观察病人的生命体征、意识、瞳孔及肢体活动、感觉等变化情况。

(2) 对于高颈段肿瘤手术的病人,尤其要注意观察呼吸情况,有无呼吸费力、节律不齐等表现。

2. 拔除引流管后,注意观察病人的生命体征、意识、瞳孔等变化,切口敷料有无渗血、渗液及皮下积液等,如有异常及时通知医生。

3. 鼓励病人进行有效的咳嗽,保持呼吸道通畅。痰液不易咳出时,遵医嘱行雾化吸入,

每日 2~3 次,清除呼吸道分泌物,防止肺内感染。

4. 下肢静脉血栓的预防。

5. 肢体功能锻炼指导。

6. 肢体感觉障碍的护理。

7. 脑脊液漏的护理。

8. 预防尿路感染。

9. 预防压疮的发生。

10. 若病情允许,可指导病人需戴颈托离床病室内活动,并有家属专人陪同,防止跌倒(做好跌倒或坠床风险评估)。

11. 根据医嘱进行治疗、处置,观察用药后反应。

12. 出院指导

(1)休息与活动。

(2)饮食指导。

(3)用药指导。

(4)提高自护能力。

13. 出院流程指导。

（张　宁）

第三章

普通外科常见疾病临床护理路径

第一节　甲状腺肿瘤的临床护理路径

临床护理路径表

时间	住院第1日	住院第2日~手术前1日	手术当日	术后第1日~出院前1日	出院日
护理处置	□环境介绍 □住院须知 □负责医生 □责任护士 □T、P、R、BP □体重 □入院护理评估 □跌倒或坠床预防 □压疮预防 □烫伤预防 □协助更换病员服，做好个人卫生 □2~3h巡视观察 □医嘱相关治疗、处置执行及指导 □指导病人掌握深呼吸、有效咳嗽的方法	□2~3h巡视观察 □完善相关检查 　□胸部X线 　□颈部X线 　□心电图 　□甲状腺超声 □医嘱相关治疗、处置执行及指导 　□术前晚灌肠 　□必要时用镇静、催眠药 □了解术前相关检查结果，如有异常及时与医生沟通 □相关手术准备及指导 　□进行颈过伸体位训练 　□进行深呼吸、有效咳嗽	送手术前 □T、P、R、BP □皮肤准备 □更换病员服 □术前用药 □检查术前准备情况 □携带影像资料等 □平车护送入手术室术后回病房 □30min~1h巡视观察 　□T、P、R、BP 　□切口敷料 　□引流管 　□并发症 　□用药后反应等 □医嘱相关治疗、处置执行及指导 　□氧气吸入 　□心电、血氧饱和度监测 　□切口砂袋压迫6h 　□床头备气管切开包 　□静脉输液 　□留置导尿	□1~2h巡视观察 　□T、P、R、BP 　□切口敷料 　□引流管 　□并发症 □医嘱相关治疗、处置执行及指导 　□口服药物	□2~3h巡视观察 　□切口敷料 □医嘱相关治疗、处置执行及指导 　□口服药物

续表

时间	住院第1日	住院第2日~ 手术前1日	手术当日	术后第1日~ 出院前1日	出院日
护理处置	□指导颈过伸体位的训练方法 □指导基础代谢率测定的注意事项 □生活护理 □心理护理	□皮肤护理 □生活护理 □心理护理	□术后相关知识的宣教 　□进行深呼吸、有效咳嗽 　□烫伤预防 □无留置导尿者协助排尿 □疼痛护理 □皮肤护理 □生活护理 □心理护理	□指导病人进行有效咳嗽 □疼痛护理 □皮肤护理 □生活护理 □心理护理	□生活护理 □出院指导 □出院流程指导
活动体位	□病区内活动	□测基础代谢率后离床病区内活动	□术后去枕平卧6h □6h后半卧位,可以床上翻身、活动双下肢(注意防止砂袋脱落) □无留置导尿者,6h后护士可协助床上或离床排尿	□病室内活动	□病区内活动
饮食	□普食 □次日需空腹化验检查,0:00以后禁食水	□各种化验检查后可进普食 □术前1日20:00后禁食,0:00后禁饮水	□禁食水	□遵医嘱少量试验饮水,如无呛咳可进水或软食	□软食 □普食

实 施 规 范

【住院第1日】

1. 入院常规护理

(1) 向病人介绍病房环境(医生办公室、护士站、卫生间、换药室、配餐室的位置)、护理用具的使用方法(床单位、呼叫器等)、物品的放置、作息时间、办理餐卡等;介绍科主任、护士长、负责医生及责任护士。

(2) 测量生命体征、体重,并通知医生接诊。

(3) 了解病人既往史;有无家族史、过敏史、吸烟史等。

(4) 协助更换病员服,修剪(勿染)指(趾)甲,剃胡须,女性病人勿化妆等。

2. 常规安全防护教育

(1) 对高龄、小儿、活动不便、使用镇静剂等可能发生跌倒或坠床的病人,向家属交代清楚;及时填写预防跌倒或坠床告知书、跌倒或坠床风险评估表(对于风险评估分值≥25分的病人,应在床尾挂上"小心跌倒"的标识),指导病人穿防滑鞋,离床活动时避开湿滑处,地面有水迹处设立防滑警示牌,卧床时加用床档;加强生活护理,协助病人打饭及如厕等,并做好交接班。

（2）对于有发生压疮危险的病人，采取有效的预防措施；如有入院前压疮，应详细记录压疮的部位、面积、程度，向家属交代清楚；及时填写预防压疮告知书、压疮危险因素评估表，并做好交接班。

（3）对于意识障碍、高龄、幼儿、智力障碍、步态不稳、活动受限、贫血、感觉异常、听力下降等病人，及时做好烫伤预防的风险评估和相关措施，指导病人或家属不要使用电热毯、电炉、蜡烛、暖宝、酒精灯等电热用品；不要自行随意使用热水袋；远离暖瓶、沸水炉，协助倒水、打水。

3. 常规健康指导

（1）指导病人次日晨禁食水，采集血、尿、便等标本；告知各种检查的时间、地点及相关注意事项等。

（2）对有吸烟嗜好者，应指导戒烟，避免呼吸道黏膜受尼古丁刺激而使呼吸道分泌物过多，术后易发生痰液阻塞气道，从而增加肺部感染的机会。

（3）指导病人进行深呼吸、有效咳嗽的方法。

4. 指导病人次日晨测基础代谢率的注意事项。

5. 指导颈过伸体位的训练方法。

6. 指导病人可进高热量、高蛋白及富含维生素的食物。

7. 每 2~3 小时巡视病人，观察病人的病情变化，了解病人的心理、饮食及健康教育落实情况。

8. 做好心理护理，协助生活护理。

【住院第 2 日～手术前 1 日】

1. 术晨测基础代谢率，了解有无继发性甲状腺功能亢进，对基础代谢率高的病人，及时与医生沟通。

2. 每 2~3 小时巡视病人，观察病人的病情变化，了解病人的心理、饮食及健康教育落实情况。

3. 住院第 2 日晨采集血、尿、便等标本。

4. 陪检人员陪送病人做颈部 X 线、胸部 X 线、心电图等检查。

5. 了解术前相关检查结果，如有异常及时与医生沟通。

6. 相关手术准备及指导

（1）相关手术常规准备及指导：①指导病人修剪指（趾）甲、剃胡须、女性病人勿化妆等。②了解女性病人有无月经来潮，告知病人月经期手术易导致创面出血，如有月经来潮应及时与医生沟通。③练习深呼吸和有效咳嗽。④练习床上排尿。⑤药物敏感试验，备好术前用药。⑥术前晚清淡饮食，如米粥、面条、馄饨等，术前 12 小时禁食、8 小时禁饮水，防止术中呕吐导致窒息。⑦术前晚灌肠，促使残留粪便的排出，以防麻醉后肛门括约肌松弛，粪便排出，增加污染的机会。⑧为保证良好的睡眠，必要时遵医嘱使用镇静催眠药物。

（2）进行颈过伸体位的练习。

7. 做好心理护理及协助生活护理。

【手术当日】

一、送手术前

1. 术晨测量体温、脉搏、呼吸及血压；如有发热、血压过高、女性月经来潮等情况均应及时报告医生,以确定是否延期手术。

2. 协助病人洗漱,勿化妆、涂染指甲等,将长发病人头发扎起,取下义齿、手表、首饰、眼镜等物品,并交给家属妥善保管。

3. 皮肤准备(上自下唇水平线,下至乳头水平线,两侧至斜方肌前缘;如备颈廓清手术,廓清侧上至耳廓上缘水平,侧面至耳后3横指)后,更换清洁的病员服。

4. 遵医嘱术前用药。

5. 嘱病人排尿后,携带病历、相关影像资料等,平车护送病人入手术室。

二、术后回病房

1. 每30分钟~1小时巡视病人

(1)注意病人的意识及生命体征的变化,如有异常及时通知医生。体温<35℃应给予保暖(告知家属不可自行用热水袋等取暖,以防烫伤);体温>38℃应通知医生,采取降温措施。持续氧气吸入,密切观察病人的呼吸频率及深度,观察是否有胸闷及呼吸困难,如出现呼吸浅慢或不规则、血氧饱和度低于90%,应立即通知医生给予面罩吸氧,指导病人做深呼吸以提高血氧含量。

(2)观察切口敷料有无渗血、渗液及脱落,如有渗出或污染时,及时通知医生予以更换。

(3)注意引流液的颜色、性状和量,保持引流管固定可靠、通畅,勿打折、受压、扭曲及脱落。

2. 告知病人术后6小时内去枕平卧位,头偏向一侧,6小时后生命体征平稳取半卧位,利于呼吸和引流。

3. 局部砂袋压迫4~6小时,以防创面出血,遵医嘱床头备气管切开包。

4. 并发症的观察与护理。

5. 术后相关知识宣教

(1)术后当日禁食水。

(2)进行深呼吸及有效咳嗽。

(3)指导病人床上主动或被动活动双下肢。

6. 结合病人个体情况,每1~2小时协助病人翻身;保护受压部位皮肤;如局部有压红,应缩短翻身的间隔时间,防止压疮的发生。

7. 做好心理护理及协助生活护理。

【术后第1日～出院前1日】

1. 每1~2小时巡视病人

(1)根据病人的病情测量生命体征,观察病情变化。

(2)观察切口敷料有无渗血、渗液及脱落,如有渗出或污染时,及时通知医生更换。

(3)注意引流液的颜色、性状和量,保持引流管固定可靠,病人卧位时固定于床旁,起床时固定于上衣下角。定时挤压引流管,保持引流的通畅,勿打折、受压、扭曲及脱落。

(4)注意观察有无胸闷、呼吸困难、失音、切口敷料渗血、口角及四肢麻木或痉挛、答话声音嘶哑、饮水呛咳、声调变低等术后并发症的表现。

2. 指导病人先少量饮水,如不呛咳,宜进食高热量、高维生素、高蛋白及易咀嚼、吞咽的营养丰富的软食,如肉糜、蛋糕、面条、各种汤类等。

3. 并发症的观察与护理。

4. 指导病人进行深呼吸及有效咳嗽。

5. 指导病人病室内活动(做好跌倒或坠床的风险评估),活动时以不引起疲劳为宜。

6. 做好心理护理及协助生活护理。

【出院日】

1. 每 2~3 小时巡视病人

(1) 注意病人生命体征的变化(特别是呼吸)。

(2) 观察有无胸闷、呼吸困难。

(3) 观察切口敷料有无渗血、渗液及脱落。

2. 出院指导

(1) 休息与活动。

(2) 饮食指导。

(3) 用药指导。

(4) 提高自护能力。

3. 出院流程指导。

(王春敏)

第二节　乳腺癌的临床护理路径

临床护理路径表

时间	住院第 1 日	住院第 2 日~手术前 1 日	手术当日	术后第 1 日~出院前 1 日	出院日
护理处置	□环境介绍 □住院须知 □负责医生 □责任护士 □T、P、R、BP □体重 □入院护理评估 □跌倒或坠床预防 □压疮预防 □烫伤预防 □协助更换病员服,做好个人卫生 □2~3h 巡视观察	□2~3h 巡视观察 □完善相关检查 　□胸部 X 线 　□心电图 　□胸部超声 　□乳腺钼靶片 　□乳腺磁共振 □了解术前相关检查结果,如有异常及时与医生沟通 □相关手术准备及指导 　□进行深呼吸、有效咳嗽的练习 □练习床上排尿 □皮肤护理 □生活护理	送手术前 □T、P、R、BP □皮肤准备 □更换病员服 □术前用药 □检查术前准备情况 □携带影像资料等 □平车护送入手术室 术中 □麻醉 □静脉输液 术后回病房 □1~2h 巡视观察 □T、P、R、BP □切口敷料 □引流管 □患肢血运	□1~2h 巡视观察 □T、P、R、BP □切口敷料 □引流管 □医嘱相关治疗、处置执行及指导 □静脉输液	□2~3h 巡视观察 □切口敷料 □医嘱相关治疗、处置执行及指导 □指导病人自我检查乳腺的方法

续表

时间	住院第 1 日	住院第 2 日~ 手术前 1 日	手术当日	术后第 1 日~ 出院前 1 日	出院日
护理处置	□医嘱相关治疗、处置执行及指导	□心理护理 □医嘱相关治疗、处置执行及指导 □术前晚灌肠 □镇静催眠药	□医嘱相关治疗、处置执行及指导 　□氧气吸入 　□必要时心电、血氧饱和度监测 　□静脉输液 　□患肢抬高制动 　□切口压砂袋 6h 　□留置导尿 □无留置导尿者协助排尿 □疼痛护理 □皮肤护理 □生活护理 □心理护理	□疼痛护理 □皮肤护理 □生活护理 □心理护理 □术后患肢康复锻炼指导	□出院指导 □出院流程指导
活动体位	□病区内活动	□病区内活动	□术后去枕平卧 6h □6h 后可床上活动或协助离床排尿	□病室内活动	□病区内活动
饮食	□普食 □次日需空腹化验检查，0:00 以后禁食水	□化验检查后普食 □术前 1 日 20:00 后禁食,0:00 后禁饮水	□术晨禁食水 □术后 6h 普食	□普食	□普食

实 施 规 范

【住院第 1 日】

1. 入院常规护理。

2. 常规安全防护教育和健康指导。

3. 指导病人可进高热量、高蛋白及富含维生素的食物。

4. 每 2~3 小时巡视病人,观察病人病情变化,了解病人的心理、饮食及健康教育落实情况。

5. 做好心理护理及协助生活护理。

【住院第 2 日~手术前 1 日】

1. 每 2~3 小时巡视病人,观察病情变化,了解病人的心理、饮食及健康教育落实情况,向病人讲解疾病的相关知识,介绍同种疾病手术成功的病例,增强手术信心,减轻焦虑、恐惧心理。

2. 术晨采集血、尿、便等标本,完成相关的辅助检查。

3. 了解术前相关化验、检查结果,如有异常及时与医生沟通。

4. 协助生活护理。

5. 相关手术常规准备及指导。

【手术当日】

一、送手术前

1. 术晨测量体温、脉搏、呼吸、血压;如有发热、血压过高、女性月经来潮等情况均应及时报告医生,以确定是否延期手术。

2. 协助病人洗漱,勿化妆、涂染指甲等,将长发病人头发扎起,取下义齿、手表、首饰、眼镜等物品,并交给家属妥善保管。

3. 皮肤准备(上自甲状软骨水平线,下至脐水平线,患侧过后正中线,对侧过腋前线,包括患侧上臂和腋下)后,更换清洁的病员服。

4. 术前用药。

5. 嘱病人排尿后,携带病历、相关影像资料等,平车护送病人入手术室。

二、术后回病房

1. 每 1~2 小时巡视病人

(1) 根据病人的病情测量生命体征。

(2) 观察切口敷料有无渗血、渗液及脱落,如有渗出或污染时,及时通知医生予以更换。

(3) 注意引流液的颜色、性状和量,保持引流管固定可靠、通畅,勿打折、受压、扭曲及脱落。

(4) 观察胸带及绷带的松紧度是否合适等。

2. 告知病人术后 6 小时内应去枕平卧位,头偏向一侧,6 小时后取半卧位,可床上翻身、主动或被动活动双下肢,无留置导尿者应协助病人离床排尿,注意防止跌倒或坠床的发生。

3. 遵医嘱切口压砂袋 4~6 小时,以防创面出血。

4. 氧气吸入 6 小时。

5. 告知病人为保证患肢的血运、减轻肿胀,应将患肢制动,将病人的手放在腹部,臂下垫软枕,高度为肘部与前胸平齐。

6. 并发症的观察与护理。

7. 术后 6 小时内禁食水后,如病人无恶心、呕吐等麻醉后反应,可遵医嘱进普食,告知宜进高热量、高蛋白、高维生素、易消化的营养丰富的食物,如鱼、肉、蛋、牛奶、鸡汤、骨头汤、大枣及桂圆等,以提高机体的抵抗力,利于切口的愈合。

8. 结合病人个体情况,每 1~2 小时协助病人翻身,保护受压部位皮肤;如局部有压红,应缩短翻身的间隔时间,以防止压疮的发生。

9. 做好心理护理及协助生活护理。

【术后第 1 日 ~ 出院前 1 日】

1. 每 1~2 小时巡视病人

(1) 根据病人的病情测量生命体征。

(2) 观察切口敷料有无渗血、渗液及脱落,如有渗出及污染时,及时通知医生予以更换。

(3) 注意引流液的颜色、性状和量,保持引流管固定可靠、通畅,勿打折、受压、扭曲及脱落。

(4) 观察患侧上肢远端血液循环情况及有无肿胀等。

2. 指导病人保护患肢,避免在患侧进行有创操作,平卧时用软枕抬高患肢,下床活动时用吊带托扶,他人扶持时只能扶健侧肢体。

3. 指导病人行术后康复锻炼。

4. 指导病人病室内活动,起床时禁止用患侧手支撑身体,预防皮瓣移动而影响愈合。并做好跌倒或坠床的风险评估。

5. 指导病人进高热量、高维生素、高蛋白、易消化、营养丰富的食物。

6. 做好心理护理及协助生活护理。

【出院日】

1. 每 2~3 小时巡视病人

（1）根据病人的病情测量生命体征。

（2）观察切口敷料有无渗血、渗液及脱落,如有渗出或污染时,及时通知医生予以更换。

（3）注意引流液的颜色、性状和量,保持引流管固定可靠、通畅,勿打折、受压、扭曲及脱落。

（4）观察患侧上肢远端血液循环情况及有无肿胀等。

2. 出院指导

（1）休息与活动。

（2）饮食指导。

（3）用药指导。

（4）提高自护能力。

3. 出院流程指导。

（王春敏 宋春利）

第三节 腹股沟疝的临床护理路径

临床护理路径表

时间	住院第 1 日	住院第 2 日~手术前 1 日	手术当日	术后第 1 日~第 3 日	出院日
护理处置	□环境介绍 □住院须知 □负责医生 □责任护士 □T、P、R、BP □体重 □入院护理评估 □跌倒或坠床预防 □压疮预防 □烫伤预防	□2~3h 巡视观察 　□排便 　□咳嗽 　□其他 □完善相关检查 　□心电图 　□腹部超声 　□胸部 X 线 　□CT 　□其他	送手术前 □T、P、R、BP □皮肤准备 □更换病员服 □术前用药 □检查术前准备情况 □携带病历、影像资料、术中用物等 □平车护送入手术室	□2~3h 巡视观察 　□T、P、R、BP 　□切口敷料 　□并发症 　□其他 □医嘱相关治疗、处置执行及指导 　□静脉输液 　□会阴护理 　□其他	□2~3h 巡视观察 　□切口敷料 □医嘱相关治疗、处置执行及指导

续表

时间	住院第1日	住院第2日~ 手术前1日	手术当日	术后第1日~ 第3日	出院日
护理处置	□协助更换病员服,做好个人卫生 □2~3h巡视观察 □戒烟、戒酒的宣教 □指导病人避免增高腹内压的相关知识	□了解术前相关检查结果,如有异常及时与医生沟通 □医嘱相关治疗、处置执行及指导 　□口服药物 　□静脉输液 　□术前晚灌肠 　□必要时用镇静催眠药 　□其他 □相关手术准备及指导 　□掌握深呼吸、有效咳嗽的方法 　□其他 □生活护理 □心理护理	术后回病房 □30min~1h巡视观察 　□T、P、R、BP 　□切口敷料 　□并发症 　□用药后反应 □医嘱相关治疗、处置执行及指导 　□静脉输液 　□氧气吸入 　□心电监测 　□血氧饱和度监测 　□留置导尿 　□其他 □疼痛护理 □皮肤护理 □生活护理 □心理护理 □健康教育	□疼痛护理 □皮肤护理 □生活护理 □心理护理 □健康教育	□出院指导 □出院流程指导
活动体位	□卧床休息 □病区内活动	□卧床休息 □病区内活动	□术后6h予平卧位或遵医嘱体位 □床上活动	□卧床时可取平卧位 □离床活动	□病区内活动
饮食	□普食 □次日空腹化验检查,应0:00后禁食水	□普食 □术前1日20:00后禁食,0:00后禁饮水	□禁食水 □6h后无恶心、呕吐可进流食	□流食 □普食	□普食

实　施　规　范

【住院第1日】

1. 入院常规护理。

2. 常规安全防护教育和健康指导。

3. 了解病人有无慢性咳嗽、慢性便秘、排尿困难等腹内压增高的因素,有无腹部损伤或手术史,切口愈合情况,有无切口感染等情况。

4. 每2~3小时巡视病人,观察病情变化,了解病人的心理、饮食及健康教育落实情况,若出现咳嗽、排尿困难,便秘等使腹内压增加的症状,应及时通知医生。

5. 对有吸烟饮酒嗜好者,指导戒烟戒酒。

【住院第2日~手术前1日】

1. 每2~3小时巡视病人,观察病情及生命体征的变化,注意病人有无咳嗽、排尿困难、便秘等使腹内压增加的症状。

2. 了解术前相关化验、检查结果回报的情况,如有异常及时与医生沟通。

3. 根据医嘱进行治疗、处置,注意观察用药反应。

(1) 口服肠道准备药物,评估排便情况。做好安全防护,防止病人排泄过度,虚脱晕倒。

(2) 根据医嘱静脉补液。若发生疝嵌顿或绞窄,应予禁食、胃肠减压、输液,纠正水、电解质及酸碱失衡,同时备血,做好紧急手术准备。

4. 相关手术常规准备及指导。

5. 协助做好病人的生活护理等。

6. 了解病人的心理状态,向病人讲解疾病的相关知识、介绍同种疾病手术成功的例子,增强病人手术信心,减轻焦虑、恐惧心理。

【手术当日】

一、送手术前

1. 术晨为病人测量体温、脉搏、呼吸、血压;如有发热、血压过高、女性月经来潮等情况均应及时报告医生,以确定是否延期手术。

2. 协助病人洗漱,不允许化妆,长发扎起,取下义齿、项链、耳钉、手链、发夹等物品,并交给家属妥善保管。

3. 术区皮肤准备(范围:上至脐水平,两侧至腋中线,下至大腿上 1/3,包括会阴部)后,更换清洁病员服。

4. 术前用药。

5. 携带病历、相关影像资料、术中用物等,平车护送病人入手术室。

二、术后回病房

1. 每 30 分钟 ~1 小时巡视病人

(1) 注意病人意识,监测生命体征及血氧饱和度,如有异常及时通知医生。体温 <35℃ 应给予保暖;体温 >38℃ 应通知医生,根据医嘱降温。

(2) 注意观察切口敷料有无渗血、脱落。

(3) 观察尿液的颜色、性状、量,保证尿管固定可靠、通畅,勿打折、受压。

(4) 观察用药后反应。

(5) 评估疼痛情况,必要时遵医嘱适时给予镇静、镇痛药。

(6) 做好并发症的观察和处理:为避免阴囊水肿,术后可将阴囊托起,如发现异常,立即通知医生。

2. 相关知识宣教及指导

(1) 指导病人术后 6 小时内去枕平卧位,头偏向一侧,6 小时后血压平稳予平卧位。结合个体情况,1~2 小时协助翻身,保护受压部位皮肤。如局部有压红,应缩短翻身时间,应用护理产品加以保护。主动或被动活动双下肢,防止静脉血栓的发生。为防止术后疝的复发,一般不鼓励早期离床活动。

(2) 定时予以叩背,协助咳痰。咳痰时,注意保护切口,避免剧烈咳嗽。

3. 协助做好生活护理心理护理,鼓励病人战胜疾病的信心。

【术后第 1 日 ~ 第 3 日】

1. 每 2~3 小时巡视病人

（1）注意病人的病情及生命体征的变化。

（2）注意观察切口敷料有无渗血、脱落。保持切口敷料清洁和干燥。若发现切口敷料污染或脱落,应立即更换。

（3）做好并发症的观察和处理:预防切口感染,一般腹外疝修补术为无菌手术,不应发生切口感染;而绞窄疝行部分肠切除、肠吻合术,切口易污染,感染机会增加。遵医嘱应用抗生素,并观察病人的体温、脉搏的变化及切口有无红肿热痛等炎症反应。

（4）拔除尿管后注意观察病人的排尿是否顺利。

2. 遵医嘱行静脉输液、会阴护理等处置。

3. 做好生活护理,如洗脸、洗头、大小便等。给予心理护理。

4. 指导病人床上或离床活动(按照慢坐起、慢站起、慢行走方法离床活动)。按摩病人双下肢,防止血栓发生。

5. 遵医嘱从流食逐渐过渡到普食。

【出院日】

1. 每 2~3 小时巡视病人,观察病人病情变化及切口敷料有无渗血、渗液。

2. 出院指导

（1）休息活动。

（2）饮食指导。

（3）用药指导。

（4）提高自护能力。

3. 出院流程指导。

（贾立红）

第四节　脾破裂的临床护理路径

临床护理路径表

时间	住院第1日(手术当日)手术前	住院第1日(手术当日)手术后	术后第1日~第4日	术后第5日~出院前1日	出院日
护理处置	□T、P、R、BP □入院护理评估 □30min~1h巡视观察 　□生命体征 　□腹部体征	术后回病房 □30min~1h巡视观察 □T、P、R、BP □胃肠减压 □深静脉置管 □切口敷料 □腹腔引流 □留置导尿 □并发症	□1~2h巡视观察 □T、P、R、BP □胃肠减压 □深静脉置管 □切口敷料 □腹腔引流 □并发症	□1~2h巡视观察 □生命体征(特别要注意体温变化) □深静脉置管 □切口敷料 □腹腔引流 □并发症	□2~3h巡视观察 □切口敷料 □医嘱相关治疗、处置执行及指导

时间	住院第1日（手术当日）手术前	住院第1日（手术当日）手术后	术后第1日～第4日	术后第5日～出院前1日	出院日
护理处置	□医嘱相关治疗、处置执行及指导 　□静脉补液、输血、扩充血容量 　□氧气吸入 　□心电、血氧饱和度监测 　□采集血、尿等标本 　□完善各种检查：床旁心电图、腹部超声、腹部CT、腹腔穿刺等 　□胃肠减压 　□留置导尿 　□药物过敏试验等 □了解术前相关检查结果，及时与医生沟通 □环境介绍 □住院须知 □负责医生 □责任护士 □跌倒或坠床的预防 □压疮的预防 □烫伤的预防 □疼痛护理 □生活护理 □心理护理 送手术前 □协助修剪（勿染）指（趾）甲、剃胡须等 □皮肤准备 □更换病员服、取下义齿、手表、首饰、眼镜等 □术前用药 □检查术前准备情况 □携带病历、影像资料等 □平车护送入手术室	□医嘱相关治疗、处置执行及指导 　□氧气吸入 　□心电监测、血氧饱和度监测 　□静脉输液 　□口腔护理 　□雾化吸入 　□会阴护理 　□适时给予镇痛药 □术后相关知识宣教 　□引流管不要扭曲、受压，防止脱落 　□指导深呼吸和有效咳嗽的方法 □跌倒或坠床的预防 □压疮的预防 □烫伤的预防 □疼痛护理 □生活护理 □心理护理	□医嘱相关治疗、处置执行及指导 　□静脉输液 　□口腔护理 　□雾化吸入 　□适时给予镇痛药 □相关知识宣教 　□活动时注意引流管不要扭曲、受压，防止脱落 　□进行深呼吸和有效咳嗽 □跌倒或坠床的预防 □疼痛护理 □皮肤护理 □生活护理 □心理护理	□医嘱相关治疗、处置执行及指导 　□静脉输液 □相关知识宣教 　□注意引流管不要扭曲、受压，防止脱落 　□进行深呼吸和有效咳嗽 □跌倒或坠床的预防 □疼痛护理 □皮肤护理 □生活护理 □心理护理	□生活护理 □出院指导 □出院流程指导

续表

时间	住院第1日(手术当日)手术前	住院第1日(手术当日)手术后	术后第1日~第4日	术后第5日~出院前1日	出院日
活动体位	□平卧位,绝对卧床休息	□术后6h内去枕平卧位,头偏一侧 □6h后生命体征平稳半卧位,协助床上翻身、主动或被动活动双下肢	□半卧位 □协助床上活动、主动或被动活动双下肢 □病情允许可离床活动	□病室内活动	□病区内活动
饮食	□禁食水	□禁食水	□胃肠减压期间禁食水 □停胃肠减压后,遵医嘱进不胀气流食	□流食 □半流食	□普食

实 施 规 范

【住院第1日(手术当日)】

一、手术前

1. 测量生命体征,立即通知医生接诊。

2. 了解病人受伤史、既往史、过敏史及吸烟史等,做入院护理评估,告知病人平卧位,绝对卧床休息,以防再出血及跌倒或坠床的发生。

3. 根据医嘱进行治疗、处置

(1) 建立静脉通路:进行补液、输血、扩充血容量。

(2) 氧气吸入:以预防或治疗失血性休克所致的组织灌注不足而导致的缺氧。

(3) 心电、血氧饱和度监测:特别注意血压、脉搏的变化,观察有无失血性休克的发生。

(4) 根据医嘱正确采集血标本,了解相关检查结果,如有异常及时通知医生。

(5) 完善术前各项检查:行床旁心电图检查、腹腔穿刺等;如做腹部超声或腹部 CT 由医生陪同检查。

(6) 胃肠减压:引流胃内容物,防止术中呕吐导致窒息,同时也可防止术后腹胀。

(7) 皮肤准备(上平乳头连线,下至大腿上 1/3 水平,两侧过腋后线)。

(8) 留置导尿:严格记录尿量,为病情变化及治疗提供依据等。

(9) 药物过敏试验等。

4. 每 30 分钟 ~1 小时巡视病人,注意病人的意识、生命体征(特别注意脉搏和血压的变化)、尿量及腹部体征等。

5. 加强心理护理,介绍相同疾病病人手术后康复的病例,帮助树立战胜疾病的信心,介绍手术的相关过程,消除其焦虑及恐惧的心理。

6. 待病情平稳后,向病人介绍病房环境,床单位、呼叫器的使用及物品的放置,作息时间及餐卡的办理等;介绍科主任、护士长、负责医生及责任护士等。

7. 常规安全防护教育。

8. 送手术前

（1）协助清洁个人卫生，修剪（勿染）指（趾）甲、剃胡须等。

（2）更换病员服，取下义齿、手表、首饰、眼镜等。

（3）遵医嘱术前用药。

（4）携带病历、影像资料等。

（5）平车护送病人入手术室。

二、手术后回病房

1. 每 15~30 分钟巡视病人

（1）根据病人的病情测量生命体征，密切观察病人的呼吸频率及深度，观察是否有胸闷及呼吸困难；持续吸氧，如出现呼吸浅慢或不规则、血氧饱和度低于 90%，应立即通知医生给予面罩吸氧，指导病人做深呼吸，以提高血氧含量。注意体温的变化，由于脾是身体的一个免疫器官，切除后突然免疫力下降易发生凶险性感染（脾热），如体温 >38℃，应通知医生采取降温措施。

（2）观察切口敷料有无渗血、渗液及脱落，如有渗出及污染时，及时通知医生予以更换。

（3）注意引流液的颜色、性状和量，保持引流管固定可靠、通畅，勿打折、受压、扭曲及脱落。

（4）观察腹部体征，注意有无腹痛、腹胀及腹膜炎征等情况。

2. 术后 6 小时内去枕平卧位，头偏向一侧，6 小时后生命体征平稳，取半卧位利于引流和呼吸，可协助床上翻身、主动或被动活动双下肢。

3. 告知病人及家属，术后当日禁食水。

4. 并发症的观察：注意有无生命体征改变，如脉搏细数、血压下降、面色苍白、口渴、出冷汗、尿量变少等；注意有无切口敷料渗血；腹腔引流管引出鲜红色液，每小时 100ml 以上，连续 3~4 小时不止，测量中心静脉压低于 5cmH$_2$O 等，疑为活动性出血，应通知医生处理。

5. 结合病人个体情况，每 1~2 小时协助病人翻身，保护受压部位皮肤；如局部有压红，应缩短翻身的间隔时间，防止压疮的发生。

6. 指导并协助病人进行深呼吸、有效咳嗽，防止肺不张和肺部感染的发生。

7. 做好心理护理及协助病人生活护理。

【术后第 1 日~第 4 日】

1. 每 1~2 小时巡视病人

（1）根据病人的病情测量生命体征，观察病情变化，特别注意体温的变化，由于脾是身体的一个免疫器官，切除后突然免疫力下降易发生凶险性感染（脾热），如体温 >38℃，应通知医生采取降温措施。

（2）观察切口敷料有无渗血、渗液及脱落，如有渗出或污染时，及时通知医生予以更换。

（3）注意引流液的颜色、性状和量，保持引流管固定可靠、通畅，勿打折、受压、扭曲及脱落。

（4）观察腹部体征，注意有无腹痛、腹胀、排气、排便等情况。

2. 协助病人叩背咳痰。

3. 并发症的观察与护理。

4. 协助病人床上翻身、主动或被动活动双下肢,预防静脉血栓的发生,如病情允许协助病人早期离床病室内活动,做好跌倒或坠床的风险评估,先扶病人床上坐起,如无头晕、恶心方可离床,将引流袋别在上衣下角,低于切口平面,防止腹腔逆行感染,活动时以不引起疲劳为宜。

5. 指导并协助病人进行深呼吸和有效的咳嗽,口腔护理每日 2 次,雾化吸入每日 2 次,会阴护理每日 2 次,经常漱口,保持口腔清洁湿润,防止肺不张、肺部感染及泌尿系感染的发生。

6. 指导病人胃肠减压期间应禁食水,停胃肠减压后遵医嘱可进全流食,如进食水、米汤、藕粉、牛奶、豆浆、各种汤、果汁等,宜少量多餐,每日 6~7 次,进食后观察有无腹痛、腹胀等,如有不适及时通知医生处理。

7. 做好心理护理及协助生活护理。

【术后第 5 日 ~ 出院前 1 日】

1. 每 1~2 小时巡视病人

(1) 根据病人的病情测量生命体征,特别注意体温的变化,由于脾是身体的一个免疫器官,切除后突然免疫力下降易发生凶险性感染(脾热),如体温 >38℃,应通知医生采取降温措施。

(2) 观察切口敷料有无渗血、渗液及脱落,如有渗出或污染时,及时通知医生予以更换。

(3) 注意引流液的颜色、性状和量,保持引流管固定可靠、通畅,勿打折、受压、扭曲及脱落。

(4) 观察腹部体征,注意有无腹痛、腹胀、排气、排便等情况。

2. 指导并协助病人进行深呼吸和有效的咳嗽,防止肺不张和肺部感染的发生。

3. 并发症的观察与护理。

4. 指导病人合理饮食。

5. 指导病人病室内活动(做好跌倒或坠床的风险评估),活动时以不引起疲劳为宜。

6. 做好心理护理及协助生活护理。

【出院日】

1. 每 2~3 小时巡视病人,观察病人生命体征(特别是体温变化)、切口敷料等。

2. 协助病人生活护理。

3. 出院指导

(1) 休息与活动。

(2) 饮食指导。

(3) 用药指导。

(4) 提高自护能力。

4. 出院流程指导。

(王春敏)

第五节　胃癌的临床护理路径

临床护理路径表

时间	住院第1日	住院第2日~手术前1日	手术当日	术后第1日~第3日	术后第4日~出院前1日	出院日
护理处置	□环境介绍 □住院须知 □负责医生 □责任护士 □T、P、R、BP □体重 □入院护理评估 □跌倒或坠床预防 □压疮预防 □烫伤预防 □协助更换病员服，做好个人卫生 □1~2h巡视观察 □戒烟、戒酒的宣教	□1~2h巡视观察 □采集血尿便标本 □完善相关检查 　□心电图 　□胸部X线 　□腹部超声 　□CT 　□其他 □了解术前相关检查结果，如有异常及时与医生沟通 □医嘱相关治疗、处置执行及指导 　□静脉输液 　□肠道准备 　□备血(复查血型) 　□药物过敏试验 　□术前晚灌肠 　□必要时用镇静催眠药 　□其他 □相关手术准备及指导 　□练习床上大小便 　□深呼吸、有效咳嗽的方法 　□其他 □生活护理 □心理护理	送手术前 □T、P、R、BP □皮肤准备 □更换病员服 □术前用药 □检查术前准备情况 □携带病历、影像资料、术中用物等 □平车护送入手术室术后回病房 □30min~1h巡视观察 　□T、P、R、BP 　□胃肠减压 　□深静脉置管 　□引流管 　□切口敷料 　□留置导尿 　□并发症 　□用药后反应 　□其他 □医嘱相关治疗、处置执行及指导 　□心电监测 　□血氧饱和度监测 　□氧气吸入 　□静脉输液 　□口腔护理 　□雾化吸入 　□会阴护理 　□其他 □呼吸道的管理 □疼痛护理 □皮肤护理 □生活护理 □心理护理 □健康教育	□1~2h巡视观察 　□T、P、R、BP 　□胃肠减压 　□深静脉置管 　□引流管 　□切口敷料 　□排气排便 　□并发症 　□用药后反应 　□其他 □医嘱相关治疗、处置执行及指导 　□静脉输液 　□口腔护理 　□雾化吸入 　□其他 □呼吸道的管理 □疼痛护理 □皮肤护理 □生活护理 □心理护理 □健康教育	□1~2h巡视观察 　□T、P、R、BP 　□深静脉置管 　□引流管 　□切口敷料 　□并发症 　□排气排便 　□用药后反应 　□其他 □医嘱相关治疗、处置执行及指导 　□静脉输液 　□其他 □呼吸道的管理 □生活护理 □心理护理 □健康教育	□1~2h巡视观察 □医嘱相关治疗、处置执行及指导 □出院指导 □出院流程指导

续表

时间	住院第1日	住院第2日~ 手术前1日	手术当日	术后第1日~ 第3日	术后第4日~ 出院前1日	出院日
活动 体位	□病区内 活动	□病区内活动	□术后6h予半卧位 或遵医嘱体位 □床上活动	□卧床时应取 半卧位 □可离床活动	□卧床时应取 半卧位 □可病区内 活动	□卧床时应 取半卧位 □可病区内 活动
饮食	□半流食 □次日需 空腹化验 检查,应 0:00以 后禁食水	□完成各项化验 检查后可进半 流食 □肠道准备后 遵医嘱予全 流食 □术前1日20:00 后禁食,0:00后 禁饮水	□禁食水	□禁食水 □禁食 □不胀气流食	□全流食 □半流食	□半流食

<h2 align="center">实 施 规 范</h2>

【住院第1日】

1. 入院常规护理。

2. 常规安全防护教育和健康指导。

3. 每1~2小时巡视病人,了解病人的心理、饮食及健康教育落实情况,观察有无腹痛、腹胀、发热等。

4. 指导病人遵医嘱饮食,进食高热量、高蛋白及富含维生素的半流质食物。

【住院第2日~手术前1日】

1. 每1~2小时巡视病人,注意病人的病情及生命体征的变化,如有异常及时通知医生。

2. 根据医嘱正确采集标本,进行相关检查。

3. 术前落实相关化验、检查结果回报的情况,如有异常及时通知医生。

4. 根据医嘱进行治疗、处置

(1)根据医嘱静脉补液:给予营养支持、输血等,以纠正低蛋白血症,提高手术耐受力。

(2)口服肠道准备药物,评估病人排便情况。做好安全防护,防止病人排泄过度,虚脱晕倒。

(3)根据医嘱正确备血,行药物过敏试验。

(4)若术前体温>37℃应通知医生。

5. 相关手术常规准备及指导。

6. 做好病人的生活护理,协助病人洗漱、进餐等。

7. 了解病人的心理状态,向病人讲解疾病的相关知识、介绍同种疾病手术成功的例子,增强病人手术的信心,减轻焦虑、恐惧心理。

【手术当日】

一、送手术前

1. 术晨为病人测量体温、脉搏、呼吸、血压;如有发热、血压过高、女性月经来潮等情况均应及时报告医生,以确定是否延期手术。

2. 协助病人洗漱,不允许化妆,长发扎起。协助病人取下义齿、项链、耳钉、手链、发夹等物品,并交给家属妥善保管。

3. 术区皮肤准备(范围:上起乳头连线,两侧至腋中线,下至大腿上 1/3,包括会阴部),并更换清洁病员服。

4. 行胃肠减压。

5. 遵医嘱术前用药。

6. 携带病历、影像资料、术中用物等,平车护送病人入手术室。

二、术后回病房

1. 每 30 分钟 ~1 小时巡视病人

(1)注意病人的意识、生命体征及血氧饱和度的变化。体温 <35℃应给予保暖,体温 >38℃应通知医生,遵医嘱降温。

(2)妥善固定胃肠减压,并标记和记录胃管置入长度,保持引流通畅。注意观察引流液的颜色、性状和量,术后 24 小时内可由胃管引出少量血性液或咖啡样液 100~300ml。妥善固定腹腔引流管及导尿管,防止扭曲打折,密切观察引流液及尿液的颜色、性状、量等情况。

(3)观察切口敷料的情况,保持敷料清洁,如有渗出或污染,及时通知医生予以更换。

(4)术后如短时间内从胃管或腹腔引流管引流出大量新鲜血液,或者病人出现呕血或黑便,应立即通知医生,并遵医嘱进行相关的治疗和处置。

(5)注意用药后反应。

2. 注意呼吸道的管理,指导病人深呼吸和有效咳嗽。

3. 鼓励病人表达疼痛的感受,及时通知医生,遵医嘱适时给予镇痛药物。

4. 预防压疮。

5. 术后禁食水,去枕平卧 6 小时,6 小时后予半卧位或遵医嘱体位。

【术后第 1 日~第 3 日】

1. 每 1~2 小时巡视病人

(1)注意病人的意识、生命体征及血氧饱和度的变化。

(2)妥善固定各引流管,告知病人及家属床上翻身或离床活动时轻柔小心,防止引流管受压、打折或脱落;定时挤压引流瓶保持有效的负压,保持引流通畅;密切观察引流液的颜色、性状、量等情况并记录。

(3)观察切口敷料的情况,保持敷料清洁,如有渗出或污染,及时通知医生予以更换。

(4)病人胃肠道功能恢复情况,有无腹痛、腹胀、排气、排便等情况。拔除尿管后注意病人的排尿是否顺利。

（5）注意用药后的反应。

2. 做好并发症的观察与护理。

3. 注意呼吸道的管理,指导病人深呼吸和有效咳嗽。

4. 鼓励病人表达疼痛的感受,及时通知医生,遵医嘱适时给予镇痛药物。

5. 预防压疮的发生。

6. 做好生活护理,如洗脸、洗头、大小便等。给予心理护理。

7. 禁食水,如胃肠功能恢复拔除胃管后,遵医嘱禁食或进食不胀气流食。

8. 指导病人安全床上或离床活动(按照慢坐起、慢站起、慢行走方法离床活动),促进胃肠道功能恢复。按摩病人双下肢,防止血栓发生。

【术后第 4 日～出院前 1 日】

1. 每 1~2 小时巡视病人

（1）注意病人的意识、生命体征。

（2）妥善固定各引流管,告知病人及家属床上翻身或离床活动时轻柔小心,防止引流管受压、打折或脱落。密切观察引流液的颜色、性状、量等情况并记录。腹腔引流管拔除后,注意观察病人有无发热、腹胀腹痛等症状。

（3）观察切口敷料的情况,保持敷料清洁,如有渗出或污染及时通知医生予以更换。

（4）观察腹部体征,注意有无腹痛、腹胀、排气、排便等情况。

（5）注意用药后反应。

2. 做好并发症的观察与护理。

3. 加强呼吸道的管理。

4. 做好心理护理,协助生活护理等。

5. 遵医嘱逐渐进食全流食至半流食。给予相关的饮食指导,嘱病人少量多餐,如餐后不适,及时通知医生。卧床时协助病人半卧位,加强床上肢体功能锻炼,鼓励病人离床活动。

【出院日】

1. 出院指导

（1）休息与活动。

（2）饮食指导。

（3）用药指导。

（4）提高自护能力。

2. 出院流程指导。

（贾立红）

第六节　肠梗阻的临床护理路径

临床护理路径表

时间	住院第1日	住院第2日~ 手术前1日	手术当日	术后第1日~ 第3日	术后第4日~ 出院前1日	出院日
护理处置	□T、P、R、BP □体重 □入院护理评估 □医嘱相关治疗、处置执行及指导 　□胃肠减压 　□采集血标本 　□静脉输液 　□口腔护理 　□必要时应用解痉剂止痛 　□必要时灌肠通便 　□记录24h出入量 □1~2h巡视观察 　□腹部症状 　□用药后反应 □了解相关检查结果,如有异常及时与医生沟通 □环境介绍 □住院须知 □负责医生 □责任护士 □跌倒或坠床预防 □压疮预防 □烫伤预防	□1~2h巡视观察 　□T、P、R、BP 　□腹部症状 　□用药后反应 　□其他 □采集血尿便等标本 □完善相关检查 　□心电图 　□X线 　□腹部超声 　□CT 　□其他 □了解术前相关检查结果,如有异常及时与医生沟通 □医嘱相关治疗、处置执行及指导 　□静脉输液 　□肠道准备 　□备血(复查血型) 　□药物过敏试验 　□术前晚灌肠 　□必要时用镇静催眠药 　□其他 □相关手术准备及指导 　□练习床上大小便 　□深呼吸、有效咳嗽的方法 　□其他	送手术前 □T、P、R、BP □皮肤准备 □更换病员服 □术前用药 □检查术前准备情况 □携带病历、影像资料、术中用物等 □平车护送入手术室 术后回病房 □30min~1h巡视观察 　□T、P、R、BP 　□胃肠减压 　□深静脉置管 　□引流管 　□切口敷料 　□留置导尿 　□并发症 　□用药后反应 　□其他 □医嘱相关治疗、处置执行及指导 　□心电监测 　□血氧饱和度监测 　□氧气吸入 　□静脉输液 　□口腔护理 　□雾化吸入 　□会阴护理 　□其他	□1~2h巡视观察 　□T、P、R、BP 　□胃肠减压 　□深静脉置管 　□引流管 　□切口敷料 　□排气排便 　□并发症 　□用药后反应 　□其他 □医嘱相关治疗、处置执行及指导 　□静脉输液 　□口腔护理 　□雾化吸入 　□其他	□1~2h巡视观察 　□T、P、R、BP 　□深静脉置管 　□引流管 　□切口敷料 　□并发症 　□排气排便 　□用药后反应 　□其他 □医嘱相关治疗、处置执行及指导 　□静脉输液 　□其他	□1~2h巡视观察 □医嘱相关治疗、处置执行及指导

时间	住院第 1 日	住院第 2 日~手术前 1 日	手术当日	术后第 1 日~第 3 日	术后第 4 日~出院前 1 日	出院日
护理处置	□协助更换病员服,做好个人卫生 □戒烟的宣教 □心理护理	□生活护理 □心理护理	□呼吸道的管理 □疼痛护理 □皮肤护理 □生活护理 □心理护理 □健康教育	□呼吸道的管理 □疼痛护理 □皮肤护理 □生活护理 □心理护理 □健康教育	□呼吸道的管理 □生活护理 □心理护理 □健康教育	□出院指导 □出院流程指导
活动体位	□低半卧位 □床上活动	□低半卧位 □床上活动	□术后 6h 予半卧位 □床上活动	□卧床时应取半卧位 □可离床活动	□卧床时应取半卧位 □可病区内活动	□卧床时应取半卧位 □可病区内活动
饮食	□禁食水	□禁食水	□禁食水	□禁食水 □禁食 □不胀气流食	□全流食 □半流食	□半流食

实 施 规 范

【住院第 1 日】

1. 入院常规护理。

2. 根据医嘱进行治疗、处置

（1）遵医嘱行胃肠减压,告知病人胃肠减压的作用及目的。妥善固定胃管,保持通畅及有效负压。观察引流液的性状、颜色及量。胃管注药后应夹闭 1~2 小时后再开放。

（2）根据医嘱正确采集血标本,了解相关检查结果,如有异常及时通知医生。

（3）遵医嘱静脉补液,纠正水、电解质紊乱和酸碱失衡,补液及时准确。遵医嘱及时应用抗生素,以预防感染。

（4）口腔护理。

（5）在确定无肠绞窄后,可遵医嘱予解痉剂止痛。不可随意应用吗啡类止痛剂,避免影响病情观察。

（6）根据病情遵医嘱必要时可灌肠通便,严密观察病人灌肠后的排气排便情况以及腹部情况,如病人腹胀、腹痛等症状加剧,应立即通知医生。

（7）记录 24 小时液体出入量。

3. 每 1~2 小时巡视病人

（1）腹痛:注意疼痛的部位、性质、程度、持续和间歇时间。

（2）呕吐:要观察呕吐内容、性状、颜色、气味、量等。

（3）腹胀是否缓解,是否排气、排便。

（4）注意观察用药后反应。

4. 注意相关化验、检查结果回报的情况,如有异常及时通知医生。

5. 常规安全防护教育和健康指导。

6. 给予病人心理护理,做好解释工作,增加病人战胜疾病的信心,减轻焦虑。

【住院第 2 日～手术前 1 日】

1. 每 1～2 小时巡视病人

(1) 注意病人的生命体征,腹痛的部位、性质、程度、持续和间歇时间。

(2) 观察呕吐物性状、颜色、气味、量等,腹胀是否缓解,是否排气、排便,注意用药后反应。

2. 根据医嘱正确采集标本,进行相关检查。

3. 术前落实相关化验、检查结果回报的情况,如有异常及时通知医生。

4. 根据医嘱进行治疗、处置

(1) 根据医嘱静脉补液,给予营养支持、输血等,以纠正低蛋白血症,提高手术耐受力。

(2) 遵医嘱行肠道准备,评估病人排便情况。做好安全防护,防止病人排泄过度,虚脱晕倒。

(3) 根据医嘱正确备血,行药物过敏试验。

(4) 若术前体温 >37℃,应通知医生。

5. 相关手术常规准备及指导。

6. 做好病人的生活护理,协助病人洗漱等。

7. 了解病人的心理状态,向病人讲解疾病的相关知识、介绍同种疾病手术成功的例子,增强病人手术的信心,减轻焦虑、恐惧心理。

【手术当日】

一、送手术前

1. 术晨为病人测量体温、脉搏、呼吸、血压;如有发热、血压过高、女性月经来潮等情况均应及时报告医生,以确定是否延期手术。

2. 协助病人洗漱,不允许化妆,长发扎起。取下义齿、项链、耳钉、手链、发夹等物品,并交给家属妥善保管。

3. 术区皮肤准备(范围:上起乳头连线,两侧至腋中线,下至大腿上 1/3,包括会阴部),并更换清洁病员服。

4. 遵医嘱术前用药。

5. 携带病历、影像资料、术中用物等,平车护送病人入手术室。

二、术后回病房

1. 每 30 分钟～1 小时巡视病人

(1) 注意病人的意识、生命体征及血氧饱和度的变化。体温 <35℃应给予保暖,体温 >38℃,应通知医生,遵医嘱降温。

(2) 妥善固定胃肠减压,并标记和记录胃管置入长度,保持引流通畅有效。妥善固定腹腔引流管及导尿管,防止扭曲打折。密切观察并记录各引流液及尿液的颜色、性状、量等情况。

(3) 保持敷料清洁,如有渗出或污染,及时通知医生予以更换。

(4) 术后如短时间内从胃管或腹腔引流管引流出大量新鲜血液,或者病人出现呕血或黑便,应立即通知医生,并遵医嘱进行相关的治疗和处置。

(5) 注意用药后反应。

2. 注意呼吸道的管理,指导病人深呼吸和有效咳嗽。

3. 鼓励病人表达疼痛的感受,及时通知医生,遵医嘱适时给予镇痛药物。

4. 预防压疮。

5. 做好生活护理及心理护理,鼓励病人树立战胜疾病的信心。

6. 术后禁食水,去枕平卧6小时,6小时后予半卧位。

【术后第1日~第3日】

1. 每1~2小时巡视病人

(1) 注意病人的意识、生命体征及血氧饱和度的变化。

(2) 妥善固定各引流管,防止引流管受压、打折或脱落;定时挤压引流瓶,保持有效的负压,保持引流通畅;观察引流液的颜色、性状、量等情况并记录。

(3) 保持敷料清洁,如有渗出或污染,及时通知医生予以更换。

(4) 病人胃肠道功能恢复情况,有无腹痛、腹胀、排气、排便等情况。拔除尿管后注意病人的排尿是否顺利。

(5) 注意用药后的反应。

2. 做好并发症的观察与护理。

3. 评估疼痛情况,遵医嘱适时给予镇痛药物。

4. 预防压疮。

5. 做好生活护理,如洗脸、洗头、大小便等。给予心理护理。

6. 禁食水,如胃肠功能恢复拔除胃管后,遵医嘱禁食或进食不胀气流食。指导病人床上活动,病情允许情况下协助离床活动,防止血栓发生。

【术后第4日~出院前1日】

1. 每1~2小时巡视病人

(1) 注意病人的意识、生命体征。

(2) 妥善固定各引流管,告知病人及家属床上翻身或离床活动时轻柔小心,防止引流管受压、打折或脱落。密切观察引流液的颜色、性状、量等情况并记录。腹腔引流管拔除后,注意观察病人有无发热、腹胀、腹痛等症状。

(3) 观察切口敷料的情况,保持敷料清洁,如有渗出或污染,应及时通知医生予以更换。

(4) 观察腹部体征,注意有无腹痛、腹胀、排气、排便等情况。

(5) 注意用药后反应。

2. 做好并发症的观察与护理。

3. 加强呼吸道的管理。

4. 做好生活护理及心理护理。

5. 遵医嘱逐渐进全流食至半流食。给予相关的饮食指导,嘱病人少量多餐,如餐后不适,及时通知医生。卧床时协助病人半卧位,加强床上肢体功能锻炼,鼓励病人离床活动。

【出院日】

1. 出院指导

(1) 休息与活动。

(2) 饮食指导。

(3) 用药指导。

(4) 提高自护能力。

2. 出院流程指导。

（贾立红）

第七节　肠外瘘的临床护理路径

临床护理路径表

时间	住院第1日	住院第2日～手术前1日	手术当日	术后第1日～第3日	术后第4日～出院前1日	出院日
护理处置	□T、P、R、BP □体重 □入院护理评估 □医嘱相关治疗,处置执行及指导 　□胃肠减压 　□采集血标本 　□静脉补液抗炎 　□瘘管内持续负压吸引 　□记录24h出入量 　□瘘口周围皮肤的护理 □1~2h巡视观察 　□腹部症状 　□用药后反应等 □了解相关检查结果,如有异常及时与医生沟通 □环境介绍 □住院须知 □负责医生	□1~2h巡视观察 　□T、P、R、BP 　□腹部症状 　□用药后反应 　□其他 □采集血尿便等标本 □完善相关检查 　□心电图 　□X线 　□腹部超声 　□CT 　□瘘管造影 　□其他 □了解术前相关检查结果,如有异常及时与医生沟通 □医嘱相关治疗、处置执行及指导 　□静脉输液 　□肠道准备 　□备血(复查血型) 　□药物过敏试验 　□术前晚灌肠 　□必要时用镇静催眠药 　□其他	送手术前 □T、P、R、BP □皮肤准备 □更换病员服 □术前用药 □检查术前准备情况 □携带病历、影像资料、术中用物等 □平车护送入手术室 术后回病房 □30min~1h巡视观察 　□T、P、R、BP 　□胃肠减压 　□深静脉置管 　□引流管 　□切口敷料 　□留置导尿 　□并发症 　□用药后反应 　□其他 □医嘱相关治疗、处置执行及指导 　□心电监测 　□血氧饱和度监测 　□氧气吸入 　□静脉输液 　□口腔护理 　□雾化吸入 　□会阴护理 　□其他	□1~2h巡视观察 　□T、P、R、BP 　□胃肠减压 　□深静脉置管 　□引流管 　□切口敷料 　□排气排便 　□并发症 　□用药后反应 　□其他 □医嘱相关治疗、处置执行及指导 　□静脉输液 　□口腔护理 　□雾化吸入 　□其他	□1~2h巡视观察 　□T、P、R、BP 　□深静脉置管 　□引流管 　□切口敷料 　□并发症 　□排气排便 　□用药后反应 　□其他 □医嘱相关治疗、处置执行及指导 　□静脉输液 　□其他	□1~2h巡视观察 □医嘱相关治疗、处置执行及指导

续表

时间	住院第1日	住院第2日~手术前1日	手术当日	术后第1日~第3日	术后第4日~出院前1日	出院日
护理处置	□责任护士 □跌倒或坠床预防 □压疮预防 □烫伤预防 □协助更换病员服,做好个人卫生 □戒烟的宣教 □心理护理	□相关手术准备及指导 □练习床上大小便 □深呼吸、有效咳嗽的方法 □其他 □生活护理 □心理护理	□呼吸道的管理 □疼痛护理 □皮肤护理 □生活护理 □心理护理 □健康教育	□呼吸道的管理 □疼痛护理 □皮肤护理 □生活护理 □心理护理 □健康教育	□呼吸道的管理 □生活护理 □心理护理 □健康教育	□出院指导 □出院流程指导
活动体位	□低半卧位 □床上活动	□低半卧位 □床上活动	□术后6h予半卧位 □床上活动	□卧床时应取半卧位 □可离床活动	□卧床时应取半卧位 □可病区内活动	□卧床时应取半卧位 □可病区内活动
饮食	□禁食水	□禁食水	□禁食水	□禁食水	□禁食 □不胀气流食 □全流食 □半流食	□半流食

实 施 规 范

【住院第1日】

1. 入院常规护理。

2. 根据医嘱进行治疗、处置

(1)遵医嘱行胃肠减压,告知病人胃肠减压的作用及目的。妥善固定胃管,保持通畅及有效负压。

(2)根据医嘱正确采集血标本,了解相关检查结果,如有异常及时通知医生。

(3)遵医嘱静脉补液,纠正水、电解质紊乱和酸碱失衡,补液及时准确,遵医嘱及时应用抗生素,以预防感染。

(4)遵医嘱瘘口处持续负压吸引,调节负压大小以10~20kPa为宜,保持引流通畅。遵医嘱通过腹腔灌洗稀释浓稠的肠液,减少对周围组织的刺激,有利于保持负压吸引的畅通。灌洗液以等渗盐水为主,若脓肿形成或腹腔内感染严重时,灌洗的等渗盐水内可加入敏感抗生素。注意灌洗液温度保持在30~40℃,避免过冷所造成的不良刺激。记录每日引流液的颜色、性状、量。

(5)记录24小时液体出入量。

(6)保持瘘口周围皮肤清洁干爽,有液体流出时及时擦净,局部皮肤涂氧化锌软膏加以保护,以防皮肤溃烂、皮炎的发生。

3. 每1~2小时巡视病人

(1)生命体征。

（2）腹胀、腹痛症状有无缓解,瘘口排出物的颜色、性状、量。

（3）注意用药后反应。

4. 注意相关化验、检查结果回报的情况,如有异常及时通知医生。

5. 常规安全防护教育和健康指导。

6. 给予病人心理护理,做好解释工作,增加病人战胜疾病的信心,减轻焦虑。

【住院第 2 日 ~ 手术前 1 日】

1. 每 1~2 小时巡视病人,观察病人病情变化

（1）生命体征。

（2）腹胀腹痛症状有无缓解,瘘口排出物的颜色、性状、量。

（3）注意用药后反应。

2. 根据医嘱正确采集标本,进行相关检查。

3. 术前落实相关化验、检查结果回报的情况,如有异常及时通知医生。

4. 根据医嘱进行治疗、处置

（1）根据医嘱静脉补液,给予营养支持、输血等,以纠正低蛋白血症,提高手术耐受力。

（2）遵医嘱行肠道准备,评估病人排便情况。做好安全防护,防止病人排泄过度,虚脱晕倒。

（3）根据医嘱正确备血,行药物过敏试验。

（4）若术前体温 >37℃,应通知医生。

5. 相关手术常规准备及指导。

6. 做好病人的生活护理,协助病人洗漱等。

7. 了解病人的心理状态,向病人讲解疾病的相关知识、介绍同种疾病手术成功的例子,增强病人手术信心,减轻焦虑、恐惧心理。

【手术当日】

一、送手术前

1. 术晨为病人测量体温、脉搏、呼吸、血压;如有发热、血压过高、女性月经来潮等情况均应及时报告医生,以确定是否延期手术。

2. 协助病人洗漱,不允许化妆,长发扎起。取下义齿、项链、耳钉、手链、发夹等物品,并交给家属妥善保管。

3. 术区皮肤准备（范围:上起乳头连线,两侧至腋中线,下至大腿上 1/3,包括会阴部）后,更换清洁病员服。

4. 从肛门及瘘管行清洁灌肠。

5. 遵医嘱术前用药。

6. 携带病历、影像资料、术中用物等,平车护送病人入手术室。

二、术后回病房

1. 每 30 分钟 ~1 小时巡视病人

（1）注意病人的意识、生命体征的变化。体温 <35℃,应给予保暖;体温 >38℃,应通知医生,遵医嘱降温。

（2）妥善固定胃肠减压,并标记和记录胃管置入长度,保持引流通畅有效。妥善固定腹腔引流管及导尿管,防止扭曲打折。密切观察并记录各引流液及尿液的颜色、性状、量等

情况。

（3）保持敷料清洁,如有渗出或污染,及时通知医生予以更换。

（4）术后如短时间内从胃管或腹腔引流管引流出大量新鲜血液,或病人出现呕血或黑便,应立即通知医生,并遵医嘱进行相关的治疗和处置。

（5）注意用药后反应。

2. 注意呼吸道的管理,指导病人深呼吸和有效咳嗽。

3. 评估疼痛情况,遵医嘱适时给予镇痛药物。

4. 预防压疮。

5. 做好生活护理及心理护理。

6. 术后禁食水,去枕平卧6小时,6小时后予半卧位。

【术后第1日~第3日】

1. 每1~2小时巡视病人

（1）注意病人的意识、生命体征的变化。

（2）妥善固定各引流管,防止引流管受压、打折或脱落;定时挤压引流瓶,保持有效的负压,保持引流通畅;密切观察引流液的颜色、性状、量等情况并记录。

（3）保持敷料清洁,如有渗出或污染,及时通知医生予以更换。

（4）病人胃肠道功能恢复情况,有无腹痛、腹胀、排气、排便等情况。拔除尿管后注意病人的排尿是否顺利。

（5）注意用药后的反应。

2. 做好并发症的观察与护理。

3. 评估疼痛情况,遵医嘱适时给予镇痛药物。

4. 预防压疮。

5. 做好生活护理,如洗脸、洗头、大小便等。给予心理护理。

6. 禁食水。指导病人安全床上或离床活动,促进胃肠道功能恢复。按摩病人双下肢,防止血栓发生。

【术后第4日~出院前1日】

1. 每1~2小时巡视病人

（1）注意观察病人的意识、生命体征的变化。

（2）妥善固定各引流管,告知病人及家属床上翻身或离床活动时轻柔小心,防止引流管受压、打折或脱落。密切观察引流液的颜色、性状、量等情况并记录。腹腔引流管拔除后,注意观察病人有无发热、腹胀、腹痛等症状。

（3）观察切口敷料的情况,保持敷料清洁,如有渗出或污染及时通知医生予以更换。

（4）观察腹部体征,注意有无腹痛、腹胀、排气、排便等情况。

（5）注意用药后反应。

2. 并发症的观察与护理。

3. 加强呼吸道的管理。

4. 做好心理护理,协助生活护理等。

5. 胃管拔除后遵医嘱逐渐进食不胀气流食、全流食至半流食。给予相关的饮食指导,嘱病人少量多餐,如餐后不适,及时通知医生。卧床时协助病人半卧位,加强床上肢体功能锻炼,鼓励病人离床活动。

【出院日】

1. 出院指导

（1）休息与活动。

（2）饮食指导。

（3）用药指导。

（4）提高自护能力。

2. 出院流程指导。

（贾立红）

第八节　急性单纯性阑尾炎的临床护理路径

临床护理路径表

时间	住院第1日（急诊手术日）	术后第1日～出院前1日	出院日
护理处置	□T、P、R、BP □体重 □入院护理评估 □医嘱相关治疗处置执行及指导 　□采集血、尿标本等 　□心电图 　□胸部X线 　□药物过敏试验 　□解痉止痛 　□其他 □了解术前相关检查结果,如有异常应及时与医生沟通 □1~2h巡视观察 　□T、P、R、BP 　□腹部体征 　□胃肠道症状 　□其他 □环境介绍 □住院须知 □负责医生 □责任护士 □跌倒或坠床预防 □压疮预防 □烫伤预防 □戒烟的宣教	□2~3h巡视观察 　□T、P 　□切口敷料 　□并发症 　□排气、排便 　□用药后反应 　□其他 □医嘱相关治疗、处置执行及指导 　□静脉输液 　□其他	□2~3h巡视观察 　□切口敷料 　□并发症 □医嘱相关治疗、处置执行及指导

续表

时间	住院第 1 日(急诊手术日)	术后第 1 日~出院前 1 日	出院日
护理处置	送手术前 □ T、P、R、BP □ 修剪(勿染)指(趾)甲 □ 剃胡须等 □ 皮肤准备 □ 协助更换病员服,做好个人卫生 □ 术前用药 □ 检查术前准备情况,做好指导 □ 携带病历、用物等 □ 平车护送入手术室 术后回病房 □ 1~2h 巡视观察 　□ T、P、R、BP 　□ 切口敷料 　□ 用药后反应 　□ 并发症 □ 医嘱相关治疗、处置执行及指导 　□ 氧气吸入 　□ 静脉输液 　□ 其他 □ 疼痛护理 □ 皮肤护理 □ 生活护理	□ 疼痛护理 □ 生活护理 □ 心理护理	□ 疼痛护理 □ 生活护理 □ 心理护理 □ 健康教育 □ 出院指导 □ 出院流程指导
活动体位	□ 术前协助取舒适卧位 □ 术后去枕平卧 6h 后垫枕头,鼓励尽早活动,可床上翻身、活动肢体 □ 无留置导尿者 6h 后可在护士指导下离床排尿	□ 床上半卧位 □ 病区内活动	□ 病区内活动
饮食	□ 禁食水	□ 排气后进无渣或少渣半流食	□ 普食

实 施 规 范

【住院第 1 日(急诊手术日)】

1. 急诊入院常规护理。

2. 常规安全防护教育。

3. 每 1~2 小时巡视病人

(1)观察生命体征的变化。

(2)腹膜刺激征(压痛、反跳痛、肌紧张)。

(3)胃肠道症状,发病早期可能有厌食、恶心、呕吐或腹泻的发生,应禁食,必要时胃肠减压。

(4)了解病人的心理状态,向病人讲解疾病的相关知识,增强病人治疗信心,减轻焦虑、恐惧心理。

（5）观察用药后反应。

4. 协助取舒适半卧位,以放松腹肌,减轻腹部张力,缓解疼痛,必要时根据医嘱应用解痉镇痛药物。

5. 了解术前相关检查结果,如有异常及时与医生沟通。

6. 对有吸烟嗜好者,应指导戒烟。

7. 送手术前

（1）为病人测量体温、脉搏、呼吸、血压;如有发热、血压过高、女性月经来潮等情况均应及时报告医生。

（2）修剪指(趾)甲、剃胡须,女性病人勿化妆及涂染指(趾)等。长发病人头发扎起,协助病人取下义齿,项链、耳钉、手链、发夹等物品,并交给家属妥善保管。

（3）皮肤准备(上至乳头连线水平,下至大腿上 1/3 水平,包括会阴部,后过腋后线)后,更换清洁病员服。

（4）告知病人手术的时间,术前禁食水等准备事项,并嘱病人排尿。

（5）遵医嘱术前用药。

（6）带病历、术中用物等平车护送病人入手术室。

8. 术后回病房

（1）每 1~2 小时巡视病人:①根据病情测量生命体征,观察病情变化。②观察切口敷料的情况,保持敷料整洁,如有渗出及污染时,及时通知医生予以更换。③注意引流液的颜色、性状、量,保持引流管固定可靠、通畅,勿打折、受压、扭曲及脱出。④评估病人疼痛情况,采取相应护理措施。⑤观察用药后反应。

（2）并发症的观察和护理。

（3）评估病人疼痛情况,采取相应护理措施,必要时医生会酌情给予止痛药物。

（4）预防压疮。

（5）术后 6 小时内给予去枕平卧位,头偏向一侧,可床上活动肢体。

（6）无留置导尿者,避免因手术、麻醉刺激、疼痛等原因造成术后的尿潴留。术后 6 小时可以协助离床排尿,如果 8 小时后仍未排尿,且有下腹胀痛感、隆起,可行诱导排尿或导尿等方法。

【术后第 1 日 ~ 出院前 1 日】

1. 每 2~3 小时巡视病人

（1）根据病情测量生命体征。体温 <35℃应给予保暖;体温 >38℃应通知医生,遵医嘱降温。

（2）观察切口敷料的情况,保持敷料整洁,如有渗出、污染时,及时通知医生予以更换。

（3）注意引流液的颜色、性状、量,保持引流管固定可靠、通畅,勿打折、受压、扭曲及脱出。

（4）观察腹部体征及有无排气、排便。

（5）观察用药后反应。

2. 并发症的观察和护理。

3. 评估病人疼痛情况,采取相应护理措施。

4. 指导病人病室内活动(做好跌倒或坠床风险评估),活动时以不引起疲劳为宜。

5. 指导病人进无渣或少渣半流质为主的清淡食物,如藕粉、莲子羹、稀粥、面条等,忌食辛辣食物,每日5~6次。

【出院日】

1. 每2~3小时巡视病人,注意观察病人的腹部体征及体温脉搏的变化。

2. 指导病人病室内活动(做好跌倒或坠床风险评估),活动时以不引起疲劳为宜。

3. 指导病人进无渣或少渣流质、半流质为主的清淡食物,如藕粉、莲子羹、稀粥、面条等,忌食辛辣食物,每日5~6次。

4. 并发症的观察和护理。

5. 出院指导

(1)休息与活动。

(2)饮食指导。

(3)用药指导。

(4)提高自护能力。

6. 出院流程指导。

(沈　莹)

第九节　血栓性外痔的临床护理路径

临床护理路径表

时间	住院第1日(急诊手术日)	术后第1日~出院前1日	出院日
护理处置	□T、P、R、BP □体重 □入院护理评估 □医嘱相关治疗处置执行及指导 　□采集血、尿标本 　□心电图 　□胸部X线 　□其他 □环境介绍 □住院须知 □负责医生 □责任护士 □跌倒或坠床预防 □压疮预防 □烫伤预防 □戒烟的宣教	□2~3h巡视观察 　□切口敷料 　□并发症 　□其他 □医嘱相关治疗、处置执行及指导 　□坐浴 　□其他	□2~3h巡视观察 　□切口敷料 　□并发症 □医嘱相关治疗、处置执行及指导 　□坐浴 　□其他

82

时间	住院第 1 日（急诊手术日）	术后第 1 日~出院前 1 日	出院日
护理处置	□了解术前相关检查结果,如有异常及时与医生沟通 □1~2h 巡视观察 送手术前 □T、P、R、BP □修剪(勿染)指(趾)甲 □剃胡须等 □术前宣教 □皮肤准备 □协助更换病员服,做好个人卫生 □术前用药 □检查术前准备情况,做好指导 □携带病历、用物 □平车护送入手术室 术后回病房 □1~2h 巡视观察 　□T、P、R、BP 　□切口敷料 　□留置导尿 　□用药后反应 　□并发症 □医嘱相关治疗、处置执行及指导 　□静脉输液 　□其他 □疼痛护理 □皮肤护理 □生活护理 □心理护理	□疼痛护理 □生活护理 □心理护理 □健康教育	□疼痛护理 □生活护理 □心理护理 □健康教育 □出院指导 □出院流程指导
活动体位	□术后去枕平卧 6h 后可床上活动 □无导尿者指导床上或离床排尿	□病区内活动	□病区内活动
饮食	□术前禁食水 □术后 6h 可进流食	□半流食 □多饮水	□半流食 □多饮水

实 施 规 范

【住院第 1 日(急诊手术日)】

1. 急诊入院常规护理。

2. 常规安全防护教育。

3. 了解术前相关检查结果,如有异常及时与医生沟通。

4. 每 1~2 小时巡视病人,评估病人疼痛情况,协助取舒适卧位。了解病人的心理状态,向病人讲解疾病的相关知识,增强病人治疗信心,减轻焦虑、恐惧心理。

5. 送手术前

（1）为病人测量体温、脉搏、呼吸、血压；如有发热、血压过高、女性月经来潮等情况均应及时报告医生。

（2）修剪指（趾）甲、剃胡须，女性病人勿化妆及涂染指（趾）等。长发病人头发扎起，协助病人取下义齿、项链、耳钉、手链、发夹等物品，并交给家属妥善保管。

（3）告知病人手术的时间，术前禁食水等准备事项，并嘱病人排尿。

（4）皮肤准备（肛周 20cm 范围）后，更换清洁病员服。

（5）遵医嘱术前用药。

（6）带病历、术中用物等，平车护送病人入手术室。

6. 术后回病房

（1）每 1~2 小时巡视病人：①注意病人的意识及生命体征的变化。②切口敷料渗血情况，如病人出现恶心、呕吐、心慌、出冷汗、面色苍白等并伴肛门坠胀感和急迫排便感等进行性加重的现象，及时通知医生进行止血等处置。③体温 <35℃应给予保暖；体温 >38℃应通知医生，遵医嘱降温。④观察用药后反应。

（2）术后 6 小时内给予去枕平卧位，头偏向一侧，可床上活动肢体。

（3）术后 6 小时如无恶心、呕吐等麻醉后反应，可遵医嘱进流食。

（4）无留置导尿者，术后 24 小时内，每 4~6 小时嘱病人排尿 1 次。避免因手术、麻醉刺激、疼痛等原因造成术后的尿潴留。若术后 8 小时仍未排尿且有下腹胀痛感、隆起时，可行诱导排尿、针刺或导尿等方法。

（5）预防压疮。

（6）并发症的观察和处理。

【术后第 1 日 ~ 出院前 1 日】

1. 每 2~3 小时巡视病人

（1）注意病人的病情及生命体征的变化，体温 >38℃应通知医生。

（2）切口敷料渗血情况，若渗血渗液较多时，及时通知医生予以更换。

（3）观察用药后反应。

2. 指导病人高锰酸钾溶液坐浴。

3. 告知病人应保持大便通畅，防止用力排便，使伤口裂开。如有便秘，及时告知医生给予口服液状石蜡或其他缓泻剂，但切忌灌肠。

4. 指导病人进食无渣或少渣流质为主的清淡饮食。

5. 鼓励病人多饮水，每日 2000~2500ml，预防便秘。

6. 指导病人病室内活动（做好跌倒或坠床风险评估），活动时以不引起疲劳为宜。

7. 并发症的观察和护理。

【出院日】

1. 每 2~3 小时巡视病人

（1）注意病人的病情及生命体征的变化，体温 >38℃应通知医生。

（2）切口敷料渗血情况，渗血、渗液较多时，及时通知医生予以更换。

（3）观察用药后反应。

2. 指导病人高锰酸钾溶液坐浴。

3. 告知病人应保持大便通畅,防止用力排便,使伤口裂开。如有便秘,及时告知医生给予口服液状石蜡或其他缓泻剂,但切忌灌肠。

4. 指导病人进无渣或少渣流质、半流质为主的清淡食物。

5. 鼓励病人多饮水,每日 2000~2500ml,预防便秘。

6. 指导病人病室内活动(做好跌倒或坠床风险评估),活动时以不引起疲劳为宜。

7. 并发症的观察和护理。

8. 出院指导

(1) 休息与活动。

(2) 饮食指导。

(3) 用药指导。

(4) 提高自护能力。

9. 出院流程指导。

（沈　莹）

第十节　肛周脓肿的临床护理路径

临床护理路径表

时间	住院第1日(急诊手术日)	术后第1日~出院前1日	出院日
护理处置	□ T、P、R、BP □体重 □入院护理评估 □医嘱相关治疗处置执行及指导 　□采集血、尿标本 　□心电图 　□胸部 X 线 　□药物过敏试验 　□静脉输液 　□其他 □环境介绍 □住院须知 □负责医生 □责任护士 □跌倒或坠床预防 □压疮预防 □烫伤预防 □戒烟的宣教 □ 1~2h 巡视观察 □了解术前相关检查结果,如有异常及时与医生沟通	□ 2~3h 巡视观察 　□ T、P、R、BP 　□切口敷料 　□用药后反应 　□并发症 　□其他 □医嘱相关治疗、处置执行及指导 　□静脉输液 　□坐浴 　□其他	□ 2~3h 巡视观察 　□切口敷料 　□用药后反应 　□并发症 　□其他 □医嘱相关治疗、处置执行及指导 　□坐浴 　□其他

续表

时间	住院第 1 日 (急诊手术日)	术后第 1 日 ~ 出院前 1 日	出院日
护理处置	送手术前 □ T、P、R、BP □ 修剪 (勿染) 指 (趾) 甲 □ 剃胡须等 □ 术前宣教 □ 皮肤准备 □ 协助更换病员服, 做好个人卫生 □ 术前用药 □ 检查术前准备情况, 做好指导 □ 携带病历、用物 □ 平车护送入手术室 术后回病房 □ 1~2h 巡视观察 　□ T、P、R、BP 　□ 切口敷料 　□ 留置导尿 　□ 用药后反应 　□ 并发症 □ 医嘱相关治疗、处置执行及指导 　□ 静脉输液 　□ 其他 □ 疼痛护理 □ 皮肤护理 □ 生活护理 □ 心理护理	□ 疼痛护理 □ 皮肤护理 □ 生活护理 □ 心理护理	□ 疼痛护理 □ 生活护理 □ 心理护理 □ 健康教育 □ 出院指导 □ 出院流程指导
活动体位	□ 术后去枕平卧 6h □ 无导尿者指导床上或离床排尿	□ 病区内活动	□ 病区内活动
饮食	□ 术前禁食水 □ 术后 6h 可进流食	□ 半流食 (无渣 / 少渣) □ 多饮水	□ 半流食 (无渣 / 少渣) □ 多饮水

实 施 规 范

【住院第 1 日 (急诊手术日)】

1. 急诊入院常规护理。

2. 常规安全防护教育。

3. 了解术前相关检查结果, 如有异常及时与医生沟通。

4. 每 1~2 小时巡视病人

(1) 评估病人疼痛情况, 协助取舒适卧位, 避免局部受压, 加重疼痛。

(2) 了解病人的心理状态, 向病人讲解疾病的相关知识, 增强病人治疗信心, 减轻焦虑、恐惧心理。

5. 送手术前

(1) 为病人测量体温、脉搏、呼吸、血压;如有发热、血压过高、女性月经来潮等情况均应及时报告医生。

(2) 修剪指(趾)甲、剃胡须,女性病人勿化妆及涂染指(趾)等。长发病人头发扎起,协助病人取下义齿、项链、耳钉、手链、发夹等物品,并交给家属妥善保管。

(3) 告知病人手术的时间,术前禁食水等准备事项,并嘱病人排尿。

(4) 皮肤准备(肛周 20cm 范围)后,更换清洁病员服。

(5) 遵医嘱术前用药。

(6) 带病历、术中用物等,平车护送病人入手术室。

6. 术后回病房

(1) 每 1~2 小时巡视病人:①注意病人的意识及生命体征的变化。②观察切口敷料渗血情况,如病人出现恶心、呕吐、心慌、出冷汗、面色苍白等并伴肛门坠胀感和急迫排便感等进行性加重的现象,及时通知医生行止血等处置。③体温 <35℃,应给予保暖;体温 >38℃,应通知医生,遵医嘱降温。④观察用药后反应。

(2) 术后 6 小时内给予去枕平卧位头偏一侧,可床上活动肢体。

(3) 术后 6 小时如无恶心、呕吐等麻醉后反应,可遵医嘱进流食。

(4) 无留置导尿者,术后 24 小时内,每 4~6 小时嘱病人排尿 1 次。避免因手术、麻醉刺激、疼痛等原因造成术后的尿潴留。若术后 8 小时仍未排尿且有下腹胀痛感、隆起时,可行诱导排尿、针刺或导尿等方法。

(5) 预防压疮。

(6) 并发症的观察和护理。

【术后第 1 日～出院前 1 日】

1. 每 2~3 小时巡视病人

(1) 注意病人的病情及生命体征的变化,体温 >38℃,应通知医生。

(2) 观察切口敷料渗血情况,渗血渗液较多时,及时通知医生予以更换。

(3) 观察用药后反应。

2. 指导病人高锰酸钾溶液坐浴。

3. 告知病人应保持大便通畅,防止用力排便,使伤口裂开。如有便秘,及时告知医生给予口服液状石蜡或其他缓泻剂,但切忌灌肠。

4. 指导病人病室内活动(做好跌倒或坠床风险评估),活动时以不引起疲劳为宜。

5. 指导病人进无渣或少渣流质、半流质为主的清淡食物,如藕粉、莲子羹、稀粥、面条等,忌食辛辣食物,以减少肠蠕动、粪便形成和排便,促进切口愈合。

6. 鼓励病人多饮水,每日 2000~2500ml,预防便秘。

7. 并发症的观察和护理。

【出院日】

1. 每 2~3 小时巡视病人

(1) 注意病人的病情及生命体征的变化,体温 >38℃应通知医生。

(2) 切口敷料渗血情况,渗血、渗液较多时及时通知医生予以更换。

(3) 观察用药后反应。

2. 指导病人高锰酸钾溶液坐浴。

3. 告知病人应保持大便通畅,防止用力排便,使伤口裂开。如有便秘,及时告知医生给予口服液状石蜡或其他缓泻剂,但切忌灌肠。

4. 指导病人病室内活动(做好跌倒或坠床风险评估),活动时以不引起疲劳为宜。

5. 指导病人进无渣或少渣流质为主的清淡食物。

6. 鼓励病人多饮水,每日 2000~2500ml,预防便秘。

7. 并发症的观察和护理。

8. 出院指导

(1) 休息与活动。

(2) 饮食指导。

(3) 用药指导。

(4) 提高自护能力。

9. 出院流程指导。

(沈　莹)

第十一节　直肠癌的临床护理路径

临床护理路径表

时间	住院第 1 日	住院第 2 日 ~ 手术前 1 日	手术当日	术后第 1 日 ~ 第 2 日	术后第 3 日 ~ 出院前 1 日	出院日
护理处置	□环境介绍 □住院须知 □负责医生 □责任护士 □T、P、R、BP □体重 □入院护理评估 □跌倒或坠床预防 □压疮预防 □烫伤预防 □协助更换病员服,做好个人卫生	□2~3h 巡视观察 □腹痛 □排便 □其他 □完善相关检查 □心电图 □腹部超声 □胸部 X 线 □肠镜 □肠 CT □其他	送手术前 □T、P、R、BP □修剪(勿染)指(趾)甲 □剃胡须等 □术前宣教 □皮肤准备 □更换病员服 □留置胃管 □术前用药 □检查术前准备情况 □携带病历、影像资料、术中用物等 □平车护送入手术室	□2~3h 巡视观察 □切口敷料 □引流管 □腹痛、腹胀 □排气、排便 □用药后反应 □并发症	□2~3h 巡视观察 □切口敷料 □引流管 □腹痛、腹胀 □排气、排便 □用药后反应 □并发症	□2~3h 巡视观察 □医嘱相关治疗、处置执行及指导

续表

时间	住院第1日	住院第2日～手术前1日	手术当日	术后第1日～第2日	术后第3日～出院前1日	出院日
护理处置	□医嘱相关治疗、处置执行及指导 □2~3h巡视观察 □腹痛 □排便 □其他 □戒烟的宣教	□医嘱相关治疗、处置执行及指导 □口服药物 □静脉输液 □备血（复查血型） □静脉输血 □肠道准备 □药物过敏试验 □必要时用镇静催眠药 □其他 □相关手术准备及指导 □练习深呼吸、咳嗽咳痰 □其他 □生活护理 □心理护理	术后回病房 □30min~1h巡视观察 □T、P、R、BP □切口敷料 □引流管 □用药后反应 □并发症 □医嘱相关治疗、处置执行及指导 □心电监测 □血氧饱和度 □胃肠减压 □氧气吸入 □口腔护理 □雾化吸入 □深静脉置管 □静脉输液 □静脉注射 □引流管 □肠造口 □其他 □呼吸道的管理 □疼痛护理 □皮肤护理 □生活护理 □心理护理	□医嘱相关治疗、处置执行及指导 □口腔护理 □雾化吸入 □深静脉置管 □静脉输液 □静脉注射 □引流管 □肠造口 □其他 □呼吸道的护理 □疼痛护理 □皮肤护理 □生活护理 □心理护理 □健康教育	□医嘱相关治疗、处置执行及指导 □口腔护理 □雾化吸入 □深静脉置管 □静脉输液 □静脉注射 □引流管 □肠造口 □其他 □呼吸道的护理 □疼痛护理 □皮肤护理 □生活护理 □心理护理 □健康教育	□出院指导 □出院流程指导
活动体位	□病区内活动	□病区内活动	□术后去枕平卧6h后,床上活动	□床上活动 □遵医嘱取合适卧位	□床上活动 □遵医嘱离床活动,注意保护伤口	□病区内活动,注意保护伤口,防止牵拉
饮食	□半流食 □次晨需空腹化验,0:00后禁食水	□各种化验检查后可进半流食 □术前1日20:00后禁食,0:00后禁饮水	□禁食水	□胃管拔除后进不胀气流食	□流食 □无不适可遵医嘱改半流食	□半流食

实 施 规 范

【住院第1日】

1. 入院常规护理。

2. 病房应安静、清洁舒适、空气新鲜洁净,每日通风1~2次,温度18~22℃,湿度50%~60%,以发挥呼吸道的自然防御功能。

3. 常规安全防护教育和健康指导。

4. 每2~3小时巡视病人

(1) 80%~90%病人有便血情况,听取病人主诉,评估便血情况,及时通知医生。

(2) 了解病人的心理状态,向病人讲解疾病的相关知识,增强病人治疗信心,减轻焦虑、恐惧心理。

5. 指导病人遵医嘱饮食,进食高热量、高蛋白及富含维生素的半流质食物。

【住院第2日~手术前1日】

1. 每2~3小时巡视病人

(1) 80%~90%病人有便血情况,听取病人主诉,评估便血情况,及时通知医生。

(2) 了解病人的心理状态,向病人讲解疾病的相关知识,增强病人治疗信心,减轻焦虑、恐惧心理。

2. 根据医嘱正确采集标本,进行相关检查。

3. 根据医嘱进行治疗、处置,注意观察用药后反应,必要时输血治疗。

4. 术前落实相关化验、检查结果回报的情况,如有异常及时与医生沟通。

5. 指导病人注意休息,协助做好生活护理。病室内活动,活动时以不引起疲劳为宜。

6. 相关手术常规准备及指导。

7. 对有吸烟饮酒嗜好者,指导戒烟戒酒。

8. 了解病人的心理状态,向病人讲解疾病的相关知识、介绍同种疾病手术成功的例子,增强病人手术的信心,减轻焦虑、恐惧心理。

【手术当日】

一、送手术前

1. 术晨为病人测量体温、脉搏、呼吸、血压;如有发热、血压过高、女性月经来潮等情况均应及时报告医生,以确定是否延期手术。

2. 修剪指(趾)甲、剃胡须,女性病人勿化妆及涂染指(趾)等。长发病人头发扎起,协助病人取下义齿、项链、耳钉、手链、发夹等物品,并交给家属妥善保管。

3. 皮肤准备(上平双乳头连线,下至大腿上1/3,两侧至腋后线,包括肛周20cm范围。做好脐部清洁)后,更换清洁病员服。

4. 术前遵医嘱留置胃管。

5. 遵医嘱术前用药。

6. 嘱病人排尿,带病历、影像学资料、术中用物等,平车护送病人入手术室。

二、术后回病房

1. 每30分钟~1小时巡视病人

(1) 注意病人的意识、生命体征及血氧饱和度的变化。体温<35℃应给予保暖,体

温 >38℃应通知医生,遵医嘱降温。

（2）观察切口敷料的情况,保持敷料整洁,如有渗出或污染时,及时通知医生予以更换。

（3）观察引流液的颜色、性状、量,保持引流管固定可靠、通畅,勿打折、受压、扭曲及脱出。

（4）评估病人疼痛情况,采取相应护理措施。

（5）术后如短时间内从胃管或腹腔引流管引流出大量新鲜血液,或者病人出现呕血或黑便,应立即通知医生,并遵医嘱进行相关的治疗和处置。

（6）观察用药后反应。

2. 术后 6 小时内给予去枕平卧位,头偏向一侧。

3. 留置尿管的护理。

4. 并发症的观察和护理。

5. 肠造口的护理。

6. 注意呼吸道的管理,指导病人深呼吸和有效咳嗽。

7. 术后病人疼痛的程度存在个体差异,协助病人取舒适卧位,尽量分散其注意力,必要时遵医嘱予镇静止痛药物治疗。

8. 预防压疮。

9. 做好心理护理,协助做好生活护理。

【术后第 1 日～第 2 日】

1. 每 1~2 小时巡视病人

（1）根据病情测量生命体征,及时通知医生。

（2）观察切口敷料的情况,保持敷料整洁。如有渗出及污染时,及时通知医生予以更换。

（3）注意引流液的颜色、性状、量,保持引流管固定可靠、通畅,勿打折、受压、扭曲及脱出。

（4）观察肠蠕动恢复情况,即有无排气、排便。

（5）观察用药后反应。

2. 加强呼吸道的管理,指导病人深呼吸和有效咳嗽。

3. 术后病人疼痛的程度存在个体差异,协助病人取舒适卧位,尽量分散其注意力,必要时遵医嘱应用镇静止痛药物治疗。

4. 根据医嘱为病人采取合适体位

（1）经腹直肠癌切除术（Dixen）:术后第 2~3 日,如果病人病情许可,协助病人离床活动。

（2）腹会阴直肠癌根治术（Miles）:离床活动时间比经腹直肠癌切除术迟一些,卧床时取低的半卧位,注意保护会阴部切口和引流,经医生同意后协助病人移到床边进行离床活动。

5. 预防压疮。

6. 术后鼓励病人早期活动,促进肠蠕动的恢复,预防肠粘连、深静脉血栓的发生。如病情允许协助病人早期离床病室内活动,做好跌倒或坠床的风险评估,先扶病人床上坐起,如无头晕、恶心方可离床;将引流袋别在上衣下角,低于切口平面,防止腹腔逆行感染,活动时以不引起疲劳为宜。

7. 肠造口的护理。

8. 并发症的观察和护理。

9. 做好心理护理及生活护理。

【术后第3日~出院前1日】

1. 每2~3小时巡视病人

(1) 根据病情测量生命体征,及时通知医生。

(2) 观察切口敷料的情况,保持敷料整洁。如有渗出或污染时,及时通知医生予以更换。

(3) 注意引流液的颜色、性状、量,保持引流管固定可靠、通畅,勿打折、受压、扭曲及脱出。

(4) 观察肠蠕动恢复情况,即有无排气排便。

(5) 观察用药后反应。

2. 加强呼吸道的管理,指导病人深呼吸和有效咳嗽。

3. 术后鼓励病人早期活动,促进肠蠕动的恢复,预防肠粘连、深静脉血栓的发生。如病情允许协助病人早期离床病室内活动,做好跌倒或坠床的风险评估,先扶病人床上坐起,如无头晕、恶心方可离床;将引流袋别在上衣下角,低于切口平面,防止腹腔逆行感染,活动时以不引起疲劳为宜。

4. 术后48~72小时排气后,无腹痛、腹胀等不适即可拔除胃管,根据医嘱指导病人正确进食,1周之内从不胀气流食、流食过渡到半流食,2周左右可以进普食。注意补充高热量、高维生素、高蛋白及易消化的营养丰富饮食。

5. 腹会阴联合直肠癌根治术后一般留置尿管1~2周左右,拔管前先试行夹管,每4~6小时开放,训练膀胱的舒缩功能,防止排尿功能障碍。

6. 并发症的观察和护理。

7. 做好心理护理及生活护理。

【出院日】

1. 每2~3小时巡视病人,听取病人主诉,做好护理评估。

2. 出院指导

(1) 休息与活动。

(2) 饮食指导。

(3) 用药指导。

(4) 提高自护能力。

3. 出院流程指导。

（沈　莹）

第十二节　原发性肝癌的临床护理路径

临床护理路径表

时间	住院第1日	住院第2日~手术前1日	手术当日	术后第1日~第3日	术后第4日~出院前1日	出院日
护理处置	□环境介绍 □住院须知 □负责医生 □责任护士 □T、P、R、BP □体重 □入院护理评估 □协助更换病员服，做好个人卫生 □跌倒或坠床预防 □压疮预防 □烫伤预防 □1~2h巡视观察 　□腹部体征 □医嘱相关治疗、处置执行及指导 　□保肝治疗 　□静脉补液 　□维生素K₁肌内注射	□1~2h巡视观察 　□用药后反应 　□其他 □采集血尿便标本 □完善相关检查 　□心电图 　□腹部超声 　□胸部X线 　□CT 　□其他 □了解术前相关检查结果，如有异常及时与医生沟通 □医嘱相关治疗、处置执行及指导 　□备血（复查血型） 　□药物过敏试验 　□肠道准备 　□静脉补液 　□术前晚灌肠 　□必要时用镇静催眠药 　□其他 □相关手术准备及指导 　□练习床上排尿 　□掌握深呼吸、有效咳嗽的方法 　□其他	送手术前 □T、P、R、BP □皮肤准备 □更换病员服 □术前用药 □检查术前准备情况 □携带病历、影像资料、术中用物等 □平车护送入手术室 术后回病房 □30min~1h巡视观察 　□T、P、R、BP 　□胃肠减压 　□深静脉置管 　□引流管 　□切口敷料 　□留置导尿 　□并发症 　□用药后反应 □医嘱相关治疗、处置执行及指导 　□心电监测 　□血氧饱和度监测 　□氧气吸入 　□静脉输液 　□口腔护理 　□雾化吸入 　□会阴护理 　□其他	□1~2h巡视观察 　□T、P、R、BP 　□胃肠减压 　□深静脉置管 　□引流管 　□切口敷料 　□排气排便 　□并发症 　□用药后反应 　□其他 □医嘱相关治疗、处置执行及指导 　□静脉输液 　□口腔护理 　□雾化吸入 　□氧气吸入 　□其他	□1~2h巡视观察 　□T、P、R、BP 　□深静脉置管 　□引流管 　□切口敷料 　□并发症 　□排气排便 　□用药后反应 　□其他 □医嘱相关治疗、处置执行及指导 　□静脉输液 　□其他	□1~2h巡视观察 　□切口敷料 □医嘱相关治疗、处置执行及指导

续表

时间	住院第1日	住院第2日~手术前1日	手术当日	术后第1日~第3日	术后第4日~出院前1日	出院日
护理处置	□戒烟、戒酒的宣教 □指导病人避免致腹内压增加的相关知识 □心理护理	□生活护理 □心理护理	□呼吸道的管理 □疼痛护理 □皮肤护理 □生活护理 □心理护理 □健康教育	□呼吸道的管理 □疼痛护理 □皮肤护理 □生活护理 □心理护理 □健康教育	□生活护理 □心理护理 □健康教育	□出院指导 □出院流程指导
活动体位	□卧床休息 □病区内活动	□卧床休息 □病区内活动	□术后去枕平卧6h头偏向一侧 □麻醉清醒6h后,生命体征平稳后半卧位 □协助病人床上翻身、主动或被动活动双下肢	□半卧位 □协助病人床上活动,主动或被动活动双下肢 □病情允许可协助早期离床病室内活动	□卧床时应取半卧位 □病室内活动	□卧床时应取半卧位 □病区内活动
饮食	□半流食 □次日需空腹化验、检查,0:00后禁食水	□半流食 □肠道准备后遵医嘱予全流食 □手术前1日20:00后禁食,0:00后禁饮水	□禁食水	□胃肠减压期间禁食水	□停胃肠减压后,遵医嘱不胀气流食 □流食或半流食	□半流食

实 施 规 范

【住院第1日】

1. 入院常规护理。

2. 常规安全防护教育和健康指导。

3. 指导病人遵医嘱饮食,进高热量、高蛋白及富含维生素的半流质食物。

4. 每1~2小时巡视病人,了解病人的心理、饮食及健康教育落实情况。若病人出现寒战、高热、腹痛、黄疸等,应及时通知医生。

5. 遵医嘱进行治疗、处置

（1）肝功能受损者,给予保肝药物。

（2）静脉输液。

（3）维生素 K_1 等药物肌内注射,改善肝功能,预防术后出血。

6. 对有吸烟饮酒嗜好者,指导戒烟戒酒。

7. 指导病人若出现咳嗽、排尿困难、便秘等使腹内压增加的症状,应及时通知医生。

8. 给予心理护理。

【住院第 2 日～手术前 1 日】

1. 每 1~2 小时巡视病人

（1）注意病人的病情及生命体征的变化,严密观察病人有无发热、腹痛、黄疸等症状。

（2）注意观察病人用药后,肝功能有无改善及有无用药后不良反应。

2. 根据医嘱正确采集标本。指导病人完善各项术前检查,告知各种检查的时间、地点及相关注意事项等。并了解术前相关化验、检查结果回报的情况,如有异常及时与医生沟通。需了解病人的出凝血时间、凝血酶原时间和血小板等,术前 3 日给予维生素 K_1 肌内注射,以改善凝血功能,预防术中、术后出血。

3. 根据医嘱进行治疗、处置

（1）根据医嘱正确备血（复查血型）,行药物过敏试验。

（2）口服肠道准备药物,评估病人排便情况。做好安全防护,防止病人排泄过度,虚脱晕倒。

（3）根据医嘱静脉补液。给予营养支持、输血等,以纠正低蛋白血症,提高手术耐受力。

（4）术前晚灌肠,以减少氨的来源和消除术后可能发生肝性脑病的部分因素。根据医嘱使用开塞露或用 0.9% 氯化钠溶液灌肠等促使残留粪便的排出,以防麻醉后肛门括约肌松弛,粪便排出,增加污染的机会。若术前体温 >37℃应通知医生。

4. 相关手术常规准备及指导

5. 做好病人的生活护理,协助病人洗漱、进餐等。了解病人的心理状态,向病人讲解疾病的相关知识、介绍同种疾病手术成功的例子,增强病人手术的信心,减轻焦虑、恐惧心理。

【手术当日】

一、送手术前

1. 术晨为病人测量体温、脉搏、呼吸、血压;如有发热、血压过高、女性月经来潮等情况均应及时报告医生,以确定是否延期手术。

2. 协助病人洗漱,不允许化妆,长发扎起,取下义齿、项链、耳钉、手链、发夹等物品,并交给家属妥善保管。

3. 术区皮肤准备（范围:上起乳头连线,两侧至腋中线,下至大腿上 1/3,包括会阴部）后,更换清洁病员服。

4. 行胃肠减压（置管后需 2 人确认后,双签字,并观察有无声音嘶哑）。

5. 遵医嘱术前用药。

6. 嘱病人排尿后,携带病历、CT 片、导尿包、术中带药等,平车护送入手术室。

二、术后回病房

1. 每 30 分钟～1 小时巡视病人

（1）密切监测病人生命体征,体温 <35℃应给予保暖（告知家属不可自行使用热水袋等物品取暖,以防烫伤）;体温 >38℃应通知医生,遵医嘱降温。给予持续氧气吸入,如出现呼吸浅慢或不规则、血氧饱和度低于 90%,应立即通知医生并给予面罩氧气吸入,以保证肝供氧量,促使肝细胞再生,恢复肝功能。

（2）妥善固定胃肠减压、腹腔引流管及导尿管,防止扭曲打折,密切观察引流液及尿液的颜色、性状、量等情况。手术后当日可从肝旁引流管引流出血性液体 100~300ml,若血性液体增多,应警惕腹腔内出血。若明确为凝血机制障碍性出血,可遵医嘱给予凝血酶原复合物、凝血因子Ⅰ、输新鲜血、纠正低蛋白血症。若短期内或持续引流较大量的血液,或经输血、输液,病人血压、脉搏仍不稳定时,应做好再次手术止血的准备。

(3) 注意观察切口敷料有无渗血、脱落。

(4) 观察腹部体征,有无腹部压痛、反跳痛及肌紧张,观察腹痛的部位、性质、持续时间等,异常及时通知医生处理。

2. 并发症的观察和护理。

3. 加强呼吸道的管理,指导病人深呼吸和有效咳嗽。

4. 评估病人疼痛情况,必要时遵医嘱予镇静止痛药物治疗。

5. 预防压疮。

6. 做好生活护理,如洗脸、洗头、大小便等。

7. 予以心理护理,鼓励病人战胜疾病的信心。

8. 病人术后去枕平卧6小时,头偏向一侧,6小时后,病人血压平稳予半卧位。为防止术后肝断面出血,一般不鼓励病人早期活动。术后24小时内卧床休息,避免剧烈咳嗽,引起术后出血。

【术后第1日~第3日】

1. 每1~2小时巡视病人

(1) 密切观察病人病情变化,监测生命体征。做半肝以上切除手术的病人,需间歇吸氧3~4日,以提高氧的供给,保护肝功能。

(2) 观察引流液的性状、量,防止引流管受压、打折或脱落;定时挤压引流瓶保持有效的负压,保持引流通畅。

(3) 密切观察切口敷料有无渗血、脱落,如有渗出或污染及时通知医生予以更换。

(4) 密切观察病人胃肠道功能恢复情况,有无腹痛、腹胀、排气、排便等情况。

(5) 注意用药后的反应。

(6) 拔除尿管后注意观察病人的排尿是否顺利。

2. 并发症的观察和护理。

3. 遵医嘱进行静脉输液(抗炎、止血、补液、抑酸、保肝等治疗)、口腔护理、雾化吸入、氧气吸入。对肝功能不良伴腹水者,积极保肝治疗,严格控制水和钠盐的摄入量,准确记录24小时液体出入量,每日观察、记录体重及腹围变化。

4. 加强呼吸道的管理,指导病人深呼吸和有效咳嗽。

5. 术后病人疼痛程度存在个体差异,协助病人取舒适卧位,尽量分散其注意力,必要时遵医嘱予镇静止痛药物治疗。

6. 定时协助病人翻身,保护受压部位皮肤,预防压疮的发生。

7. 做好生活护理,如洗脸、洗头、大小便等。

8. 给予心理护理。

9. 相关知识宣教及指导。

【术后第4日~出院前1日】

1. 每1~2小时巡视病人

(1) 密切观察病人病情变化,根据病情监测生命体征。

（2）妥善固定引流管,防止引流管受压、打折或脱落;定时挤压引流瓶保持有效的负压,保持引流通畅;密切观察引流液的颜色、性状、量等情况并记录。腹腔引流管拔除后,注意观察病人有无发热、腹胀腹痛等症状。

（3）密切观察切口敷料有无渗血、脱落。

（4）是否出现膈下积液及脓肿:若病人术后体温在正常后再度升高,或术后体温持续不降,同时伴有上腹部或右季肋部胀痛、呃逆、脉快、白细胞增多等表现,立即通知医生。

（5）密切观察病人胃肠道功能恢复情况,有无腹痛、腹胀、排气、排便等情况。

（6）注意用药后的反应。

2. 遵医嘱进行静脉输液,引流管护理等治疗。

3. 做好生活护理及心理护理。

4. 遵医嘱逐渐进食全流食至半流食。嘱病人少量多餐,如餐后不适,及时通知医生。卧床时给予病人半卧位,加强床上肢体功能锻炼,鼓励病人离床活动。

【出院日】

1. 每 1~2 小时巡视病人,注意切口敷料有无渗出。

2. 出院指导

（1）休息与活动。

（2）饮食指导。

（3）用药指导。

（4）提高自护能力。

3. 出院流程指导。

（贾立红）

第十三节　胆囊结石的临床护理路径

临床护理路径表

时间	住院第 1 日	住院第 2 日～手术前 1 日	手术当日	术后第 1 日～出院前 1 日	出院日
护理处置	□环境介绍 □住院须知 □负责医生 □责任护士 □协助更换病员服,做好个人卫生 □T、P、R、BP □体重	□1~2h 巡视观察 　□T、P、R、BP 　□腹部体征 □了解术前相关检查结果,如有异常及时与医生沟通 □相关手术准备及指导 　□进行深呼吸、有效咳嗽 　□床上排尿	送手术前 □T、P、R、BP □皮肤准备 □更换病员服 □术前用药 □检查术前准备情况 □携带影像资料等 □平车护送入手术室	□1~2h 巡视观察 　□T、P、R、BP □切口敷料 □引流管 □并发症 □医嘱相关治疗、处置执行及指导 □静脉输液	□2~3h 巡视观察 □切口敷料 □医嘱相关治疗、处置执行及指导

续表

时间	住院第1日	住院第2日~ 手术前1日	手术当日	术后第1日~ 出院前1日	出院日
护理 处置	□医嘱相关治疗、 　处置执行及 　指导 □入院护理评估 □跌倒或坠床 　预防 □压疮预防 □烫伤预防 □1~2h巡视观察 　□腹部体征 □指导病人掌握 　深呼吸、有效咳 　嗽的方法 □生活护理 □心理护理	□皮肤护理 □心理护理 □生活护理 □医嘱相关治疗、处置 　执行及指导 　□抗生素试验 　□术前晚灌肠 　□必要时给镇静催 　　眠药	术后回病房 □30min~1h巡视观察 　□T、P、R、BP 　□切口敷料 　□引流管 　□并发症 □医嘱相关治疗、处置 　执行及指导 　□氧气吸入 　□心电监测、血氧饱 　　和度监测 　□静脉输液 　□留置导尿 　□适时给镇痛药 □无留置尿管者协助 　排尿 □术后宣教 　□深呼吸及有效 　　咳嗽 　□主动或被动活动 　　双下肢 　□烫伤预防 □疼痛护理 □皮肤护理 □生活护理 □心理护理	□疼痛护理 □皮肤护理 □生活护理 □心理护理	□生活护理 □出院指导 □出院流程 　指导
活动 体位	□病区内活动	□病区内活动	□术后去枕平卧6h □6h后,生命体征平 　稳半卧位,可以床 　上翻身、主动或被 　动活动双下肢 □无留置导尿者,护士 　可协助离床排尿	□病室内活动	□病区内 　活动
饮食	□低脂肪饮食 □次日需空腹化 　验及检查,0:00 　以后禁食水	□各种化验及检查后可 　进低脂肪饮食 □术前1日20:00后禁 　食,0:00后禁饮水	□禁食水	□半流食	□普食

实 施 规 范

【住院第1日】

1. 入院常规护理。

2. 常规安全防护教育和健康指导。

3. 指导病人进低脂肪食物,饮食宜清淡,少油,禁食肥肉、蛋黄、动物脑等,脂肪含量每日不应超过40g,尤其应限制动物脂肪的摄入。可进食高热量、高蛋白及富含维生素的食物。

4. 每1~2小时巡视病人,根据病人的病情观察生命体征及腹部体征;了解病人的心理、饮食及健康教育落实情况等。

5. 指导配餐员为病人办理餐卡并订餐(低脂肪饮食)。

【住院第2日~手术前1日】

1. 每1~2小时巡视病人,根据病人的病情观察生命体征及腹部体征等。

2. 术晨采集血、尿、便等标本。

3. 陪检人员陪同病人做检查:胸部X线、心电图、腹部超声、腹部CT等,告知病人检查时适当增减衣服,避免着凉。

4. 了解术前相关检查结果,异常检查报告及时与医生沟通。

5. 了解病人的心理状态,向病人讲解疾病的相关知识;介绍腹腔镜手术的必要性,介绍医院的技术水平及同种疾病手术成功的病例,增强病人对手术的信心,减轻焦虑、恐惧心理;同时动员病人的社会支持系统,使其感受到被关心和重视。

6. 相关手术常规准备及指导。

7. 做好心理护理及协助生活护理。

【手术当日】

一、送手术前

1. 术晨测量体温、脉搏、呼吸、血压;如有发热、血压过高、女性月经来潮等情况均应及时报告医生,以确定是否延期手术。

2. 协助病人洗漱,勿化妆,长发病人头发扎起,取下义齿、手表、首饰、眼镜等,并交给家属妥善保管。

3. 皮肤准备(上平乳头连线,下至大腿上1/3水平,两侧过腋后线)后,更换清洁病员服。

4. 遵医嘱术前用药。

5. 嘱病人排尿后,携带病历、相关影像资料等,平车护送病人入手术室。

二、术后回病房

1. 每30分钟~1小时巡视病人

(1)根据病人的病情测量生命体征,体温<35℃应给予保暖(告知家属不可自行用热水袋等取暖,以防烫伤);体温>38℃应通知医生,遵医嘱降温。注意观察病人有无胸闷、呼吸困难、血氧饱和度低等缺氧表现,及时通知医生处理。

(2)观察切口敷料有无渗血、渗液及脱落,如有渗出或污染时,及时通知医生予以更换。

（3）注意引流液的颜色、性状和量,保持引流管固定可靠、通畅,勿打折、受压、扭曲及脱落。

（4）观察腹部体征,注意有无腹痛、腹胀、排气、排便等情况。

2. 告知病人术后6小时内应去枕平卧位,头偏一侧,生命体征平稳后取半卧位,协助病人床上翻身、主动或被动活动双下肢,防止下肢静脉血栓的发生。无留置导尿者协助病人床上或离床排尿。

3. 并发症的观察和护理。

4. 指导病人掌握术后相关知识。

5. 做好心理护理及协助生活护理。

【术后第1日~出院前1日】

1. 每1~2小时巡视病人

（1）根据病人的病情测量生命体征,观察病情变化。

（2）观察切口敷料有无渗血、渗液及脱落,如有渗出或污染时,及时通知医生予以更换。

（3）注意引流液的颜色、性状和量,保持引流管固定可靠、通畅,勿打折、受压、扭曲及脱落。

（4）观察腹部体征,注意有无腹痛、腹胀、排气、排便等情况。

2. 指导病人可进半流食,宜进食无刺激性、易消化、咀嚼、含纤维少,少量多餐,每日5~6次,可进食稀粥、面条、蛋糕、各种汤、羹及乳类等。

3. 并发症的观察和护理。

4. 协助病人进行深呼吸、叩背及有效咳嗽。

5. 做好心理护理及协助生活护理。

【出院日】

1. 每2~3小时巡视病人,观察病人的生命体征及切口敷料有无渗液、渗血及脱落。

2. 出院指导

（1）休息与活动。

（2）饮食指导。

（3）用药指导。

（4）提高自护能力。

3. 出院流程指导。

（王春敏）

第十四节 胆管结石的临床护理路径

临床护理路径表

时间	住院第1日	住院第2日~手术前1日	手术当日	术后第1日~第3日	术后第4日~出院前1日	出院日
护理处置	□环境介绍 □住院须知 □负责医生 □责任护士 □T、P、R、BP □体重 □入院护理评估 □跌倒或坠床预防 □压疮预防 □烫伤预防 □协助更换病员服,做好个人卫生 □1~2h巡视观察 □腹部体征 □医嘱相关治疗、处置执行及指导 □药物过敏试验 □静脉输液	□1~2h巡视观察 □医嘱相关治疗、处置执行及指导 □碘过敏试验 □ERCP+EST术 □ENBD(鼻胆管引流) □备血(复查血型) □静脉输液 □必要时肠道准备 □术前晚灌肠(必要时清洁灌肠) □必要时用镇静催眠药 □了解术前相关检查结果,如有异常及时与医生沟通 □相关手术准备及指导 □进行深呼吸、有效咳嗽 □练习床上排尿	送手术前 □T、P、R、BP □洗漱,请勿化妆 □皮肤准备 □更换病员服 □胃肠减压 □术前用药 □检查术前准备情况 □携带影像资料等 □平车护送入手术室 术后回病房 □30min~1h巡视观察 □T、P、R、BP □胃肠减压 □深静脉置管 □切口敷料 □引流管 □留置导尿 □并发症 □医嘱相关治疗、处置执行及指导 □氧气吸入 □心电、血氧饱和度监测 □静脉输液 □适时给予镇痛药 □口腔护理 □雾化吸入 □会阴护理	□1~2h巡视观察 □T、P、R、BP □胃肠减压 □深静脉置管 □切口敷料 □引流管 □空肠造瘘肠内营养管 □留置导尿 □并发症 □医嘱相关治疗、处置执行及指导 □静脉输液 □适时给予镇痛药 □口腔护理 □雾化吸入 □会阴护理	□1~2h巡视观察 □T、P、R、BP □深静脉置管 □切口敷料 □T管引流 □如T管夹闭后,注意有无腹痛、发热及黄疸 □空肠造瘘肠内营养管 □并发症 □医嘱相关治疗、处置执行及指导 □静脉输液 □空肠造瘘肠内营养治疗 □相关知识宣教及指导 □活动时应轻柔小心,勿使引流管扭曲、受压及脱管 □床上坐起,进行深呼吸、叩背及有效咳嗽 □跌倒或坠床防护	□2~3h巡视观察 □切口敷料 □T管引流 □医嘱相关治疗、处置执行及指导

续表

时间	住院第 1 日	住院第 2 日 ~ 手术前 1 日	手术当日	术后第 1 日 ~ 第 3 日	术后第 4 日 ~ 出院前 1 日	出院日
护理处置	□指导病人进行深呼吸、有效咳嗽的方法 □心理护理 □生活护理	□疼痛护理 □皮肤护理 □心理护理 □生活护理	□术后相关知识的宣教 　□进行深呼吸、有效咳嗽 　□烫伤预防 □疼痛护理 □皮肤护理 □心理护理 □生活护理	□呼吸道的管理 □疼痛护理 □皮肤护理 □心理护理 □生活护理	□疼痛护理 □皮肤护理 □心理护理 □生活护理	□生活护理 □出院指导 □出院流程指导
活动体位	□病区内活动	□病区内活动 □ERCP+EST 术后病室内活动	□术后去枕平卧 6h,头偏向一侧 □麻醉清醒 6h 后,生命体征平稳半卧位 □协助病人床上翻身、主动或被动活动双下肢	□平卧位或半卧位 □协助病人床上活动,主动或被动活动双下肢 □病情允许可协助早期离床病室内活动	□病室内活动	□病区内活动
饮食	□低脂肪饮食 □次日需空腹化验、检查,0:00 以后禁食水	□化验检查后低脂肪饮食 □ERCP+EST 检查当日禁食水 □鼻胆管引流期间禁食水 □术前一日 20:00 后禁食,0:00 后禁饮水	□禁食水	□胃肠减压期间禁食水	□停胃肠减压后,遵医嘱不胀气流食 □流食或半流食	□半流食

实 施 规 范

【住院第1日】

1. 入院常规护理。

2. 常规安全防护教育和健康指导。

3. 指导病人进低脂肪食物,饮食宜清淡,少油,禁食肥肉、蛋黄、动物脑等,脂肪含量不应超过每日40g,尤其应限制动物脂肪的摄入。可进食高热量、高蛋白及富含维生素的食物。

4. 每1~2小时巡视病人,了解病人的心理、饮食及健康教育落实情况,若病人出现寒战、高热、腹痛、黄疸等,应及时通知医生。

5. 遵医嘱执行相关治疗、处置

(1) 肝功能受损者,给予保肝药物、维生素K_1等改善肝功能,预防术后出血。

(2) 有腹痛、发热者,做药物过敏试验,给予抗生素治疗。

6. 指导配餐员为病人办理餐卡并订餐(低脂肪饮食)。

【住院第2日～手术前1日】

1. 每1~2小时巡视病人,观察病人有无发热、腹痛、黄疸等症状。

2. 住院第2日晨采集血、尿、便等标本。

3. 术晨陪检人员带病人去做检查:胸部X线、心电图、腹部超声、腹部CT或磁共振、心脏超声、肺功能等;对当日不能完成的检查项目如CT、磁共振、心脏超声及肺功能等,由责任护士告知病人具体检查的时间、要求和安排,并告知去检查时适当增减衣服,避免着凉。

4. 对胆总管下段的结石,遵医嘱可行经内镜逆行胰胆管造影(endoscopic retrograde cholangio-pancreatography,ERCP)＋内镜下十二指肠乳头括约肌切开术(endoscopic sphincterotomy,EST)取石,做碘过敏试验阴性者,指导病人检查前4~6小时禁食水,检查后注意有无并发胰腺炎、出血及肠漏的发生,注意观察有无恶心、呕吐、腹痛、呕血、黑便及腹膜刺激征等;加强内镜鼻胆管引流术(endoscopic nasobiliary drainage,ENBD)的护理,注意观察引流液的颜色、性状和量等(正常引流液为胆汁,呈黄绿色、澄清、透明、每日200~500ml),异常及时通知医生处理。

5. 行ERCP术后当日禁食水,遵医嘱给止血、抗炎、抑酸、抑酶、补液等治疗,告知病人用药的目的及作用机制,观察药物的疗效,指导病人床上或病室内活动。

6. 了解术前相关检查结果,如有异常及时与医生沟通。

7. 了解病人的心理状态,向病人讲解疾病的相关知识;介绍同种疾病手术成功的病例,增强病人对手术的信心,减轻焦虑、恐惧心理。

8. 遵医嘱进行肠道准备,协助生活护理。

9. 相关手术常规准备及指导。

【手术当日】

一、送手术前

1. 术晨测量体温、脉搏、呼吸、血压;如有发热、血压过高、女性月经来潮等情况均应及时报告医生,以确定是否延期手术。

2. 协助病人洗漱,请勿化妆、染指甲,长发病人头发扎起,取下义齿、手表、首饰、眼镜等,并交给家属妥善保管。

3. 皮肤准备(上平乳头连线,下至大腿上 1/3 水平,两侧过腋后线)后,更换清洁病员服。

4. 胃肠减压。

5. 遵医嘱术前用药。

6. 嘱病人排尿后,携带病历、相关影像资料等,平车护送入手术室。

二、术后回病房

1. 每 30 分钟 ~1 小时巡视病人

(1)根据病人的病情测量生命体征,如体温 <35℃应给予保暖(告知家属不可自行用热水袋等取暖,以防烫伤);体温 >38℃应通知医生,遵医嘱降温;密切观察病人的呼吸频率及深度,观察是否有胸闷及呼吸困难,持续氧气吸入,如出现呼吸浅慢或不规则、血氧饱和度低于 90%,应立即通知医生给予面罩吸氧,指导病人做深呼吸以提高血氧含量。

(2)观察切口敷料有无渗血、渗液及脱落,如有渗出或污染时,及时通知医生予以更换。

(3)注意引流液的颜色、性状和量,保持引流管固定可靠、通畅,勿打折、受压、扭曲及脱落。

(4)观察腹部体征,有无腹部压痛、反跳痛及肌紧张,观察腹痛的部位、性质、持续时间等,异常及时通知医生处理,遵医嘱适时给予镇痛药。

2. 告知病人术后 6 小时内应去枕平卧位,头偏向一侧,6 小时后生命体征平稳取半卧位,利于引流和呼吸,每 1~2 小时协助病人床上翻身活动、主动或被动活动双下肢,防止下肢深静脉血栓的形成。

3. 并发症的观察与护理。

4. 术后指导病人掌握相关知识。

5. T 管引流的护理。

6. 做好心理护理及协助病人生活护理。

【术后第 1 日 ~ 第 3 日】

1. 每 1~2 小时巡视病人

(1)根据病人的病情测量生命体征,观察病情变化。

(2)观察切口敷料有无渗血、渗液及脱落,如有渗出及污染时,及时通知医生予以更换。

(3)注意引流液的颜色、性状和量,保持引流管固定可靠、通畅,勿打折、受压、扭曲及脱落。

(4)观察腹部体征,注意有无腹胀、腹痛、排气、排便等情况,异常及时通知医生处理。

2. 加强呼吸道的管理,指导病人深呼吸和有效咳嗽。

3. 并发症的观察与护理。

4. 结合病人个体情况,每 1~2 小时协助病人翻身,保护受压部位皮肤;如局部有压红应缩短翻身的间隔时间,以防止压疮的发生,指导病人主动或被动活动双下肢,防止下肢深静脉血栓的形成。

5. 加强空肠造瘘管肠内营养治疗的护理。

6. 相关知识宣教及指导

（1）进行深呼吸和有效咳嗽，防止肺不张和肺部感染。

（2）协助床上翻身、主动或被动活动双下肢、病情允许早期协助离床活动，做好跌倒或坠床的风险评估，先扶病人床上坐起，如无头晕、恶心方可离床，活动时以不引起疲劳为宜。

（3）胃肠减压期间禁食水，协助病人经常漱口，保持口腔清洁湿润，预防肺内感染等并发症。停胃肠减压后，遵医嘱进食不胀气流食，指导病人可进食水、米汤、无糖藕粉等，宜少量多餐。如进食后出现腹痛、腹胀等不适，应停止进食，通知医生处理。

7. 做好心理护理及协助生活护理。

8. 拔除留置导尿后协助病人排尿。

【术后第 4 日～出院前 1 日】

1. 每 1~2 小时巡视病人

（1）注意病人的生命体征（特别是体温的变化），如体温 >38℃，应通知医生采取降温措施。

（2）观察腹部体征变化，注意有无腹胀、腹痛、排气、排便等情况；观察切口敷料有无渗血、渗液及脱落。

2. T 管引流的护理

（1）引流量逐渐变少，每日 200~400ml。

（2）如果 T 管夹闭，应注意观察有无腹痛、发热、黄疸等，如有及时通知医生处理。

3. 并发症的观察与护理。

4. 加强空肠造瘘管肠内营养治疗的护理。

5. 指导病人病室内活动（做好跌倒或坠床的风险评估），活动时以不引起疲劳为宜，注意防止引流管脱落。

6. 指导病人饮食为半流食，应进高热量、高蛋白、高维生素、易消化、营养丰富的食物，可进食稀粥、面条、蛋糕、各种汤、羹、馄饨等，宜少量多餐，每日 5~6 次，以提高病人的抵抗力，促进康复。

7. 做好心理护理及协助生活护理。

【出院日】

1. 每 2~3 小时巡视病人，注意切口敷料、T 管局部敷料有无外渗等情况。

2. 出院指导

（1）休息与活动。

（2）饮食指导。

（3）用药指导。

（4）提高自护能力。

3. 出院流程指导。

（王春敏）

105

第十五节　胰腺癌的临床护理路径

临床护理路径表

时间	住院第1日	住院第2日～手术前1日	手术当日	术后第1日～第3日	术后第4日～第7日	术后第8日～出院前1日	出院日
护理处置	□环境介绍 □住院须知 □负责医生 □责任护士 □T、P、R、BP □体重 □入院护理评估 □协助更换病员服，做好个人卫生 □跌倒预防 □压疮预防 □溢伤预防 □1～2h巡视观察 □腹部体征 □医嘱相关治疗、处置执行及指导 □静脉输液 □监测血糖	□1～2h巡视观察 □腹部体征 □黄疸情况 □医嘱相关治疗、处置执行及指导 □碘剂试验 □抗生素试验 □经皮肝穿刺胆道造影及胆管内置管引流（PTCD）、经内镜逆行胰胆管造影（ERCP）及鼻胆管引流（ENBD） □备血（复查血型） □静脉输液 □肠道准备 □术前晚灌肠（必要时清洁灌肠） □必要时用镇静催眠药	送手术前 □T、P、R、BP □皮肤准备 □更换病员服，取下义齿、手表、首饰，眼镜等 □胃肠减压 □术前用药 □检查术前准备情况 □携带影像资料等 □平车护送入手术室 术后回病房 □30min～1h巡视观察 □T、P、R、BP □胃肠减压 □深静脉置管 □切口敷料 □多管引流 □留置导尿 □并发症	□1～2h巡视观察 □T、P、R、BP □胃肠减压 □深静脉置管 □切口敷料 □引流管 □留置导尿 □并发症 □医嘱相关治疗、置执行及指导 □氧气吸入 □心电、血氧饱和度监测 □静脉输液 □监测血糖 □空肠造瘘管肠内营养治疗 □适时给予镇痛药 □口腔护理 □雾化吸入 □会阴护理	□1～2h巡视观察 □T、P、R、BP □深静脉置管 □切口敷料 □引流管 □并发症 □医嘱相关治疗及指导 □静脉输液 □监测血糖 □空肠造瘘管肠内营养治疗	□1～2h巡视观察 □T、P、R、BP □切口敷料 □T管（或夹闭） □腹管引流 □并发症 □医嘱相关治疗、处置执行及指导 □空肠造瘘管肠内营养治疗 □监测血糖	□2～3h巡视观察 □T、P、R、BP □切口敷料 □T管夹闭 □腹管引流

续表

时间	住院第 1 日	住院第 2 日～手术前 1 日	手术当日	术后第 1 日～第 3 日	术后第 4 日～第 7 日	术后第 8 日～出院前 1 日	出院日
护理处置	□心理护理 □生活护理 □指导病人掌握深呼吸、有效咳嗽的方法	□了解术前相关检查结果，如有异常及时与医生沟通 □相关手术准备及指导 □进行深呼吸、有效咳嗽指导 □练习床上排尿 □疼痛护理 □皮肤护理 □心理护理 □生活护理	□医嘱相关治疗、处置执行及指导 □氧气吸入 □心电、血氧饱和度监测 □静脉输液 □监测血糖 □适时给予镇痛药 □口腔护理 □雾化吸入 □会阴护理 □术后相关知识的宣教 □进行深呼吸、有效咳嗽、烫伤预防 □疼痛护理 □皮肤护理 □心理护理 □生活护理	□相关知识宣教及指导 □协助病人进行深呼吸、叩背及有效咳嗽 □指导病人每日多次漱口，保持口腔清洁湿润 □疼痛护理 □皮肤护理 □心理护理 □生活护理	□疼痛护理 □皮肤护理 □心理护理 □生活护理	□疼痛护理 □皮肤护理 □心理护理 □生活护理	□出院指导 □出院流程指导
活动体位	□病区内活动	□病区内活动 □ERCP 或 PTCD 术后当日平卧位，可床上活动	□术后去枕平卧 6h，头偏向一侧 □麻醉清醒 6h 后，半卧位，生命体征平稳，协助病人床上翻身，主动或被动活动双下肢，防止下肢静脉血栓的形成	□半卧位 □可协助床上坐起，主动或被动活动双下肢	□半卧位 □协助离床病室内活动	□病室内活动	□病区内活动
饮食	□低脂肪饮食 □次日需空腹化验、检查，0:00 以后禁食水	□化验、检查后低脂肪饮食 □ERCP 或 PTCD 术后当日禁食水 □ENBD 引流后禁食水 □术前 1 日 20:00 后禁食，0:00 后禁饮水	□禁食水	□禁食水	□禁食水 □拔除胃管后，进不胀气流食 □逐渐过渡至流食	□半流食	□半流食

实 施 规 范

【住院第 1 日】

1. 入院常规护理。

2. 常规安全防护教育和健康指导。

3. 指导病人进食低脂肪饮食,饮食宜清淡,少油,禁食肥肉、蛋黄、动物脑等,脂肪含量每日不应超过 40g,尤其应限制动物脂肪的摄入。可进食高热量、高蛋白及富含维生素的食物。

4. 每 1~2 小时巡视病人,了解病人的心理、饮食及健康教育落实情况,观察有无腹痛、腹胀、发热、黄疸等。

5. 黄疸病人由于胆汁不能进入肠内参与消化,而是进入了血液,胆汁中的胆盐刺激皮肤的感觉神经末梢引起皮肤瘙痒,指导病人皮肤瘙痒的护理方法。

6. 遵医嘱进行静脉输液,给予保肝药物、维生素 K_1 等改善肝功能,预防术后出血。监测血糖并给予降血糖治疗。

7. 指导病人进食低脂肪饮食,饮食宜清淡,少油,禁食肥肉、蛋黄、动物脑等,脂肪含量每日不应超过 40g,尤其应限制动物脂肪的摄入;可进食高热量、高蛋白及富含维生素的食物。

【住院第 2 日 ~ 手术前 1 日】

1. 每 1~2 小时巡视病人,注意有无发热、腹痛、黄疸加重等症状。

2. 住院第 2 日晨采集血、尿、便等标本。

3. 陪检人员带病人去做检查,胸部 X 线、心电图、腹部超声、CT、磁共振或磁共振胰胆管造影、心脏超声及肺功能等,告知去检查时适当增减衣服,避免着凉。

4. 对黄疸明显、梗阻部位未明确者,遵医嘱行经皮肝穿胆道造影(percutaneous transhepatic cholangiography,PTC)及经皮肝穿刺胆道引流(percutaneous transhepatic cholangial drainage,PTCD);检查前做碘过敏试验,指导病人检查前 4~6 小时需禁食水。检查后加强 PTCD 引流管的护理,定时挤压保持通畅,妥善固定防止脱落,注意观察引流液的颜色、性状和量,观察有无腹腔内出血及胆汁漏的发生,如有异常,及时通知医生处理。

5. 对梗阻部位不明确或诊断不明者,遵医嘱行 ERCP 检查及 ENBD,检查前做碘过敏试验,指导病人检查前 4~6 小时需禁食水。检查后注意观察有无胰腺炎、出血及肠漏等并发症的发生,加强 ENBD 引流管的护理,注意观察有无恶心、呕吐、腹痛、呕血、黑便及腹膜刺激征等,如有异常,及时通知医生。

6. 行 PTCD、ERCP 及 ENBD 术后当日禁食水,遵医嘱止血、抗炎、抑酶、补液等,观察治疗效果,指导病人床上或病室内活动。

7. 了解术前相关检查结果,如出现异常检查报告,及时与医生沟通。

8. 了解病人的心理状态,向病人讲解疾病的相关知识;介绍同种疾病手术成功的病例,增强病人对手术的信心,减轻焦虑、恐惧心理。

9. 遵医嘱进行肠道准备,协助生活护理。

10. 相关手术常规准备及指导。

【手术当日】

一、送手术前

1. 术晨测量体温、脉搏、呼吸、血压;如有发热、血压过高、女性月经来潮等情况均应及时报告医生,以确定是否延期手术。

2. 协助病人洗漱,请勿化妆,长发病人头发扎起,取下义齿、手表、首饰、眼镜等,并交给家属妥善保管。

3. 皮肤准备(上平乳头连线,下至大腿上 1/3 水平,两侧过腋后线)后,更换清洁病员服。

4. 胃肠减压。

5. 遵医嘱术前用药。

6. 嘱病人排尿后,携带病历、相关影像资料等,平车护送病人入手术室。

二、术后回病房

1. 每 30 分钟~1 小时巡视病人

(1)根据病人的病情测量生命体征,密切观察病人的呼吸频率及深度,观察是否有胸闷及呼吸困难,持续吸氧,如出现呼吸浅慢或不规则、血氧饱和度低于90%,应立即通知医生给予面罩吸氧,指导病人做深呼吸以提高血氧含量;体温 <35℃应给予保暖(告知家属不可自行用热水袋等取暖,以防烫伤);体温 >38℃应通知医生,遵医嘱降温。

(2)观察切口敷料有无渗血、渗液及脱落,如有渗出或污染时,及时通知医生予以更换。

(3)注意引流液的颜色、性状和量,保持引流管固定可靠、通畅,勿打折、受压、扭曲及脱落。

(4)观察腹部体征,注意有无腹痛、腹胀、排气、排便等情况,观察腹痛的部位、性质、持续时间等,如有异常及时通知医生处理,遵医嘱适时给予镇痛药。

2. 告知病人术后 6 小时内应去枕平卧位,头偏一侧,6 小时后生命体征平稳取半卧位,利于引流和呼吸,每 1~2 小时协助病人床上翻身活动、主动或被动活动双下肢,防止下肢深静脉血栓的形成。

3. 并发症的观察与护理。

4. 术后相关知识的宣教

(1)术后当日禁食水。

(2)进行深呼吸、叩背、有效咳嗽。

5. 胆管引流的护理。

6. 胰管引流的护理。

7. 做好心理护理及协助病人生活护理。

【术后第 1 日~第 3 日】

1. 每 1~2 小时巡视病人

(1)根据病人的病情测量生命体征,观察病情变化。

(2)观察切口敷料有无渗血、渗液及脱落,如有渗出或污染时,及时通知医生予以更换。

(3)注意引流液的颜色、性状和量,保持引流管固定可靠、通畅,勿打折、受压、扭曲及脱落。

(4)观察腹部体征,注意有无腹痛、腹胀、排气、排便等情况。

2. 加强呼吸道的管理,指导病人深呼吸和有效咳嗽。

3. 并发症的观察与护理。

4. 结合病人个体情况,每 1~2 小时协助病人翻身;保护受压部位皮肤;如局部有压红应缩短翻身的间隔时间,以防止压疮的发生,指导病人主动或被动活动双下肢,防止下肢深静脉血栓的形成。

5. 加强空肠造瘘管肠内营养治疗的护理。

6. 相关知识宣教及指导

（1）进行深呼吸和有效咳嗽,防止肺不张和肺部感染。

（2）协助床上翻身、主动或被动活动双下肢、病情允许早期协助离床活动,做好跌倒或坠床的风险评估,先扶病人床上坐起,如无头晕、恶心方可离床,活动时以不引起疲劳为宜。

（3）胃肠减压期间禁食水,协助病人经常漱口,保持口腔清洁湿润,预防肺内感染等并发症。

7. 做好心理护理及协助病人生活护理。

8. 拔除留置导尿后协助病人排尿。

【术后第4日～第7日】

1. 每1~2小时巡视病人

（1）根据病人的病情测量生命体征,观察病情变化。

（2）观察切口敷料有无渗血、渗液及脱落,如有渗出或污染时,及时通知医生予以更换。

（3）注意引流液的颜色、性状和量,保持引流管固定可靠、通畅,勿打折、受压、扭曲及脱落。

（4）观察腹部体征,注意有无腹痛、腹胀、排气、排便等情况。

2. 协助病人进行深呼吸、叩背及有效咳嗽。

3. 并发症的观察与护理。

4. 加强空肠造瘘管肠内营养治疗的护理。

5. 结合病人个体情况,协助离床活动(注意预防跌倒或坠床),指导主动或被动活动双下肢,防止下肢深静脉血栓的形成。

6. 指导病人合理进食。

7. 做好心理护理及协助病人生活护理。

【术后第8日～出院前1日】

1. 每1~2小时巡视病人

（1）根据病人的病情测量生命体征,观察病情变化。

（2）观察切口敷料有无渗血、渗液及脱落,如有渗出或污染时,及时通知医生予以更换。

（3）注意引流液的颜色、性状和量,保持引流管固定可靠、通畅,勿打折、受压、扭曲及脱落。

（4）观察腹部体征,注意有无腹痛、腹胀、排气、排便等情况。

2. 并发症的观察与护理。

3. 加强空肠造瘘管肠内营养治疗的护理。

4. 了解病人的进食情况,保证营养的摄入,利于切口愈合,促进康复。

5. 做好心理护理及协助病人生活护理。

【出院日】

1. 每2~3小时巡视病人

（1）根据病人的病情测量生命体征,观察病情变化。

（2）观察切口敷料有无渗血、渗液及脱落,如有渗出或污染时,及时通知医生予以更换。

（3）注意引流液的颜色、性状和量,保持引流管固定可靠、通畅,勿打折、受压、扭曲及脱落。

（4）观察腹部体征,注意有无腹痛、腹胀、排气、排便等情况。

2. 出院指导

（1）休息与活动。

（2）饮食指导。

（3）用药指导。

（4）提高自护能力。

3. 出院流程指导。

（王春敏）

第十六节　原发性下肢静脉曲张的临床护理路径

临床护理路径表

时间	住院第1日	住院第2日	手术前1日	手术当日	术后第1日~出院前1日	出院日
护理处置	□环境介绍 □住院须知 □负责医生 □责任护士 □T、P、R、BP □体重 □入院护理评估 □跌倒或坠床预防 □压疮预防 □烫伤预防 □协助更换病员服,做好个人卫生 □医嘱相关治疗、处置执行及指导 　□口服药物 　□其他 □2~3h巡视观察 　□用药后反应 　□并发症 　□其他	□2~3h巡视观察 　□用药后反应 　□并发症 　□其他 □完善相关检查 　□心电图 　□下肢静脉超声 　□胸部X线 　□其他 □医嘱相关治疗、处置执行及指导 　□口服药物 　□其他 □了解术前相关检查结果,如有异常及时与医生沟通	□2~3h巡视观察 　□并发症 　□用药后反应 　□其他 □医嘱相关治疗、处置执行及指导 　□口服药物 　□术前晚灌肠 　□必要时用镇静催眠药 □相关手术准备及指导 　□练习床上排尿 　□其他	送手术前 □T、P、R、BP □修剪(勿染)指(趾)甲 □剃胡须等 □皮肤准备 □更换病员服 □术前用药 □检查术前准备情况 □携带病历、用物等 □平车护送入手术室 术后回病房 □1~2h巡视观察 　□T、P、R、BP 　□患肢末梢血运 　□切口敷料 　□用药后反应	□2~3h巡视观察 　□切口外敷料 　□用药后反应 □医嘱相关治疗、处置执行及指导 　□口服药物 　□皮下注射 　□其他	□2~3h巡视观察 　□切口外敷料 □医嘱相关治疗、处置执行及指导

续表

时间	住院第1日	住院第2日	手术前1日	手术当日	术后第1日~ 出院前1日	出院日
护理处置	□指导病人避免增高腹内压和静脉压的相关因素 □戒烟的宣教	□生活护理 □心理护理	□生活护理 □心理护理	□医嘱相关治疗、处置执行及指导 □氧气吸入 □静脉输液 □皮下注射 □留置导尿 □其他 □疼痛护理 □生活护理 □心理护理	□疼痛护理 □生活护理 □心理护理 □健康教育	□生活护理 □心理护理 □出院指导 □出院流程指导
活动体位	□休息或卧床时抬高患肢 □病区内活动	□休息或卧床时抬高患肢 □病区内活动	□休息或卧床时抬高患肢 □病区内活动	□术后去枕平卧6h □无导尿者指导床上或离床排尿 □指导做足部伸屈和旋转运动	□休息或卧床时抬高患肢 □病区内活动	□休息或卧床时抬高患肢 □病区内活动
饮食	□普食 □次晨需空腹化验,0:00后禁食水	□做完各种化验检查后可进普食	□普食 □术前1日20:00后禁食,0:00以后禁饮水	□术后6h禁食水 □术后6h可进合理的饮食	□普食 □多饮水	□普食 □多饮水

实 施 规 范

【住院第1日】

1. 入院常规护理。

2. 病房应安静、清洁舒适、空气新鲜洁净,每日通风1~2次,温度18~22℃,湿度50%~60%,以发挥呼吸道的自然防御功能。

3. 常规安全防护教育和健康指导。

4. 按医嘱口服马栗种子提取物等促进静脉回流的药物,并观察用药后反应。

5. 每2~3小时巡视病人,观察用药后反应,积极处理并发症。

(1)血栓性静脉炎,局部会出现红、肿、热、痛的表现,一般给予抗生素及局部热敷治疗,同时抬高患肢。

(2)有溃疡和湿疹的病人,应抬高患肢,保护创面,必要时予50%硫酸镁溶液外敷。

(3)有曲张静脉破裂出血时,应抬高患肢,通知医生局部予以加压包扎,必要时可以缝扎止血。

【住院第2日】

1. 每2~3小时巡视病人,观察用药后反应,积极处理并发症。

2. 了解病人的心理状态,向病人讲解疾病的相关知识,增强病人治疗信心,减轻焦虑、恐惧心理。

3. 根据医嘱正确采集标本,进行相关检查。

4. 根据医嘱进行治疗、处置。

5. 落实相关化验、检查结果回报的情况,如有异常及时与医生沟通。

【手术前1日】

1. 每2~3小时巡视病人,观察用药后反应积极处理并发症。

2. 了解病人的心理状态,向病人讲解疾病的相关知识,增强病人治疗信心,减轻焦虑、恐惧心理。

3. 指导病人练习床上排尿,创造一个相对私密的环境,请病人平卧于床上,身体放松,妥善放置便器,指导病人稍加用力以顺利排尿。

4. 相关手术常规准备和指导。

5. 做好心理护理及协助生活护理。

【手术当日】

一、送手术前

1. 术晨为病人测量体温、脉搏、呼吸、血压及体重;如有发热、血压过高、女性月经来潮等情况均应及时报告医生,以确定是否延期手术。

2. 修剪指(趾)甲、剃胡须,女性病人勿化妆及涂染指(趾)等。协助病人洗漱,请勿化妆,长发病人头发扎起,协助病人取下义齿、项链、耳钉、手链、发夹等物品,并交给家属妥善保管。

3. 皮肤准备(上至脐水平,下至患肢足部,包括会阴部)后,更换清洁的病员服。

4. 遵医嘱术前用药。

5. 嘱病人排尿后,带病历、术中用物等,平车护送病人入手术室。

二、术后回病房

1. 每1~2小时巡视病人

(1)注意病人生命体征的变化。

(2)观察切口敷料渗血情况,保证患肢有效加压止血的同时注意患肢末梢血运和温度,如有异常及时通知医生调整绷带的松紧。

(3)使用抗凝药物期间,注意观察是否有皮肤黏膜、齿龈、口腔黏膜出血现象,如果出现及时通知医生调整剂量。

2. 术后6小时内给予去枕平卧位,头偏向一侧,可床上活动,6小时后可根据病人情况指导其离床活动。

3. 术后6小时如无恶心、呕吐等麻醉后反应,可遵医嘱进普食。

4. 做好生活护理和心理护理。

【术后第1日~出院前1日】

1. 每2~3小时巡视病人

(1)观察切口敷料渗血情况,保证患肢有效加压止血的同时注意患肢末梢血运和温度,如有异常及时通知医生调整绷带的松紧。

(2)使用抗凝药物期间,注意观察是否有皮肤黏膜、齿龈、口腔黏膜出血现象,如果出现及时通知医生调整剂量。

2. 指导病人病室内活动(做好跌倒或坠床风险评估),活动时以不引起疲劳为宜。

3. 指导病人进食高热量、高维生素、粗纤维饮食,如玉米、高粱、芹菜、青椒等,防止便秘。

4. 鼓励病人多饮水,每日2000~2500ml。

5. 指导病人适当离床活动,卧床做足部的屈伸和旋转运动,这样不仅可以增强血管弹性,同时还可以预防深静脉血栓的发生。

6. 做好心理护理及生活护理。

【出院日】

1. 每2~3小时巡视病人。使用抗凝药物期间,注意观察是否有皮肤黏膜、齿龈、口腔黏膜出血现象,如果出现及时通知医生调整剂量。

2. 指导病人病室内活动(做好跌倒或坠床风险评估),活动时以不引起疲劳为宜。

3. 指导病人进食高热量、高维生素、粗纤维饮食,如玉米、高粱、芹菜、青椒等,防止便秘。

4. 鼓励病人多饮水,每日2000~2500ml。

5. 指导病人适当离床活动,卧床时可做足部的屈伸和旋转运动,这样不仅可以增强血管弹性,同时还可以预防深静脉血栓的发生。

6. 做好心理护理及生活护理。

7. 出院指导

(1)休息与活动。

(2)饮食指导。

(3)用药指导。

(4)提高自护能力。

8. 出院流程指导。

（沈　莹）

第四章

胸外科常见疾病临床护理路径

第一节　肋骨骨折合并血气胸的临床护理路径

临床护理路径表

时间	住院第1日	住院第2日～手术前1日	手术当日	术后第1日～第3日	术后第4日～出院前1日	出院日
护理处置	□T、P、R、BP □体重 □入院护理评估 □医嘱相关治疗、处置执行及指导 □备血 □药物过敏试验 □静脉输液 □胸腔穿刺术 □其他 □1~2h巡视观察 □了解术前相关检查结果,如有异常及时与医生沟通 □环境介绍 □住院须知 □负责医生 □责任护士 □跌倒或坠床预防 □压疮预防 □烫伤预防	□1~2h巡视观察 □用药后反应 □胸腔闭式引流 □其他 □完善相关检查 □心电图 □腹部超声 □医嘱相关治疗、处置执行及指导 □雾化吸入 □其他 □了解术前相关检查结果,如有异常及时与医生沟通 □相关手术准备及指导 □深呼吸及有效咳嗽方法 □练习床上排尿 □其他	送手术前 □T、P、R、BP □皮肤准备 □更换病员服 □术前用药 □检查术前准备情况 □携带病历、术中用物等 □平车护送入手术室 术后回病房 □30min~1h巡视观察 □T、P、R、BP □切口敷料 □胸腔闭式引流 □医嘱相关治疗、处置执行及指导 □氧气吸入 □心电监测 □血氧饱和度监测 □静脉输液 □留置导尿 □其他	□1~2h巡视观察 □切口敷料 □胸腔闭式引流 □用药后反应 □医嘱相关治疗、处置执行及指导 □氧气吸入 □静脉输液	□1~2h巡视观察 □切口敷料 □用药后反应 □医嘱相关治疗、处置执行及指导 □静脉输液 □雾化吸入 □拆线、换药	□2h巡视观察 □切口敷料 □医嘱相关治疗、处置执行及指导

续表

时间	住院第1日	住院第2日~ 手术前1日	手术当日	术后第1日~ 第3日	术后第4日~ 出院前1日	出院日
护理 处置	□协助更换病员 服,做好个人 卫生 □完善相关检查 □胸部X线 □胸部CT □其他 □戒烟、戒酒的 宣教	□生活护理 □心理护理	□呼吸道的管理 □疼痛护理 □皮肤护理 □生活护理 □心理护理	□呼吸道的 管理 □疼痛护理 □皮肤护理 □生活护理 □心理护理	□呼吸道管理 □生活护理 □心理护理 □健康教育	□生活护理 □心理护理 □出院指导 □出院流程 指导
活动 体位	□病室内活动	□病室内活动	□术后去枕平卧 6h后可半卧位	□床上活动或 病室内活动	□病区内活动	□病区内活动
饮食	□普食 □次日需空腹化 验、检查,应 0:00以后禁 食水	□做完各种需空 腹化验、检查 后可进普食 □术前1日 20:00后禁 食,0:00后 禁饮水	□术晨禁食水 □术后6h后进 流食	□半流食	□普食	□普食

实 施 规 范

【住院第1日】

1. 入院常规护理

(1) 向病人介绍病房环境(医生办公室、护士站、卫生间、换药室、配餐室的位置)、护理用具的使用方法(床单位、呼叫器等)、物品的放置、作息时间及餐卡的办理等;介绍科主任、护士长、负责医生及责任护士。

(2) 病房应安静、清洁舒适、空气新鲜洁净,每日通风1~2次,温度18~22℃,湿度50%~60%,以发挥呼吸道的自然防御功能。

(3) 测量生命体征、体重,并通知医生接诊。

(4) 了解病人既往史;有无家族史、过敏史、吸烟史等。

(5) 协助更换病员服,修剪指(趾)甲、剃胡须等、女性病人勿化妆及涂染指(趾)甲。

2. 由医护人员陪同平车行各种检查,注意病人体位,应平卧位,防止因体位不当造成病情加重、出血增多。

3. 根据医嘱行药物过敏试验、备血。根据病人病情配合医生行胸腔穿刺术,术后进行胸腔闭式引流的护理。

4. 多根肋骨骨折

(1) 由医生固定胸廓,可直接用弹力胸带固定,也可用多带条胸带或宽胶布交叉式固定胸廓,处理病人的反常呼吸,必要时遵医嘱使用镇痛药。

（2）观察病人有无反常呼吸：病人吸气时软化的胸壁区内陷，呼气时外突，与人体正常呼吸时的方向相反。如有反常呼吸及时通知医生。

5. 常规安全防护教育

（1）对高龄、活动不便、使用镇静剂等可能发生跌倒的病人及时做好跌倒或坠床风险评估（对于风险评估分值≥25分的病人，应在床尾挂上"小心跌倒"的标识），指导病人穿防滑鞋，离床活动时避开湿滑处，地面有水迹处设立防滑标牌；卧床时加用床档；加强生活护理，协助病人打饭及如厕等，并做好交接班。

（2）对于有发生压疮危险的病人，采取有效的预防措施；如有入院前压疮应详细记录压疮的部位、面积、程度，并向家属交代清楚；及时填写预防压疮告知书、压疮危险因素评估表，并做好交接班。

（3）对于意识障碍、高龄、幼儿、智力障碍、步态不稳、活动受限、贫血、感觉异常、听力下降等病人，及时做好防烫伤的风险评估和相关措施，指导病人和家属不要使用电热毯、电炉、蜡烛、暖宝、酒精灯等电热用品；不要自行随意使用热水袋，如有需要应由护士操作；远离暖瓶、沸水炉，由护士协助倒水、打水。

6. 常规健康指导

（1）对有吸烟嗜好者，应指导戒烟，避免呼吸道黏膜受尼古丁刺激而使呼吸道分泌物过多，致使术后发生痰液阻塞气道，增加肺部感染的机会。

（2）指导病人次日晨禁食水采血、尿、便等标本；告知各种检查的时间、地点及相关注意事项等。

（3）指导病人合理饮食，少量多餐，进食高热量、高蛋白及富含维生素的食物，例如蔬菜、水果、豆腐、鱼肉等，以增强机体对手术的耐受力。

【住院第2日～手术前1日】

1. 每1~2小时巡视病人，注意观察引流液的颜色、性状、量及有无气泡逸出。

2. 了解病人的心理状态，向病人讲解疾病的相关知识、介绍同种疾病手术成功的例子，增强病人手术信心，减轻焦虑、恐惧心理。

3. 根据医嘱正确采集血标本，进行相关检查。

4. 术前落实相关化验、检查结果回报的情况，如有异常及时与医生沟通。

5. 相关手术常规准备及指导

（1）指导病人练习深呼吸、有效咳嗽及床上大小便等，遵医嘱行术前雾化，促进病人排痰。做好口腔护理，经常漱口，以增进食欲，预防继发感染。

（2）指导病人修剪指（趾）甲、剃胡须，女性病人勿化妆。

（3）告知并协助病人备好术前相关影像学资料。

（4）指导病人术前晚清淡饮食，如米粥、面条、馄饨等，术前12小时禁食，8小时禁饮水，防止术中呕吐导致的误吸、窒息。

（5）术前晚灌肠，促使残留粪便的排出，以防麻醉后肛门括约肌松弛，粪便排出，增加污染的机会。做好跌倒或坠床的预防。

（6）测体温、脉搏，若体温>37℃应通知医生。

（7）保证良好的睡眠，根据医嘱应用镇静催眠药物注意预防跌倒。

【手术当日】

一、胸外科疾病病人术前常规

1. 术晨为病人测量体温、脉搏、呼吸、血压;如发热、血压过高、女性月经来潮等情况均应及时报告医生,以确定是否延期手术。

2. 将长发病人头发扎起,协助病人取下义齿、发夹、项链、耳钉、手链、手表等物品,并交给家属妥善保管。

3. 皮肤准备(范围:从颈部至脐部,两侧至腋后线,包括双前臂、腋窝、脐部皮肤),协助更换清洁病员服。

4. 遵医嘱术前用药,告知病人药物的作用机制。

5. 嘱病人排尿后,由护士携带病历、影像学资料、术中带药等,平车护送病人入手术室。

二、术后回病房

1. 每 30 分钟~1 小时巡视病人

(1)密切观察病人的意识、心律、生命体征的变化,如有异常及时通知医生。

(2)注意体温的变化,体温 <35℃应给予保暖;体温 >38℃应通知医生,遵医嘱降温。

(3)密切观察病人的胸、腹部等情况,有无皮下气肿;如有皮下气肿应记录气肿的范围、程度,若气肿迅速蔓延,应立即报告医生。

(4)妥善固定胸腔闭式引流管并记录置管长度,注意观察引流液的颜色、性状、量及水柱波动等情况,切口敷料有无渗血、脱落,引流瓶有无气泡逸出等。

2. 术后 6 小时内给予去枕平卧位,头偏向一侧,6 小时后取半卧位,可床上活动,有利于引流。

3. 进行深呼吸、有效咳嗽,加强病人呼吸道的管理,预防术后并发肺不张、肺炎甚至呼吸衰竭。

4. 根据病人对疼痛的耐受情况,遵医嘱给予镇痛、镇静治疗;使用约束带的病人,应告知家属,并定时松解约束带,按摩约束部位的皮肤,观察局部血运情况同时做好记录。

5. 预防压疮。

【术后第 1 日~第 3 日】

1. 每 1~2 小时巡视病人

(1)注意病人生命体征的变化,特别是体温的变化。

(2)注意观察病人呼吸情况,有无呼吸困难、反常呼吸,如有异常及时通知医生。

(3)密切观察静脉穿刺处周围皮肤,有无液体渗出,输液是否通畅,并根据病人病情合理安排输液的顺序及速度。

(4)妥善固定胸腔闭式引流管并记录置管长度,注意观察引流液的颜色、性状、量及水柱波动等情况,切口敷料有无渗血、脱落,引流瓶有无气泡逸出等。

2. 加强病人呼吸道的管理,年老体弱的病人要定时更换体位和叩背,促进痰液排出,保持口腔的清洁。指导病人刷牙每日 2 次。

3. 拔除留置导尿管前,应先夹闭导尿管,训练膀胱功能。拔除尿管后,指导病人床上排尿或床边排尿,并鼓励病人多饮水,每日饮水量 2000~2500ml。对于排尿困难的病人可诱导排尿。

4. 定时协助病人翻身,保护受压部位皮肤,指导床上做双上肢、双下肢的屈曲、伸展活动,预防压疮及静脉血栓的发生。

5. 指导病人进高热量、高维生素、高蛋白及易消化的营养丰富饮食,以提高机体的抵抗力,利于切口愈合。

6. 指导病人术后当日床上活动,术后第 1 日床边站立,术后第 2 日可离床病室内活动。活动时以不引起呼吸困难及疲劳为宜。

7. 指导病人放松心情,减少顾虑。协助做好生活护理。

【术后第 4 日~出院前 1 日】

1. 每 1~2 小时巡视病人,听取病人的主诉,做好心理护理。

2. 根据病人引流液的颜色、性状、量的情况,由医生拔除胸腔闭式引流管。拔除引流管后需注意观察病人的呼吸情况、敷料有无渗出、引流管周围有无漏气及皮下气肿等,如有异常及时通知医生给予处理。

3. 指导病人合理饮食,多食蔬菜、水果、瘦肉、鱼类等,保持大便通畅。

4. 注意休息,指导病人病室内活动(做好跌倒风险的评估和预防),指导病人依次按坐位—站立—扶床活动—独立移步—室内走动—病区内活动,活动时以不引起疲劳为宜。

【出院日】

1. 每 2 小时巡视病人,做好病人的心理护理。

2. 出院指导

(1) 休息与活动。

(2) 饮食指导。

(3) 用药指导。

(4) 提高自护能力。

3. 出院流程指导。

(谷春梅)

第二节 自发性气胸的临床护理路径

临床护理路径表

时间	住院第 1 日	住院第 2 日~手术前 1 日	手术当日	术后第 1 日~第 3 日	术后第 4 日~出院前 1 日	出院日
护理处置	□环境介绍 □住院须知 □负责医生 □责任护士 □T、P、R、BP □体重 □入院护理评估	□1~2h 巡视观察 　□呼吸 　□其他 □完善相关检查 　□心电图 　□腹部超声 　□胸部 X 线 　□胸部 CT 　□其他	送手术前 □T、P、R、BP □皮肤准备 □更换病员服 □术前用药 □检查术前准备情况	□1~2h 巡视观察 　□胸腔闭式引流 　□切口敷料 　□用药后反应	□1~2h 巡视观察 　□切口敷料 　□其他	□2h 巡视观察 □切口敷料 □医嘱相关治疗、处置执行及指导

续表

时间	住院第1日	住院第2日~手术前1日	手术当日	术后第1日~第3日	术后第4日~出院前1日	出院日
护理处置	□跌倒或坠床预防 □压疮预防 □烫伤预防 □协助更换病员服,做好个人卫生 □1~2h巡视观察 □医嘱相关治疗、处置执行及指导 □胸腔穿刺术 □其他 □戒烟、戒酒的宣教	□医嘱相关治疗、处置执行及指导 □备血(复查血型) □药物过敏试验 □雾化吸入 □静脉输液 □其他 □了解术前相关检查结果,如有异常及时与医生沟通 □相关手术准备及指导 □深呼吸及有效咳嗽的方法 □练习床上排尿 □生活护理 □心理护理	□携带病历、术中用物等 □平车护送入手术室 术后回病房 □30min~1h巡视观察 □胸腔闭式引流 □切口敷料 □用药后反应 □T、P、R、BP □医嘱相关治疗、处置执行及指导 □氧气吸入 □心电监测 □血氧饱和度监测 □静脉输液 □留置导尿 □呼吸道管理 □疼痛护理 □皮肤护理 □生活护理 □心理护理	□医嘱相关治疗、处置执行及指导 □氧气吸入 □静脉输液 □雾化吸入 □其他 □呼吸道管理 □皮肤护理 □生活护理 □心理护理	□医嘱相关治疗、处置执行及指导 □口服药物 □拆线、换药 □其他 □呼吸道的管理 □生活护理 □心理护理 □健康教育	□生活护理 □心理护理 □出院指导 □出院流程指导
活动体位	□病区内活动	□病区内活动	□术后去枕平卧6h后可半卧位	□床上活动 □可病室内活动	□病区内活动	□病区内活动
饮食	□普食 □次日需空腹化验、检查,应0:00以后禁食水	□做完各种需空腹的化验、检查后可进食 □术前1日20:00后禁食,0:00后禁饮水	□术后6h后半流食	□普食	□普食	□普食

实 施 规 范

【住院第 1 日】

1. 入院常规护理。

2. 常规安全防护教育。

3. 常规健康指导。

【住院第 2 日～手术前 1 日】

1. 每 1~2 小时巡视病人,注意病人的病情及生命体征的变化,若体温 >37℃应通知医生。

2. 了解病人的心理状态,向病人讲解疾病的相关知识、介绍同种疾病手术成功的例子,增强病人手术的信心,减轻焦虑、恐惧心理。

3. 根据医嘱正确采集血标本,进行相关检查。

4. 术前落实相关化验、检查结果回报的情况,如有异常及时与医生沟通。

5. 相关手术常规准备及指导。

【手术当日】

一、胸外科疾病病人术前护理常规

二、术后回病房

1. 每 30 分钟～1 小时巡视病人

(1) 给予病人氧气吸入、心电、血氧饱和度监测,密切观察病人的心律、心率、呼吸的变化,有无胸闷、呼吸困难、发绀、切口漏气、渗液、皮下气肿等,记录气肿的范围、程度,如发现异常应立即报告医生。

(2) 注意体温的变化,体温 <35℃应给予保暖;体温 >38℃应通知医生,遵医嘱降温。

(3) 妥善固定胸腔闭式引流管,记录置管的长度,密切观察引流液的颜色、性状、量,每 1~2 小时挤压引流管 1 次,并注意观察有无气泡的逸出,切口敷料有无渗血、脱落等。

(4) 保持尿管的通畅,注意观察尿液的颜色、性状、量,如果尿液的颜色加深,需通知医生给予适当的补液。留置导尿期间,会阴护理每日 2 次,尿袋的位置低于膀胱的水平,防止泌尿系感染。

2. 术后 6 小时内给予去枕平卧位,头偏向一侧,6 小时后取半卧位,使膈肌下降,有利于引流。

3. 指导病人进行深呼吸、有效咳嗽,预防术后肺不张、肺炎,甚至呼吸衰竭等肺部并发症。

4. 根据病人对疼痛的耐受情况,遵医嘱给予镇痛、镇静治疗;使用约束带的病人,应告知家属,并定时松解约束带、按摩受约束部位的皮肤,观察局部血运情况,做好记录。

5. 预防压疮。

【术后第 1 日～第 3 日】

1. 每 1~2 小时巡视病人

(1) 注意病人的生命体征变化,特别是体温的变化。

(2) 注意观察病人的呼吸情况,有无呼吸困难、胸闷、气短,如有异常及时通知医生。

(3) 妥善固定胸腔引流管并记录置管长度,注意观察引流液的颜色、性状、量,气泡逸出的程度及水柱波动等情况,观察切口敷料有无渗血、脱落。

(4) 密切观察静脉穿刺处的皮肤情况,有无液体渗出,输液是否通畅,合理安排输液速度。

2. 拔除尿管前,夹闭导尿管,训练膀胱功能。拔除尿管后,指导病人床上排尿或在护士的搀扶下床边排尿,并鼓励病人多饮水,每日饮水量 2000~2500ml。对于排尿困难的病人可诱导排尿。

3. 加强病人的呼吸道管理。

4. 定时协助病人翻身,按摩受压部位皮肤,指导床上进行双上肢、双下肢的屈曲、伸展活动及肩关节的功能锻炼,预防压疮及静脉血栓的发生。

5. 指导病人进高热量、高维生素、高蛋白及易消化的营养丰富饮食,以提高机体的抵抗力,利于切口的愈合。

6. 指导病人术后当日床上活动,术后第 1 日床边站立,术后第 2 日可离床病室内活动,活动时以不引起呼吸困难、胸闷及疲劳为宜。

7. 指导病人放松心情,减少顾虑。协助病人做好生活护理。

【术后第 4 日~出院前 1 日】

1. 每 1~2 小时巡视病人,注意病人生命体征变化、切口敷料情况。

2. 根据病人引流液的颜色、性状、量、有无气体逸出等情况,由医生拔除胸腔闭式引流管。拔除引流管后需注意观察病人的呼吸情况、敷料有无渗出、引流管周围有无漏气及皮下气肿等,如有异常及时通知医生给予处理。

3. 加强病人呼吸道的管理。

4. 指导病人饮食,多食蔬菜、水果、瘦肉、鱼类,保持大便通畅。

5. 注意休息,指导病人进行患侧肢体功能锻炼及病室内活动(做好跌倒风险的评估和预防),指导病人活动顺序:坐位—站立—扶床活动—独立移步—室内走动—病区内活动,活动时以不引起疲劳为宜。

【出院日】

1. 每 2 小时巡视病人,注意病人生命体征变化,切口敷料情况。

2. 出院指导

(1) 休息与活动。

(2) 饮食指导。

(3) 用药指导。

(4) 提高自护能力。

3. 出院流程指导。

(谷春梅)

第三节　支气管扩张症的临床护理路径

临床护理路径表

时间	住院第1日	住院第2日~手术前1日	手术当日	术后第1日~第3日	术后第4日~出院前1日	出院日
护理处置	□环境介绍 □住院须知 □负责医生 □责任护士 □T、P、R、BP □体重 □入院护理评估 □跌倒或坠床预防 □压疮预防 □烫伤预防 □协助更换病员服,做好个人卫生 □1~2h巡视观察 □医嘱相关治疗、处置执行及指导 　□记录24h痰量 　□口腔清洁 　□其他 □戒烟、戒酒的宣教	□1~2h巡视观察 　□并发症 　□用药后反应 　□痰量 　□其他 □完善相关检查 　□心电图 　□腹部超声 　□胸部X线 　□支气管造影 　□胸部CT 　□其他 □医嘱相关治疗、处置执行及指导 　□备血(复查血型) 　□药物过敏试验 　□记录痰量 　□雾化吸入 　□灌肠 　□其他 □了解术前相关检查结果,如有异常及时与医生沟通 □相关手术准备及指导 　□指导病人深呼吸、有效咳嗽的方法 　□练习床上排尿 □生活护理 □心理护理	送手术前 □T、P、R、BP □皮肤准备 □更换病员服 □术前用药 □检查术前准备情况 □携带病历、术中用物等 □平车护送入手术室 术后回病房 □15~30min巡视观察 　□T、P、R、BP 　□胸腔闭式引流 　□切口敷料 　□用药后反应 □医嘱相关治疗、处置执行及指导 　□氧气吸入 　□心电监测 　□血氧饱和度监测 　□静脉输液 　□留置导尿 　□口腔护理 　□雾化吸入 　□其他 □呼吸道管理 □疼痛护理 □皮肤护理 □生活护理 □心理护理 □健康教育	□1~2h巡视观察 　□切口敷料 　□胸腔闭式引流 　□用药后反应 □医嘱相关治疗、处置执行及指导 　□氧气吸入 　□静脉输液 　□雾化吸入 　□记录痰量 　□其他 □呼吸道管理 □疼痛护理 □皮肤护理 □生活护理 □心理护理	□1~2h巡视观察 　□切口敷料 　□用药后反应 □医嘱相关治疗、处置执行及指导 　□雾化吸入 　□拆线、换药 　□其他 □呼吸道管理 □生活护理 □心理护理 □健康教育	□2h巡视观察 　□切口敷料 　□用药后反应 □医嘱相关治疗、处置执行及指导 □出院指导 □出院流程指导

续表

时间	住院第1日	住院第2日~手术前1日	手术当日	术后第1日~第3日	术后第4日~出院前1日	出院日
活动体位	□病区内活动	□病区内活动	□术后去枕平卧6h后可半卧位	□床上活动 □病室内活动	□病区内活动	□病区内活动
饮食	□普食 □次日需空腹化验、检查,应0:00以后禁食水	□做完各种需空腹的化验检查后进普食 □术前1日20:00后禁食0:00后禁饮水	□术后6h后流食	□半流食	□普食	□普食

实 施 规 范

【住院第1日】

1. 入院常规护理。

2. 常规安全防护教育。

3. 常规健康指导。

【住院第2日~手术前1日】

1. 了解病人的心理状态,向病人讲解疾病的相关知识、介绍同种疾病手术成功的例子,增强病人手术信心,减轻焦虑、恐惧心理。

2. 根据医嘱采集血、尿、便等标本,进行相关检查。

3. 术前落实相关化验、检查结果回报的情况,异常的检查结果要及时与医生沟通。

4. 记录病人24小时的痰量,观察痰的颜色、性状、量。遵医嘱使用抗生素,术前尽量将痰量控制在每日50ml。

5. 相关手术准备及指导

(1) 相关手术常规准备及指导。

(2) 根据医嘱正确备血,行药物过敏试验。

【手术当日】

一、胸外科疾病病人术前护理常规

二、术后回病房

1. 每1~2小时巡视病人

(1) 给予病人氧气吸入、心电、血氧饱和度监测,密切观察病人的心律、心率、呼吸的变化,如有异常及时通知医生。

(2) 密切观察病人的呼吸情况,有无胸闷、呼吸困难、发绀、切口漏气、渗液、皮下气肿等,记录气肿的范围、程度,如发现异常应立即报告医生。

(3) 注意体温的变化,体温<35℃应给予保暖;体温>38℃应通知医生,遵医嘱降温。

(4) 妥善固定胸腔闭式引流管,记录置管的长度,密切观察引流液的颜色、性状、量,每1~2小时挤压引流管一次,并注意观察有无气泡的逸出,观察切口敷料有无渗血、脱落。术后连续2小时若胸腔引流血性液持续超过每小时100ml,提示胸腔内可能有活动性出血,应立即通知医生。

（5）保持尿管的通畅,注意观察尿液的颜色、性状、量,尿液的颜色加深,需通知医生给予适当的补液。留置导尿期间,会阴护理每日 2 次,尿袋的位置低于膀胱的水平,防止泌尿系感染。

2. 术后 6 小时内给予去枕平卧位,头偏向一侧,可床上活动,6 小时后取半卧位。

3. 加强病人呼吸道的管理,并记录 24 小时痰的颜色、性质、量。

4. 根据病人对疼痛的耐受情况,遵医嘱给予镇痛、镇静治疗及心理安慰,消除病人的焦虑情绪。

5. 预防压疮。

【术后第 1 日～第 3 日】

1. 每 1~2 小时巡视病人

（1）注意病人的生命体征变化,特别是体温的变化。

（2）注意观察病人的呼吸情况,有无呼吸困难,如有异常及时通知医生。

（3）妥善固定胸腔引流管并记录置管长度,注意观察引流液的颜色、性质、量及水柱波动等情况。

（4）注意观察切口敷料有无渗血、脱落,胸腔闭式引流瓶有无气泡的逸出。

（5）密切观察静脉穿刺管周围皮肤有无渗出,输液是否通畅,合理安排输液速度。

（6）观察痰的颜色、性状、量。

2. 拔除尿管前,夹闭导尿管,训练膀胱功能。拔除尿管后,指导病人床上排尿或在护士和家属的搀扶下床边排尿,并鼓励病人多饮水。对于排尿困难的病人可诱导排尿。

3. 加强病人呼吸道的管理。

4. 定时协助病人翻身,保护受压部位皮肤,指导床上活动双上肢和双下肢的屈曲、伸展活动,预防压疮的发生及静脉血栓的发生。

5. 指导病人进高热量、高维生素、高蛋白及易消化的营养丰富饮食,以提高机体的抵抗力,利于切口的愈合。

6. 指导病人术后当日床上活动,术后第 1 日床边站立,术后第 2 日可离床病室内活动,活动时以不引起呼吸困难及疲劳为宜。

7. 遵医嘱根据病人的疼痛情况给予适当的镇痛、镇静治疗。

8. 指导病人做好心理及生活护理。

【术后第 4 日～出院前 1 日】

1. 每 1~2 小时巡视病人,注意病人的生命体征变化。

2. 加强病人呼吸道的管理。术后每 2 小时鼓励病人深呼吸、咳嗽、吹气球,促进肺的膨胀。年老体弱的病人要定时更换体位和叩背,促进痰液排出。

3. 根据病人引流液的颜色、性状、量的情况,由医生拔除胸腔闭式引流管。拔除引流管后需注意观察病人的呼吸情况、敷料有无渗出,观察引流管周围有无漏气及皮下气肿等,如有异常及时通知医生给予处理。

4. 指导病人饮食,多进蔬菜、水果、瘦肉、鱼类等食物,保持大便通畅。

5. 指导病人进行肩关节的功能锻炼。

6. 注意休息,病室内活动(做好跌倒风险的评估和预防),指导病人活动顺序:坐位—站立—扶床活动—独立移步—室内走动—病区内活动,活动时以不感到疲劳为宜。

【出院日】

1. 每 2 小时巡视病人,注意病人生命体征的变化。

2. 出院指导

(1) 休息与活动。

(2) 饮食指导。

(3) 用药指导。

(4) 提高自护能力。

3. 出院流程指导。

（谷春梅）

第四节　支气管肺癌的临床护理路径

临床护理路径表

时间	住院第 1 日	住院第 2 日 ~ 手术前 1 日	手术当日	术后第 1 日 ~ 第 3 日	术后第 4 日 ~ 出院日
护理处置	□环境介绍 □住院须知 □负责医生 □责任护士 □T、P、R、BP □体重 □入院护理评估 □跌倒或坠床预防 □压疮预防 □烫伤预防 □协助更换病员服,做好个人卫生 □1~2h 巡视观察 □医嘱相关治疗、处置执行及指导 □口腔清洁 □其他	□1~2h 巡视观察 　□并发症 　□用药后反应 　□其他 □完善相关检查 　□心电图 　□心脏超声 　□胸部 CT 　□ECT 　□肺功能 　□其他 □医嘱相关治疗、处置执行及指导 　□备血(复查血型) 　□药物过敏试验 　□灌肠 　□其他 □了解术前相关检查结果,如有异常及时与医生沟通 □相关手术准备及指导 　□指导病人深呼吸、有效咳嗽的方法 　□练习床上排尿	送手术前 □T、P、R、BP □皮肤准备 □更换病员服 □术前用药 □检查术前准备情况 □携带病历、用物等 □平车护送入手术室 术后回病房 □15~30min 巡视观察 　□T、P、R、BP 　□胸腔闭式引流 　□切口敷料 　□用药后反应 □医嘱相关治疗、处置执行及指导 　□氧气吸入 　□心电监测 　□血氧饱和度监测 　□静脉输液 　□留置导尿 　□雾化吸入 　□口腔护理 　□其他	□1~2h 巡视观察 　□切口敷料 　□胸腔闭式引流 　□用药后反应 □医嘱相关治疗、处置执行及指导 　□口服药物 　□静脉输液 　□雾化吸入 　□皮下注射 　□其他 □指导病人术侧肢体功能锻炼	□1~2h 巡视观察 　□切口敷料 　□用药后反应 □医嘱相关治疗、处置执行及指导

续表

时间	住院第1日	住院第2日~ 手术前1日	手术当日	术后第1日~ 第3日	术后第4日~ 出院日
护理处置	□指导病人呼吸功能锻炼的相关知识 □戒烟、戒酒的宣教	□生活护理 □心理护理	□呼吸道管理 □疼痛护理 □皮肤护理 □生活护理 □心理护理 □健康教育	□疼痛护理 □皮肤护理 □生活护理 □心理护理 □健康教育	□生活护理 □心理护理 □出院指导 □出院流程指导
活动体位	□病区内活动	□病区内活动	□术后去枕平卧6h □半卧位 □床上活动	□病室内活动	□病区内活动
饮食	□普食 □次日需空腹化验、检查,0:00后禁食水	□做完各种化验检查后可进普食 □术前1日晚20:00后禁食,0:00后禁饮水	□术晨禁食水 □术后6h可合理饮食	□普食	□普食

实 施 规 范

【住院第1日】

1. 入院常规护理。

2. 常规安全防护教育。

3. 常规健康指导。

【住院第2日~手术前1日】

1. 每1~2小时巡视病人,注意病人的病情及生命体征的变化,体温>37℃应通知医生。

2. 了解病人的心理状态,向病人讲解疾病的相关知识,增强病人治疗的信心,减轻焦虑、恐惧心理。

3. 根据医嘱正确采集血、尿、便标本,进行相关检查。

4. 根据医嘱进行治疗、处置,注意观察用药后反应。

5. 术前落实相关化验、检查结果回报的情况,如有异常及时与医生沟通。

6. 相关手术常规准备及指导。

【手术当日】

一、胸外科疾病病人术前常规

二、术后回病房

1. 每15~30分钟巡视病人

(1)密切观察引流液的颜色、性状、量及水柱波动等情况,注意观察切口敷料有无渗血、脱落。

(2)注意病人的意识及生命体征的变化,如有异常,通知医生。

（3）体温 <35℃应给予保暖；体温 >38℃应通知医生，遵医嘱降温。

（4）密切观察病人的心律、心率、血压及血氧饱和度等变化，如有异常及时通知医生。

（5）妥善固定留置导尿管，并观察尿液的颜色、性状、量，留置导尿期间，会阴护理每日 2 次，防止泌尿系感染。

2. 术后 6 小时内给予去枕平卧位，头偏向一侧，6 小时后取半卧位，床头抬高 30°；指导病人漱口，保持口腔清洁。

3. 躁动者应通知医生，遵医嘱适时给予镇静、镇痛药；使用约束带的病人，应告知家属，并定时松解约束带、按摩受约束部位的皮肤，同时做好记录。

4. 预防压疮。

5. 术后 6 小时可试饮少量水，无呛咳、无恶心、无腹胀，可合理进食，少量多餐，不宜过饱，避免加重心肺负担。

【术后第 1 日～第 3 日】

1. 每 1~2 小时巡视病人

（1）妥善固定胸腔引流管，注意观察引流液的颜色、性状、量及水柱波动等情况。

（2）注意观察切口敷料有无渗血、脱落。

（3）夹闭导尿管，训练膀胱功能，拔除尿管后注意观察病人的排尿情况，有无膀胱刺激征等症状。

2. 呼吸道管理。

3. 根据病人的具体情况行床边活动，指导病人病室内活动（做好跌倒风险评估），活动顺序：坐位—站立—扶床活动—室内活动—病区内活动，活动时以不感到疲劳为宜，指导病人术侧肢体功能锻炼。

4. 指导病人少食多餐，进食高热量、高维生素、高蛋白、粗纤维易消化饮食，如玉米、小米、芹菜、香蕉等，防止便秘。

5. 做好生活及心理护理。

【术后第 4 日～出院日】

1. 每 1~2 小时巡视病人

（1）根据病情测量生命体征，观察病情变化。

（2）观察切口敷料的情况，保持敷料清洁，如有渗出或污染，及时通知医生予以更换。

2. 出院指导

（1）休息与活动。

（2）饮食指导。

（3）用药指导。

（4）提高自护能力。

3. 出院流程指导。

（李　伟　周　丹）

第五节　食管癌的临床护理路径

临床护理路径表

时间	住院第1日	住院第2日~手术前1日	手术当日	术后第1日~第3日	术后第4日~出院前1日	出院日
护理处置	□环境介绍 □住院须知 □负责医生 □责任护士 □T、P、R、BP □体重 □入院护理评估 □跌倒或坠床预防 □压疮预防 □烫伤预防 □1~2h巡视观察 □医嘱相关治疗、处置执行及指导 　□静脉输液 　□其他 □戒烟、戒酒的宣教	□1~2h巡视观察 □完善相关检查 　□心电图 　□腹部超声 　□胸部X线 　□胃镜 　□胸部CT 　□其他 □医嘱相关治疗、处置执行及指导 　□备血(复查血型) 　□药物过敏试验 　□雾化吸入 　□其他 □了解术前相关检查结果,如有异常及时与医生沟通 □相关手术准备及指导 　□练习床上排尿 　□指导病人掌握深呼吸及有效的咳嗽方法 　□其他 □生活护理 □心理护理	送手术前 □T、P、R、BP □皮肤准备 □留置胃管 □更换病员服 □术前用药 □检查术前准备情况 □携带病历、药品、术中用物等 □平车护送入手术室 术后回病房 □30min~1h巡视观察 　□胃肠减压 　□胸腔闭式引流 　□切口敷料 　□用药后反应 　□T、P、R、BP □医嘱相关治疗、处置执行及指导 　□氧气吸入 　□心电监测 　□血氧饱和度监测 　□深静脉置管 　□胃肠减压 　□静脉输液 　□各种管道 　□留置导尿 　□其他 □呼吸道的管理 □疼痛护理 □皮肤护理 □生活护理 □心理护理	□1~2h巡视观察 　□胃肠减压 　□深静脉置管 　□胸腔闭式引流 　□切口敷料 　□用药后反应 　□T、P、R、BP □医嘱相关治疗、处置执行及指导 　□氧气吸入 　□肠外营养 　□静脉输液 　□心电监测 　□血氧饱和度监测 　□雾化吸入 　□口腔护理 　□留置导尿 　□其他 □呼吸道管理 □疼痛护理 □皮肤护理 □生活护理 □心理护理	□1~2h巡视观察 　□切口敷料 　□用药后反应 □医嘱相关治疗、处置执行及指导 　□口服药物 　□雾化吸入 　□口腔护理 　□其他 □呼吸道管理 □皮肤护理 □生活护理 □心理护理 □健康教育	□2h巡视观察 □切口敷料 □医嘱相关治疗、处置执行及指导 □生活护理 □心理护理 □出院指导 □出院流程指导

续表

时间	住院第1日	住院第2日~手术前1日	手术当日	术后第1日~第3日	术后第4日~出院前1日	出院日
活动体位	□病区内活动	□病区内活动	□术后去枕平卧6h后可半卧位	□床上活动 □病室内活动	□病区内活动	□病区内活动
饮食	□半流食 □次日需空腹化验检查,应0:00以后禁食水	□做完各项需空腹化验、检查后可进普食 □术前1日20:00后禁食,0:00后禁水	□禁食水	□禁食水	□不胀气流食	□半流食 □软食

实 施 规 范

【住院第1日】

1. 入院常规护理。

2. 因病人存在不同程度的吞咽困难,会出现摄入不足、营养不良、水电解质失衡。能进食者鼓励病人进高热量、高蛋白及富含维生素等食物,以增强机体对手术的耐受力。若病人仅能进食流质食物,遵医嘱补充电解质和液体,改善病人术前的营养状况,保证病人水、电解质的平衡。

3. 常规安全防护教育。

4. 常规健康指导。

【住院第2日~手术前1日】

1. 每1~2小时巡视病人,注意病人的病情及生命体征的变化,体温 >37℃应通知医生。

2. 了解病人的心理状态,向病人讲解疾病的相关知识、介绍同种疾病手术成功的例子,增强病人手术信心,减轻焦虑、恐惧心理。

3. 根据医嘱正确采集血标本,并行相关检查。

4. 术前落实相关化验、检查结果回报的情况,如有异常的检查结果要及时与医生沟通。

5. 相关手术准备及指导

(1) 相关手术常规准备及指导。

(2) 根据医嘱正确行药物过敏试验、备血。

【手术当日】

一、胸外科疾病病人术前护理

1. 胸外科疾病病人术前常规。

2. 留置胃管,并根据病人肿瘤的部位及医嘱留置胃管长度,由2位护士确认、双签字并妥善固定。

二、术后回病房

1. 每1~2小时巡视病人

(1) 注意病人的意识及生命体征的变化,如有异常及时通知医生。注意体温的变化,体

温 <35℃应给予保暖;体温 >38℃应通知医生,遵医嘱降温。

（2）密切观察病人的呼吸情况,有无胸闷、呼吸困难、发绀,如有异常及时通知医生。

（3）密切观察胃肠减压引流液的颜色、性状、量,及时更换固定胃管的胶布,并注意置管的长度,定时观察并做好记录及交接班。

（4）密切观察深静脉置管的部位、记录插管长度,观察周围皮肤有无渗出,输液是否通畅,保证液体的供给。

（5）记录胸腔闭式引流管置管的长度,妥善固定,密切观察引流液的颜色、性状、量,每 1~2 小时挤压引流管一次,并注意观察有无气泡的逸出。若持续 2 小时引流量超过 4ml/（kg·h）,并伴有血压下降、脉搏增快、出冷汗等应立即通知医生,应考虑活动性出血,并做好再次开胸的准备。

（6）观察切口敷料有无渗血、脱落、切口漏气、渗液、皮下气肿等,记录气肿的范围、程度,如发现异常应立即报告医生。

（7）保持尿管的通畅,注意观察尿液的颜色、性状、量,尿液的颜色如果加深,需通知医生给予适当的补液。留置导尿期间,会阴护理每日 2 次,尿袋的位置低于膀胱的水平,防止泌尿系感染。

2. 术后 6 小时内给予去枕平卧位,头偏向一侧,6 小时后取半卧位,可床上活动,同时有利于引流。

3. 术后病人易并发肺不张、肺炎,甚至呼吸衰竭,指导病人深呼吸、有效咳嗽,预防肺部并发症,加强病人的呼吸道管理。

4. 根据病人对疼痛的耐受情况,遵医嘱给予镇痛、镇静治疗;使用约束带的病人,应告知家属,并定时松解约束带、按摩受约束部位的皮肤,观察局部血运情况同时做好记录。

5. 预防压疮。

【术后第 1 日 ~ 第 3 日】

1. 每 1~2 小时巡视病人

（1）注意病人的生命体征变化（特别是呼吸的变化）。

（2）给予病人氧气吸入,观察病人的呼吸情况,注意有无呼吸困难、胸闷、气促,如有病情变化,及时通知医生。

（3）妥善固定胃管并记录插管长度,密切观察胃肠减压引流液的颜色、性状、量,及时更换固定胶布。

（4）密切观察深静脉置管的长度,并注意周围皮肤有无渗出、肿胀,输液是否通畅。遵医嘱合理安排肠外营养的量及补液速度,输液匀速、合理安排,观察病人有无心功能不全,如频繁的咳嗽、气促,应及时通知医生。

（5）妥善固定胸腔引流管并记录置管长度,注意观察引流液的颜色、性状、量及水柱波动等情况,观察切口敷料有无渗血、脱落。

（6）拔除尿管前夹闭导尿管,训练膀胱功能。拔除尿管后,指导病人床上排尿或在护士和家属的搀扶下床边排尿,并鼓励病人多饮水。对于排尿困难的病人可诱导排尿。

2. 加强病人呼吸道的管理。

3. 根据切口情况及病人的主诉给予适当镇痛治疗,并严密观察病人的呼吸情况。

4. 定时协助病人翻身,保护受压部位皮肤,预防压疮的发生。

5. 指导病人术后床上活动、床边站立,活动时以无呼吸困难、不疲劳为宜。

6. 指导病人做好心理及生活护理。

7. 并发症的观察和护理。

【术后第4日~出院前1日】

1. 每1~2小时巡视病人,注意病人的生命体征变化。

2. 加强病人呼吸道的管理,年老体弱的病人要定时更换体位和叩背,促进痰液排出。

3. 遵医嘱合理安排肠外营养的量及补液速度,观察病人有无心功能不全,如频繁地咳嗽、气促,如有应及时通知医生。

4. 根据病人引流液的颜色、性状、量的情况,由医生拔除胸腔闭式引流管。拔除引流管后需注意观察病人的呼吸情况、敷料有无渗出,观察引流管周围有无漏气及皮下气肿等,如有异常及时通知医生给予处理。

5. 病人排气后,根据医嘱指导病人进水及不胀气流食如米汤(无米粒)、藕粉等。进水时宜少量,同时注意观察病人有无呛咳、吞咽困难,无异常的情况下再进不胀气流食。要求少量多餐,每日6~7餐。

6. 注意休息,病室内活动(做好跌倒风险的评估和预防),指导病人活动顺序:坐位—站立—扶床活动—独立移步—室内走动,活动时以不感到疲劳为宜。

【出院日】

1. 每2小时巡视病人,注意病人的生命体征变化。

2. 医生根据病人的切口情况给予拆线、换药。

3. 出院指导

(1) 休息与活动。

(2) 饮食指导。

(3) 用药指导。

(4) 提高自护能力。

4. 出院流程指导。

(谷春梅)

第六节 食管平滑肌瘤的临床护理路径

临床护理路径表

时间	住院第1日	住院第2日~手术前1日	手术当日	术后第1日~第3日	术后第4日~出院日
护理处置	□环境介绍 □住院须知 □负责医生 □责任护士 □T、P、R、BP	□1~2h巡视观察 □并发症 □用药后反应 □其他	送手术前 □T、P、R、BP □皮肤准备 □更换病员服 □术前用药	□1~2h巡视观察 □切口敷料 □胃肠减压 □胸腔闭式引流 □用药后反应	□1~2h巡视观察 □切口敷料 □用药后反应

时间	住院第1日	住院第2日~手术前1日	手术当日	术后第1日~第3日	术后第4日~出院日
护理处置	□体重 □入院护理评估 □跌倒或坠床预防 □压疮预防 □烫伤预防 □协助更换病员服,做好个人卫生 □1~2h巡视观察 □医嘱相关治疗、处置执行及指导 　□口腔清洁 　□指导病人深呼吸及有效咳嗽 　□其他 □戒烟、戒酒的宣教	□完善相关检查 　□胸部X线 　□心电图 　□胃镜 　□胸部CT 　□其他 □医嘱相关治疗、处置执行及指导 　□备血(复查血型) 　□药物过敏试验 　□灌肠 　□其他 □了解术前相关检查结果,如有异常及时与医生沟通 □生活护理 □心理护理	□留置胃管 □检查术前准备情况 □携带病历、影像学资料、术中用物 □平车护送入手术室术后回病房 □15~30min巡视观察 　□胃肠减压 　□胸腔引流 　□切口敷料 　□用药后反应 □T、P、R、BP □医嘱相关治疗、处置执行及指导 　□氧气吸入 　□心电监测 　□血氧饱和度监测 　□静脉输液 　□留置尿管 　□口腔护理 　□雾化吸入 　□其他 □呼吸道管理 □疼痛护理 □皮肤护理 □生活护理 □心理护理 □健康教育	□医嘱相关治疗、处置执行及指导 　□静脉输液 　□雾化吸入 　□皮下注射 　□其他 □呼吸道管理 □指导病人术侧肢体功能锻炼 □疼痛护理 □皮肤护理 □生活护理 □心理护理 □健康教育	□医嘱相关治疗、处置执行及指导 □生活护理 □心理护理 □健康教育 □出院指导 □出院流程指导
活动体位	□病区内活动	□病区内活动	□术后去枕平卧6h □半卧位,床上活动	□病室内活动 □病区内活动	□病区内活动
饮食	□软食 □次日需空腹化验、检查,0:00后禁食水	□做完各种化验检查后可进软食 □术前1日20:00后禁食,0:00后禁饮水	□禁食水	□拔除胃管前禁食水 □拔除胃管2h后试饮少量水,4h无腹胀及恶心呕吐后指导进食 □进食流食1天后无不适,指导进半流食	□半流食 □流食 □软食

实 施 规 范

【住院第1日】

1. 入院常规护理。

2. 常规安全防护教育。

133

3. 常规健康指导。

【住院第 2 日～手术前 1 日】

1. 每 1~2 小时巡视病人,注意病人病情及生命体征的变化,体温 >37℃应通知医生。

2. 了解病人的心理状态,向病人讲解疾病的相关知识,增强病人治疗的信心,减轻焦虑、恐惧心理。

3. 根据医嘱正确采集标本,进行相关检查。

4. 根据医嘱进行治疗、处置,注意观察用药反应。

5. 相关手术准备及指导

(1) 相关手术常规准备及指导。

(2) 根据医嘱正确行药物过敏试验、备血。

【手术当日】

一、胸外科疾病病人术前护理

1. 胸外科疾病病人术前常规。

2. 留置胃管,连接负压引流瓶,并在病历上双签字。

二、术后回病房

1. 每 15~30 分钟巡视病人

(1) 密切观察引流液的颜色、性状、量及水柱波动等情况。

(2) 注意观察切口敷料有无渗血、脱落。

(3) 注意病人的意识及生命体征的变化,如有异常,通知医生。

(4) 体温 <35℃应给予保暖;体温 >38℃应通知医生,遵医嘱降温。

(5) 密切观察病人的心律、心率、血压及血氧饱和度等变化,如有异常及时通知医生。

(6) 妥善固定留置导尿管,并观察尿液的颜色、性质、量,留置导尿期间,会阴护理每日 2 次,防止泌尿系感染。

2. 术后 6 小时内给予去枕平卧位,头偏向一侧,6 小时后取半卧位,床头抬高 30°。指导病人漱口,保持口腔清洁。

3. 躁动者应通知医生,遵医嘱适时给予镇静、镇痛药;使用约束带的病人,应告知家属,并定时松解约束带、按摩受约束部位的皮肤,同时做好记录。

4. 预防压疮。

5. 病人口渴时,指导病人漱口,避免吞咽。

【术后第 1 日～第 3 日】

1. 每 1~2 小时巡视病人

(1) 观察病人的生命体征。

(2) 妥善固定引流管,观察胃肠减压瓶及胸腔闭式引流管的引流液的颜色、性状、量及水柱波动情况。

(3) 注意观察切口敷料有无渗血、脱落。

(4) 夹闭导尿管,训练膀胱功能,有憋尿感时拔除尿管,协助病人如厕。拔除尿管后注意观察病人的排尿情况,有无膀胱刺激征等症状。

(5) 注意观察药物疗效和不良反应。

2. 协助病人床上坐起,叩背,鼓励深呼吸、咳嗽、咳痰;痰液黏稠时予雾化吸入。疼痛剧烈者应通知医生,遵医嘱予以止痛剂镇痛。

3. 饮食指导。

4. 指导病人行术侧上肢功能锻炼。

5. 指导病人病室内活动(做好跌倒风险评估),活动顺序:坐位—床边站立—扶床活动—室内走动—病区内活动,活动时以不引起疲劳为宜。

6. 做好心理及生活护理。

【术后第4日~出院日】

1. 每1~2小时巡视病人,注意病人生命体征的变化、切口敷料的情况。

2. 出院指导

(1) 休息与运动。

(2) 饮食指导。

(3) 用药指导。

(4) 提高自护能力。

3. 出院流程指导。

（李　伟）

第七节　纵隔肿瘤的临床护理路径

临床护理路径表

时间	住院第1日	住院第2日~手术前1日	手术当日	术后第1日~第3日	术后第4日~出院前1日	出院日
护理处置	□环境介绍 □住院须知 □负责医生 □责任护士 □T、P、R、BP □体重 □入院护理评估 □跌倒或坠床预防 □压疮预防 □烫伤预防 □1~2h巡视观察 □医嘱相关治疗、处置执行及指导 □口服药物 □其他	□1~2h巡视观察 □用药后反应 □肌力情况 □其他 □完善相关检查 □心电图 □胸部拍片 □腹部超声 □肺功能 □胸部CT □其他 □医嘱相关治疗、处置执行及指导 □静脉输液 □雾化吸入 □其他	送手术前 □T、P、R、BP □皮肤准备 □更换病员服 □术前用药 □检查术前准备情况 □携带病历、术中用物等 □平车护送入手术室 术后回病房 □30min~1h巡视观察 □切口敷料 □用药后反应	□1~2h巡视观察 □各种引流管 □切口敷料 □用药后反应 □T、P、R、BP □医嘱相关治疗、处置执行及指导 □静脉输液 □雾化吸入 □其他	□1~2h巡视观察 □切口敷料 □医嘱相关治疗、处置执行及指导 □拆线、换药 □其他	□2h巡视观察 □切口敷料 □医嘱相关治疗、处置执行及指导

续表

时间	住院第1日	住院第2日~手术前1日	手术当日	术后第1日~第3日	术后第4日~出院前1日	出院日
护理处置	□戒烟、戒酒的宣教	□了解术前相关检查结果,如有异常及时与医生沟通 □相关手术准备及指导 　□练习床上排尿 　□指导病人掌握深呼吸及有效咳嗽的方法 　□其他 □生活护理 □心理护理	□T、P、R、BP □医嘱相关治疗、处置执行及指导 　□氧气吸入 　□心电监测 　□血氧饱和度监测 　□静脉输液 　□胸腔闭式引流管 　□留置导尿 □呼吸道的管理 □疼痛护理 □皮肤护理 □生活护理 □心理护理	□呼吸道管理 □疼痛护理 □生活护理 □心理护理	□呼吸道管理 □生活护理 □心理护理 □健康教育	□生活护理 □心理护理 □出院指导 □出院流程指导
活动体位	□病区内活动	□病区内活动	□术后去枕平卧6h后可半卧位	□床上活动 □病室内活动	□病室内活动 □病区内活动	□病区内活动
饮食	□普食 □次日需空腹化验检查应0:00后禁食水	□做完各项需空腹化验、检查后进普食 □术前1日20:00后禁食,0:00后禁水	□术后6h流食	□半流食	□普食	□普食

实 施 规 范

【住院第1日】

1. 入院常规护理。

2. 指导病人合理饮食,进食高热量、高蛋白及富含维生素的食物,以增强机体对手术的耐受力。

3. 常规安全防护教育。

4. 常规健康指导。

【住院第2日~手术前1日】

1. 每1~2小时巡视病人,注意病人的病情及生命体征的变化,体温>37℃应通知医生。

2. 了解病人的心理状态,向病人讲解疾病的相关知识、介绍同种疾病手术成功的例子,增强病人手术信心,减轻焦虑、恐惧心理。

3. 根据医嘱正确行药物过敏试验。胸腺瘤伴重症肌无力的病人按医嘱服用药物。

4. 术前落实相关化验、检查结果回报的情况,如有异常的检查结果要及时与医生沟通。

5. 相关手术准备及指导

(1)相关手术常规准备及指导。

(2)根据医嘱正确行药物过敏试验、备血。

【手术当日】

一、胸外科疾病病人术前常规

二、术后回病房

1. 每 30 分钟~1 小时巡视病人

(1)注意病人的意识及生命体征的变化。体温 <35℃应给予保暖;体温 >38℃应通知医生,遵医嘱降温。

(2)密切观察病人的呼吸频率、节律,是否有胸闷,听诊双肺呼吸音是否清晰,有无缺氧征象。指导病人深呼吸、咳嗽,预防肺部并发症。

(3)观察静脉通路的情况,保证静脉通路的通畅、液体的供给,合理安排液体的顺序和速度。

(4)胸腔闭式引流管每 1~2 小时挤压引流管一次,密切观察引流液的颜色、性状、量,并注意观察有无气泡的逸出,观察切口敷料有无渗血。

(5)保持尿管的通畅,注意观察尿液的颜色、性状、量,尿液的颜色如果加深,需通知医生给予适当的补液。

2. 术后 6 小时内给予去枕平卧位,头偏向一侧,6 小时后取半卧位,可床上活动。

3. 加强病人呼吸道的管理。

4. 根据病人对疼痛的耐受情况,遵医嘱给予镇痛、镇静治疗,保证病人的睡眠和休息。

5. 预防压疮。

【术后第 1 日 ~ 第 3 日】

1. 每 1~2 小时巡视病人,注意病人的生命体征变化(特别是呼吸的观察)。

2. 根据病人引流液的颜色、性状、量的情况,由医生拔除胸腔闭式引流管。拔除引流管后需注意观察病人的呼吸情况,观察引流管周围有无漏气及皮下气肿等,如有异常及时通知医生给予处理。

3. 拔除尿管前,夹闭导尿管,训练膀胱功能。拔除尿管后,指导病人床上排尿或在护士和家属的搀扶下床边排尿,并鼓励病人多饮水,对于排尿困难的病人可诱导排尿。

4. 加强病人的呼吸道管理。

5. 镇痛治疗,可遵医嘱给予肌内注射或口服镇痛药,减轻病人的疼痛。

6. 指导病人术后病室内活动(做好跌倒风险评估),活动时以不引起疲劳为宜。术后第 1 日床上、床边活动,术后第 2 日可病室内活动。如活动期间有呼吸困难、心悸、乏力,应暂停活动床上休息,并及时通知医生。

7. 指导病人做好心理及生活护理。

【术后第 4 日 ~ 出院前 1 日】

1. 每 1~2 小时巡视病人,注意病人生命体征的变化。

2. 加强病人呼吸道的管理。术后每 2 小时鼓励病人深呼吸、咳嗽、吹气球,促进肺的膨胀。年老体弱的病人要定时更换体位和叩背,促进痰液排出。

3. 指导病人注意休息,病室内活动(做好跌倒风险的评估和预防),活动时以不引起疲劳为宜。

4. 遵医嘱按时服用口服药物。

【出院日】

1. 每2小时巡视病人,注意病人生命体征的变化。

2. 出院指导

(1) 休息与活动。

(2) 饮食指导。

(3) 用药指导。

(4) 提高自护能力。

3. 出院流程指导。

(谷春梅)

第五章

心脏外科常见疾病临床护理路径

第一节　介入治疗动脉导管未闭的临床护理路径

临床护理路径表

时间	住院第1日	住院第2日~手术前1日	手术当日	术后第1日~出院前1日	出院日
护理处置	□环境介绍 □住院须知 □负责医生 □责任护士 □T、P、R、BP □体重 □入院护理评估 □跌倒或坠床预防 □压疮预防 □烫伤预防 □协助更换病员服，做好个人卫生 □2h巡视观察 □医嘱相关治疗、处置执行及指导 　□心电图 　□其他	□2h巡视观察 □采集血、尿、便等标本 □完善相关检查 　□心电图 　□腹部超声 　□心脏超声 　□胸部X线 　□其他 □医嘱相关治疗、处置执行及指导 　□药物过敏试验 　□术前心电图 　□其他 □了解术前相关检查结果，如有异常及时与医生沟通 □观察双下肢末梢血运 □相关手术准备及指导 　□练习床上大小便	送手术前 □T、P、R、BP □皮肤准备 □更换病员服 □术前用药 □检查术前准备情况 □携带病历,平车护送入导管室 术后回病房 □T、P、R、BP □1~2h巡视观察 　□穿刺处动脉加压止血带加压 　□局部情况 　□双下肢末梢血运 □医嘱相关治疗、处置执行及指导 　□术后心电图 　□静脉输液 　□其他	□1~2h巡视观察 　□局部情况 　□其他 □医嘱相关治疗、处置执行及指导 　□口服药物 　□静脉输液 　□复查心脏超声 　□其他	□2h巡视观察 　□局部情况 　□其他 □医嘱相关治疗、处置执行及指导 　□口服药物 　□其他 □生活护理 □心理护理

续表

时间	住院第 1 日	住院第 2 日~手术前 1 日	手术当日	术后第 1 日~出院前 1 日	出院日
护理处置	□戒烟、戒酒的宣教	□生活护理 □心理护理	□皮肤护理 □生活护理 □心理护理 □健康教育	□生活护理 □心理护理 □健康教育 □跌倒或坠床预防	□健康教育 □出院指导 □出院流程指导
活动体位	□病区内活动	□病区内活动	□卧床休息,患肢制动 10~12h 后可床上活动 □保护受压部位皮肤	□病区内活动	□病区内活动
饮食	□普食 □次日需空腹化验、检查,应 0:00 以后禁食水	□做完各种空腹化验、检查后可进普食	□术晨禁食水 □术后分次匀速饮水,可进普食	□普食	□普食

实　施　规　范

【住院第 1 日】

1. 入院常规护理

（1）向病人介绍病房环境（医生办公室、护士站、卫生间、换药室、配餐室的位置）、护理用具的使用方法（床单位、呼叫器等）、物品的放置、作息时间及餐卡的办理等；介绍科主任、护士长、负责医生及责任护士。

（2）测量生命体征、体重,并通知医生接诊。

（3）了解病人有无细菌性心内膜炎、肺动脉栓塞、凝血机制障碍等既往史,有无家族史、过敏史、吸烟史等。

（4）协助更换病员服,修剪指（趾）甲、剃胡须,女性病人勿化妆及涂染指（趾）甲。

2. 常规安全防护教育

（1）对于有发生压疮危险的病人,采取有效的措施做好预防；如有入院前压疮应详细记录压疮的部位、面积、程度,引起病人和家属注意,并积极防止进一步加重；及时填写预防压疮告知书、压疮危险因素评估表。

（2）对高龄、活动不便、使用镇静剂等可能发生跌倒的病人及时做好跌倒或坠床风险评估（对于风险评估分值≥25 分病人,应在床尾挂上"小心跌倒"的标识）,指导病人预防跌倒的安全防护措施,地面有水迹处设立防滑标牌；卧床时加用床档；加强生活护理,协助病人打饭及如厕等。

（3）对于意识障碍、高龄、幼儿、智力障碍、步态不稳、活动受限、贫血、感觉异常、听力下降等病人,及时做好防烫伤的风险评估和相关措施。

3. 常规健康指导

（1）指导病人次日晨禁食水,采集血、尿、便等标本;告知各种检查的时间、地点及相关注意事项等。

（2）指导病人合理饮食,进食高热量、高蛋白及富含维生素的食物,如鸡蛋、牛奶、瘦肉、蔬菜、水果等以增强机体对手术的耐受力。

（3）对有吸烟嗜好者,应指导戒烟,避免呼吸道黏膜受尼古丁刺激而使分泌物过多,致使术后发生痰液阻塞气道,增加肺部感染的机会。

【住院第 2 日～手术前 1 日】

1. 每 2 小时巡视病人。

2. 了解病人的心理状态,向病人讲解疾病的相关知识,介绍同种疾病手术成功的例子,增强病人手术的信心,减轻焦虑、恐惧心理。

3. 术前落实相关化验、检查结果回报的情况,如有异常及时通知医生。

4. 相关手术准备及指导

（1）根据医嘱正确行药物过敏试验。

（2）指导病人修剪指（趾）甲、剃胡须等,女性病人勿化妆。

（3）指导病人练习床上大小便等。

（4）做心电图 1 份,待与术后比较。

（5）观察双足背动脉搏动并标记,与术后相比较。

（6）测体温、脉搏,若体温 >37℃应通知医生。

（7）保证良好的睡眠,根据医嘱应用镇静催眠药物。

【手术当日】

一、送手术前

1. 术晨为病人测量体温、脉搏、呼吸、血压;如有发热、血压过高、女性月经来潮等情况均应及时报告医生,以确定是否延期手术。

2. 将长发病人头发扎起,协助病人取下义齿、项链、耳钉、手链、发夹等物品,并交给家属妥善保管。

3. 皮肤准备（范围:脐部以下至双侧大腿上 1/3,两侧至腋中线,包括双侧腹股沟区及会阴处皮肤）后,更换清洁病员服。

4. 遵医嘱术前用药。

5. 术前应于左上肢建立静脉通路,避免影响手术操作。

6. 嘱病人排尿后,携带病历,平车护送入导管室。

二、术后回病房

1. 每 1~2 小时巡视病人

（1）病人的意识、有无呼吸困难、头痛及心律、心率、血压等变化。

（2）观察病人有无胸闷、胸痛等症状,如有异常及时通知医生,必要时进行心电监测。

（3）观察穿刺处有无出血、渗血、瘀斑、血肿等现象,及时通知医生。

（4）观察双足背动脉搏动及两侧肢端皮肤温度、颜色、运动、感觉是否一致。若皮肤出现发绀或苍白、压白反应时间延长伴皮温低、脉搏扪不清、疼痛、麻木等异常情况,通知医生,及时调节动脉加压止血带的松紧度,以患肢血运恢复正常为宜。

（5）观察床上排尿情况,如排尿困难,应给予诱导排尿,必要时行留置导尿。观察尿液的颜色、性状、量,注意有无溶血的发生。

2. 平卧休息,穿刺侧肢体勿屈曲,制动 10~12 小时;腹股沟穿刺处动脉加压止血带压迫止血 6 小时,必要时约束穿刺侧肢体。观察动脉压迫止血带的松紧度是否合适,有无松脱、移位现象,以能容纳 1 指为宜。

3. 行心电图 1 份与术前相比较。

4. 术后协助病人分次匀速饮水,以利于造影剂的排出。注意饮水有无呛咳,说话有无声音嘶哑,如有应通知医生,排除喉返神经损伤的可能。

5. 局麻术后无异常可指导病人进高热量、高维生素、高蛋白易消化的食物,如鸡蛋、瘦肉、牛奶、豆制品、新鲜水果、蔬菜、杂粮等,以增强机体免疫力,预防感冒。

6. 预防压疮,根据个体情况,每 1~2 小时按摩受压部位皮肤,保持周围皮肤及会阴部清洁,观察穿刺处周围的皮肤有无过敏、水疱等变化。

7. 做好生活护理及心理护理。

【术后第 1 日 ~ 出院前 1 日】

1. 每 1~2 小时巡视病人

（1）生命体征。

（2）观察有无头痛、头晕、胸闷、喘憋等症状。

（3）观察穿刺处有无出血、渗血、皮下瘀斑、血肿等现象,及时通知医生处理。

2. 待医生解除动脉加压止血带后,常规消毒穿刺处皮肤后予创可贴覆盖。

3. 指导病人离床活动,活动顺序为坐位—站立—扶床活动—独立移步—室内走动—病区内活动,活动时以不引起疲劳为宜,注意跌倒预防。

4. 做好生活护理及心理护理。

【出院日】

1. 每 2 小时巡视病人

（1）观察有无头痛、头晕、胸闷、喘憋等症状。

（2）观察穿刺处有无出血、渗血、皮下瘀斑、血肿等现象,及时通知医生处理。

2. 病区内活动,活动时以不引起疲劳为宜,注意预防跌倒。

3. 做好生活及心理护理。

4. 出院指导

（1）休息与活动。

（2）饮食指导。

（3）用药指导。

（4）提高自护能力。

5. 出院流程指导。

（张轶姝　孙　莉）

第二节　房间隔缺损的临床护理路径

临床护理路径表

时间	住院第1日	住院第2日~手术前1日	手术当日	术后第1日	术后第2日~第3日	术后第4日~出院日
护理处置	□环境介绍 □住院须知 □负责医生 □责任护士 □T、P、R、BP □体重 □入院护理评估 □跌倒或坠床预防 □压疮预防 □烫伤预防 □协助更换病员服，做好个人卫生 □1~2h巡视观察 □医嘱相关治疗、处置执行及指导 　□动脉采血 　□其他	□1~2h巡视观察 □采集血、尿、便等标本 □完善相关检查 　□心电图 　□腹部超声 　□心脏超声 　□胸部X线 　□其他 □了解术前相关检查结果，如有异常及时与医生沟通 □医嘱相关治疗、处置执行及指导 　□药物过敏试验 　□备血（复查血型） 　□术前晚灌肠 　□其他 □相关手术准备及指导 　□深呼吸及有效咳嗽、咳痰的方法 　□练习床上大小便	送手术前 □T、P、R、BP □体重 □身高 □皮肤准备 □更换病员服 □术前用药 □检查术前准备情况 □携带病历、影像学等资料、术中用物 □平车护送入手术室 □术后重症监护 　□15~30min观察 　□意识 　□瞳孔变化 　□T、P、R、BP 　□用药后反应 　□气管插管 　□切口敷料 　□心包、纵隔引流 　□其他 □医嘱相关治疗、处置执行及指导 　□呼吸机辅助通气 　□心电、血氧饱和度监测 　□有创血压、CVP监测 　□深静脉置管 　□静脉输液 　□动脉穿刺置管 　□留置导尿	□15~30min观察 　□T、P、R、BP □静脉输液 □用药后反应 □切口敷料 □心包、纵隔引流 □其他 □医嘱相关治疗、处置执行及指导 　□氧气吸入 　□心电、血氧饱和度监测 　□有创血压、CVP监测 　□深静脉置管 　□静脉输液 　□动脉穿刺置管 　□留置导尿 □呼吸道管理 □微量泵的管理 □记24h出入量 □皮肤护理 □生活护理 □心理护理	□1~2h巡视观察 　□T、P、R、BP □切口敷料 □其他 □医嘱相关治疗、处置执行及指导	□1~2h巡视观察 □切口敷料 □其他 □医嘱相关治疗、处置执行及指导 □复查心电图、心脏超声、胸部X线 □其他 □生活护理 □心理护理 □健康教育

续表

时间	住院第1日	住院第2日~手术前1日	手术当日	术后第1日	术后第2日~第3日	术后第4日~出院日
护理处置	□戒烟、戒酒的宣教 □生活护理 □心理护理 □健康教育	□生活护理 □心理护理	□微量泵的管理 □记24h出入量 □呼吸道管理 □皮肤护理 □生活护理 □心理护理	□健康教育 □跌倒或坠床预防	□呼吸道管理 □生活护理 □心理护理 □健康教育 □跌倒或坠床预防	□跌倒或坠床预防 □出院指导 □出院流程指导
活动体位	□病区内活动	□病区内活动	□麻醉清醒予半卧位 □床上活动	□半卧位 □床上活动	□病区内活动	□病区内活动
饮食	□普食 □次日需空腹化验、检查应0:00以后禁食水	□做完各种空腹化验检查后可进普食 □术前1日20:00后禁食,0:00后禁饮水	□术晨禁食水 □术后禁食水,拔除气管插管后2~4h试饮少量水,无呛咳进半流食	□普食	□普食	□普食

实　施　规　范

【住院第1日】

1. 入院常规护理。

2. 常规安全防护教育。

3. 常规健康指导。

【住院第2日~手术前1日】

1. 每1~2小时巡视病人。

2. 了解病人的心理状态,向病人讲解疾病的相关知识,介绍同种疾病手术成功的例子,增强病人手术信心,减轻焦虑、恐惧心理。

3. 术前落实相关化验、检查结果回报的情况,如有异常及时与医生沟通。

4. 相关手术准备及指导

(1) 根据医嘱正确行药物过敏试验。

(2) 指导病人修剪指(趾)甲、剃胡须等,女性病人勿化妆。

(3) 指导病人练习床上大小便等。

(4) 指导病人术前12小时禁食、8小时禁饮水,防止术中呕吐导致窒息;术前晚清淡饮食,如米粥、面条、馄饨等。

(5) 术前晚灌肠,促使残留粪便的排出,以防麻醉后肛门括约肌松弛,粪便排出,增加污染的机会,做好跌倒或坠床的预防。

(6) 测体温、脉搏,若体温 >37℃应通知医生。

(7) 保证良好的睡眠,根据医嘱应用镇静催眠药物。

（8）指导病人有效咳嗽的方法。

【手术当日】

一、送手术前

1. 术晨为病人测量体温、脉搏、呼吸、血压、体重及身高；如有发热、血压过高、女性月经来潮等情况均应及时报告医生，以确定是否延期手术。

2. 将长发病人的头发扎起，协助病人取下义齿、项链、耳钉、手链、发夹等物品，并交给家属妥善保管。

3. 皮肤准备（范围：双侧前胸至腋后线，上至颌下，下至大腿上 1/3 处，包括会阴部皮肤，清除污垢和毛发，做好脐部清洁）后用 2% 碘酒消毒 1 次、75% 酒精脱碘 2 次，最后用无菌方巾包裹术区皮肤，并更换清洁病员服，以预防切口感染。

4. 遵医嘱术前用药，于右侧肘部静脉建立静脉通路，避免影响术中动脉穿刺置管。

5. 携带病历、影像学资料、导尿包、胸腔闭式引流瓶、胸腔闭式引流管等，平车护送入手术室。

二、术后转监护室重症监护

1. 每 15~30 分钟观察

（1）观察病人的意识、瞳孔、生命体征的变化。

（2）体温 <35℃应给予保暖；体温 >38℃应通知医生，遵医嘱降温。

（3）密切观察病人的心律、心率、中心静脉压及血氧饱和度的变化，如有异常及时通知医生。

（4）密切观察动脉有创血压的变化，遵医嘱使用正性肌力药物或扩血管药物；观察穿刺局部有无渗血、肿胀，防止导管扭曲打折，更换体位后及时"调节零点"。

（5）监测每小时尿量，并观察尿液的颜色、性状、量，尿量不少于 1ml/（kg·h）。

2. 妥善固定气管插管并记录插入长度，及时吸痰，予以气管内滴药；观察病人呼吸与呼吸机是否同步，及时处理呼吸机报警；密切观察病人的呼吸频率、深度及双侧呼吸运动是否对称，口唇及四肢末梢有无发绀；定时监测血气分析指标。

3. 麻醉清醒的病人给予半卧位，指导病人配合呼吸机进行呼吸，勿咀嚼气管插管；指导病人通过沟通卡片、手势进行交流，解除其紧张焦虑的情绪；拔除气管插管后给予氧气吸入，鼓励深呼吸、有效咳嗽、咳痰，痰液黏稠时予雾化吸入。

4. 妥善固定心包及纵隔引流管，15~30 分钟挤压引流管 1 次；密切观察引流液的颜色、性状、量及水柱波动等情况；术后若引流量持续 2 小时超过 4ml/（kg·h）或有大量血凝块，伴血压下降、脉搏增快、躁动等血容量下降的表现应及时通知医生，成人引流量每 24 小时 400~500ml。注意观察切口敷料有无渗血、脱落。

5. 及时处理微量泵报警，药液输入完毕应及时更换。

6. 口腔护理每日 2 次，保持口腔清洁；留置导尿期间，会阴护理每日 2 次，防止泌尿系感染。

7. 需使用约束带的病人，应告知并征得家属同意，同时做好记录，遵医嘱适时给予镇静、止痛剂。

8. 预防压疮，开启气垫，枕后、骶尾、外踝垫软枕保护；结合个体情况，每 1~2 小时协助病人翻身，保护受压部位皮肤；如局部有压红，应缩短翻身时间，应用皮肤护理产品保护。

9. 拔除气管插管后 2~4 小时试饮少量水，无呛咳、无恶心、呕吐等情况可进半流食，少量多餐，不宜过饱，饮水宜少量多次，避免加重心脏负担。

【术后第 1 日】

1. 每 15~30 分钟观察

(1) 密切观察生命体征。

(2) 密切观察病人的心律、心率、中心静脉压及血氧饱和度的变化，如有异常及时通知医生。

(3) 密切观察动脉有创血压的变化，遵医嘱使用正性肌力药物或扩血管药物；观察穿刺局部有无渗血、肿胀，防止导管扭曲打折，更换体位后及时"调节零点"。

(4) 监测每小时尿量，并观察尿液的颜色、性状、量，尿量不少于 1ml/(kg·h)。

2. 予氧气吸入；密切观察病人的呼吸频率、深度及双侧呼吸运动是否对称，口唇及四肢末梢有无发绀；定时监测血气分析指标。

3. 妥善固定心包及纵隔引流管，间断挤压引流管；密切观察引流液的颜色、性状、量及水柱波动等情况；注意观察切口敷料有无渗血、脱落。

4. 正确使用微量泵，及时处理报警，药液输入完毕应及时更换。

5. 呼吸道管理，协助病人床上坐起，叩背，鼓励深呼吸、有效咳嗽、咳痰；痰液黏稠时予雾化吸入。必要时予吸痰护理。

6. 定时协助病人翻身，保护受压部位皮肤，预防压疮的发生。

7. 指导病人进高热量、高维生素、高蛋白易消化的食物，如鸡蛋、豆制品、鱼肉、瘦肉、新鲜水果、蔬菜等，提高免疫力。饮食宜少量多餐，不可过饱，饮水宜少量多次，控制摄入量，避免加重心脏负担。

8. 做好生活护理，如洗脸、刷牙、喂饭、大小便等。

【术后第 2 日～第 3 日】

1. 每 1~2 小时巡视病人。

2. 呼吸道管理，叩背，鼓励病人进行深呼吸、有效咳嗽。

3. 拔除深静脉置管后，用无菌纱布加压按压穿刺点 10 分钟以上，拔除动脉穿刺置管后用无菌纱布加压按压穿刺点 20 分钟以上，并用弹性绷带加压包扎 8 小时，观察局部有无瘀斑、出血、血肿等情况的发生，注意肢体末梢皮肤温度、颜色的变化，若皮肤出现发绀或苍白、压白反应时间延长伴皮温低、脉搏扪不清、疼痛等异常情况，通知医生，及时调节弹性绷带的松紧度，以患肢血运恢复正常为宜。

4. 拔除引流管后，注意观察病人的呼吸情况，有无胸闷、气短，有无漏气及皮下气肿等，切口敷料有无脱落、渗出，如有异常及时通知医生。

5. 拔除尿管后注意观察病人的排尿情况，有无膀胱刺激征等症状。

6. 做好生活及心理护理。

7. 指导病人离床活动，活动顺序为坐位—站立—扶床活动—独立移步—室内走动—病区内活动，活动时以不引起疲劳为宜；做好预防跌倒措施。

【术后第 4 日～出院日】

1. 每 1~2 小时巡视病人，观察切口敷料有无脱落、渗出，如有异常及时通知医生。

2. 呼吸道管理，叩背，鼓励病人深呼吸、有效咳嗽。

3. 病人离床活动做好预防跌倒措施。

4. 出院指导

（1）休息活动。

（2）用药指导。

（3）饮食指导。

（4）提高自护能力。

5. 出院流程指导。

（张轶姝）

第三节　室间隔缺损的临床护理路径

临床护理路径表

时间	住院第1日	住院第2日~手术前1日	手术当日	术后第1日	术后第2日~第3日	术后第4日~出院日
护理处置	□环境介绍 □住院须知 □负责医生 □责任护士 □T、P、R、BP □体重 □入院护理评估 □跌倒或坠床预防 □压疮预防 □烫伤预防 □协助更换病员服，做好个人卫生 □1~2h巡视观察 □医嘱相关治疗、处置执行及指导 　□动脉采血 　□其他	□1~2h巡视观察 □采集血、尿、便等标本 □完善相关检查 　□心电图 　□腹部超声 　□心脏超声 　□胸部X线 　□其他 □医嘱相关治疗、处置执行及指导 □药物过敏试验 □备血（复查血型） □术前晚灌肠 □其他	送手术前 □T、P、R、BP □体重 □身高 □皮肤准备 □更换病员服 □术前用药 □检查术前准备情况 □携带病历，平车护送入手术室 □术后重症监护 　□15~30min观察 　□意识 　□瞳孔变化 　□T、P、R、BP 　□用药后反应 　□气管插管 　□切口敷料 　□心包、纵隔引流 　□其他	□15~30min巡视观察 　□T、P、R、BP □静脉输液 □用药后反应 □切口敷料 □心包、纵隔引流 □其他 □医嘱相关治疗、处置执行及指导 □氧气吸入 □心电、血氧饱和度监测 □有创血压、CVP监测 □深静脉置管 □静脉输液 □动脉穿刺置管 □留置导尿	□1~2h巡视观察 　□T、P、R、BP □切口敷料 □其他	□1~2h巡视观察 □切口敷料 □其他 □医嘱相关治疗、处置执行及指导 □复查心电图、心脏超声、胸部X线 □其他

续表

时间	住院第1日	住院第2日~手术前1日	手术当日	术后第1日	术后第2日~第3日	术后第4日~出院日
护理处置	□戒烟、戒酒的宣教 □生活护理 □心理护理 □健康教育	□了解术前相关检查结果,如有异常及时与医生沟通 □相关手术准备及指导 □深呼吸及有效咳嗽的方法 □练习床上大小便 □生活护理 □心理护理	□医嘱相关治疗、处置执行及指导 □呼吸机辅助通气 □心电、血氧饱和度监测 □有创血压、CVP监测 □深静脉置管 □静脉输液 □动脉穿刺置管 □留置导尿 □微量泵的管理 □记24h出入量 □呼吸道管理 □皮肤护理 □生活护理 □心理护理	□呼吸道管理 □微量泵的管理 □记24h出入量 □皮肤护理 □生活护理 □心理护理 □健康教育 □跌倒或坠床预防	□医嘱相关治疗、处置执行及指导 □呼吸道管理 □生活护理 □心理护理 □健康教育 □跌倒或坠床预防	□生活护理 □心理护理 □健康教育 □跌倒或坠床预防 □出院指导 □出院流程指导
活动体位	□病区内活动	□病区内活动	□麻醉清醒予半卧位 □床上活动	□半卧位 □床上活动	□病区内活动	□病区内活动
饮食	□普食 □次日需空腹化验、检查应0:00以后禁食水	□做完各种空腹化验检查后可进普食 □术前1日20:00后禁食,0:00后禁饮水	□术晨禁食水 □术后禁食水,拔除气管插管后2~4h试饮少量水,无呛咳进半流食	□普食	□普食	□普食

实 施 规 范

【住院第1日】

1. 入院常规护理。

2. 常规安全防护教育。

3. 常规健康指导。

【住院第2日~手术前1日】

1. 每1~2小时巡视病人。

2. 了解病人的心理状态,向病人讲解疾病的相关知识、介绍同种疾病手术成功的例子,增强病人手术的信心,减轻焦虑、恐惧心理。

3. 手术前落实相关化验、检查结果回报的情况。

4. 相关手术常规准备及指导。

【手术当日】

一、送手术前

1. 术晨为病人测量体温、脉搏、呼吸、血压、体重及身高；如有发热、血压过高、女性月经来潮等情况均应及时报告医生，以确定是否延期手术。

2. 将长发病人头发扎起，协助病人取下义齿、项链、耳钉、手链、发夹等物品，并交给家属妥善保管。

3. 皮肤准备（范围：双侧前胸至腋后线，上至颌下，下至大腿上 1/3 处，包括会阴部皮肤，清除污垢和毛发，做好脐部清洁）后用 2% 碘酒消毒 1 次、75% 酒精脱碘 2 次，最后用无菌方巾包裹术区皮肤，并更换清洁病员服，以预防切口感染。

4. 遵医嘱术前用药，于右侧肘部静脉建立静脉通路，避免影响术中动脉穿刺置管。

5. 携带病历、影像学资料、导尿包、胸腔闭式引流瓶、胸腔闭式引流管等，平车护送入手术室。

二、术后转监护室重症监护

1. 每 15~30 分钟观察

（1）观察病人的意识、瞳孔、生命体征的变化。

（2）体温 <35℃应给予保暖；体温 >38℃应通知医生，遵医嘱降温。

（3）密切观察病人的心律、心率、中心静脉压及血氧饱和度的变化，如有异常及时通知医生。

（4）密切观察动脉有创血压的变化，遵医嘱使用正性肌力药物或扩血管药物；观察穿刺局部有无渗血、肿胀，防止导管扭曲打折，更换体位后及时"调节零点"。

（5）监测每小时尿量，并观察尿液的颜色、性状、量，尿量不少于 1ml/(kg·h)。

2. 妥善固定气管插管并记录插入长度，及时吸痰，予以气管内滴药；观察病人呼吸与呼吸机是否同步，及时处理呼吸机报警；密切观察病人的呼吸频率、深度及双侧呼吸运动是否对称，口唇及四肢末梢有无发绀；定时监测血气分析指标。

3. 麻醉清醒的病人给予半卧位，指导病人配合呼吸机进行呼吸，勿咀嚼气管插管；指导病人通过沟通卡片、手势进行交流，解除其紧张焦虑的情绪；拔除气管插管后给予氧气吸入，鼓励深呼吸、有效咳嗽、咳痰，痰液黏稠时予雾化吸入。

4. 妥善固定心包及纵隔引流管，每 15~30 分钟挤压引流管 1 次；密切观察引流液的颜色、性状、量及水柱波动等情况；术后若引流量持续 2 小时超过 4ml/(kg·h) 或有大量血凝块，伴血压下降、脉搏增快、躁动等血容量下降的表现应及时通知医生，成人引流量每 24 小时 400~500ml。注意观察切口敷料有无渗血、脱落。

5. 及时处理微量泵报警，药液输入完毕应及时更换。

6. 口腔护理每日 2 次，保持口腔清洁；留置导尿期间，会阴护理每日 2 次，防止泌尿系感染。

7. 需使用约束带的病人，应告知并征得家属同意，同时做好记录，遵医嘱适时给予镇静、止痛剂。

8. 预防压疮，开启气垫，枕后、骶尾、外踝垫软枕保护；结合个体情况，每 1~2 小时协助病人翻身,保护受压部位皮肤;如局部有压红,应缩短翻身时间,应用皮肤护理产品保护。

9. 拔除气管插管后 2~4 小时试饮少量水,无呛咳、无恶心、呕吐等情况可进半流食,少量多餐,不宜过饱,饮水宜少量多次,避免加重心脏负担。

【术后第 1 日】

1. 每 15~30 分钟巡视观察

(1) 密切观察病人的心律、心率、中心静脉压及血氧饱和度的变化,如有异常及时通知医生。

(2) 密切观察动脉有创血压的变化,遵医嘱使用正性肌力药物或扩血管药物;观察穿刺局部有无渗血、肿胀,防止导管扭曲打折,更换体位后及时"调节零点"。

(3) 监测每小时尿量,并观察尿液的颜色、性状、量,尿量不少于 1ml/(kg·h)。

2. 予氧气吸入,密切观察病人的呼吸频率、深度及双侧呼吸运动是否对称,口唇及四肢末梢有无发绀;定时监测血气分析指标。

3. 妥善固定心包及纵隔引流管,间断挤压引流管;密切观察引流液的颜色、性状、量及水柱波动等情况;注意观察切口敷料有无渗血、脱落。

4. 正确使用微量泵,及时处理报警,药液输入完毕应及时更换。

5. 呼吸道管理,协助病人床上坐起,叩背,鼓励深呼吸、有效咳嗽、咳痰;痰液黏稠时予雾化吸入。必要时予吸痰护理。

6. 定时协助病人翻身,保护受压部位皮肤,预防压疮的发生。

7. 指导病人进食高热量、高维生素、高蛋白易消化饮食,如鸡蛋、豆制品、鱼肉、瘦肉、新鲜水果、蔬菜等,提高免疫力。饮食宜少量多餐,不可过饱,饮水宜少量多饮,控制摄入量,避免加重心脏负担。

8. 做好生活护理,如洗脸、刷牙、喂饭、大小便等。

【术后第 2 日 ~ 第 3 日】

1. 每 1~2 小时巡视病人。

2. 呼吸道管理,叩背,鼓励病人深呼吸、有效咳嗽、咳痰。

3. 拔除深静脉置管后,用无菌纱布加压按压穿刺点 10 分钟以上,拔除动脉穿刺置管后用无菌纱布加压穿刺点 20 分钟以上,并用弹性绷带加压包扎 8 小时,观察局部有无瘀斑、出血、血肿等情况的发生,注意肢体末梢皮肤温度、颜色的变化,若皮肤出现发绀或苍白、压白反应时间延长伴皮温低、脉搏扪不清、疼痛等异常情况,通知医生,及时调节弹性绷带的松紧度,以患肢血运恢复正常为宜。

4. 拔除引流管后,注意观察病人的呼吸情况,有无胸闷、气短,有无漏气及皮下气肿等,切口敷料有无脱落、渗出,如有异常及时通知医生。

5. 拔除尿管后注意观察病人的排尿情况,有无膀胱刺激征等症状。

6. 做好生活护理及心理护理。

7. 指导病人离床活动,活动顺序为坐位—站立—扶床活动—独立移步—室内走动—病区内活动,活动时以不引起疲劳为宜,做好预防跌倒措施。

【术后第 4 日 ~ 出院日】

1. 每 1~2 小时巡视病人,观察切口敷料有无脱落、渗出,如有异常及时通知医生。

2. 呼吸道管理,叩背,鼓励病人深呼吸、有效咳嗽、咳痰。

3. 病人离床活动时,做好预防跌倒措施。

4. 出院指导

(1)休息活动。

(2)用药指导。

(3)饮食指导。

(4)提高自护能力。

5. 出院流程指导。

(张轶姝)

第四节　风湿性心脏病二尖瓣病变的临床护理路径

临床护理路径表

时间	住院第1日	住院第2日~手术前1日	手术当日	术后第1日~第2日	术后第3日	术后第4日~出院日
护理处置	□环境介绍 □住院须知 □负责医生 □责任护士 □T、P、R、BP □体重 □入院护理评估 □跌倒或坠床预防 □压疮预防 □烫伤预防 □协助更换病员服,做好个人卫生 □1~2h巡视观察	□1~2h巡视观察 □完善相关检查 □心电图 □腹部超声 □心脏超声 □胸部X线 □其他 □医嘱相关治疗、处置执行及指导 □药物过敏试验 □备血(复查血型) □口服给药 □其他 □了解术前相关检查结果,如有异常及时与医生沟通	送手术前 □T、P、R、BP □体重 □身高 □更换病员服 □术前用药 □皮肤准备 □检查术前准备情况 □携带病历、影像学等资料、术中用物等 □平车护送入手术室 □术后重症监护 □15~30min观察 □T、P、R、BP □意识 □瞳孔变化 □用药后反应 □气管插管 □切口敷料 □心包、纵隔引流 □其他	□15~30min观察 □T、P、R、BP □用药后反应 □切口敷料 □心包、纵隔引流 □其他	□1~2h巡视观察 □用药后反应 □切口敷料 □其他 □医嘱相关治疗、处置执行及指导 □口服给药 □人工起搏器应用 □其他	□1~2h巡视观察 □用药后反应 □切口敷料 □其他 □医嘱相关治疗、处置执行及指导 □口服给药 □静脉采血 □复查心电图、心脏超声、胸部X线 □其他

151

续表

时间	住院第 1 日	住院第 2 日~手术前 1 日	手术当日	术后第 1 日~第 2 日	术后第 3 日	术后第 4 日~出院日
护理处置	□医嘱相关治疗、处置执行及指导 □动脉采血 □口服给药 □其他 □戒烟、戒酒的宣教	□相关手术准备及指导 □深呼吸及有效咳嗽的方法 □练习床上大小便 □生活护理 □心理护理	□医嘱相关治疗、处置执行及指导 □呼吸机辅助通气 □心电、血氧饱和度监测 □有创血压、CVP监测 □深静脉置管 □静脉输液 □动脉穿刺置管 □人工起搏器应用 □留置导尿 □其他 □微量泵的管理 □记 24h 出入量 □呼吸道管理 □皮肤护理 □生活护理 □心理护理	□医嘱相关治疗、处置执行及指导 □氧气吸入 □口服给药 □心电、血氧饱和度监测 □有创血压、CVP监测 □深静脉置管 □静脉输液 □动脉穿刺置管 □人工起搏器应用 □留置导尿 □其他 □呼吸道管理 □微量泵的管理 □记 24h 出入量 □生活护理 □皮肤护理 □心理护理 □健康教育	□呼吸道管理 □跌倒或坠床预防 □生活护理 □心理护理 □健康教育	□呼吸道管理 □跌倒或坠床预防 □生活护理 □心理护理 □健康教育 □出院指导 □出院流程指导
活动体位	□病区内活动	□病区内活动	□麻醉清醒予半卧位 □床上活动	□半卧位 □床上活动	□病室内活动	□病区内活动
饮食	□普食 □次日需空腹化验、检查应 0:00 以后禁食水	□做完各种空腹化验检查后可进普食 □术前 1 日 20:00 后禁食,0:00 后禁饮水	□术晨禁食水 □术后禁食水,拔除气管插管后 2~4h 试饮少量水,无呛咳进半流食	□普食	□普食	□普食

实 施 规 范

【住院第 1 日】

1. 入院常规护理。

2. 常规安全防护教育。

3. 常规健康指导。

4. 遵医嘱口服强心、利尿药。使用洋地黄类药物时,服药前应测血钾及脉率和节律,如低钾、脉搏 <60 次 / 分钟、出现节律不规则(原来的规律变为不规律或不规律变为规律),均应停药,及时通知医生,并注意观察有无心律失常、恶心、呕吐、黄绿视等中毒症状;使用利尿剂,应掌握病人 24 小时尿量,注意观察有无食欲缺乏、腹胀、乏力等体液代谢失衡的表现。

【住院第 2 日 ~ 手术前 1 日】

1. 每 1~2 小时巡视病人,观察病情变化及生命体征。

2. 了解病人的心理状态,向病人讲解疾病的相关知识、介绍同种疾病手术成功的例子,增强病人手术的信心,减轻焦虑、恐惧心理。

3. 术前落实相关化验、检查结果回报的情况,如有异常及时与医生沟通。

4. 相关手术常规准备及指导。

【手术当日】

一、送手术前

1. 术晨为病人测量体温、脉搏、呼吸、血压、体重及身高;如有发热、血压过高、女性月经来潮等情况均应及时报告医生,以确定是否延期手术。

2. 将长发病人头发扎起,协助病人取下义齿、项链、耳钉、手链、发夹等物品,并交给家属妥善保管。

3. 皮肤准备(范围:双侧前胸至腋后线,上至颌下,下至大腿上 1/3 处,包括会阴部皮肤,清除污垢和毛发,做好脐部清洁)后用 2% 碘酒消毒 1 次、75% 酒精脱碘 2 次,最后用无菌方巾包裹术区皮肤,并更换清洁病员服,以预防切口感染。

4. 遵医嘱术前用药,于右侧肘部静脉建立静脉通路,避免影响术中动脉穿刺置管。

5. 携带病历、影像学资料、导尿包、胸腔闭式引流瓶、胸腔闭式引流管等,平车护送入手术室。

二、术后转监护室重症监护

1. 每 15~30 分钟观察

(1)观察病人意识、瞳孔、生命体征的变化。

(2)体温 <35℃应给予保暖;体温 >38℃应通知医生,遵医嘱降温。

(3)密切观察病人的心律、心率、中心静脉压及血氧饱和度的变化,如有异常及时通知医生。

(4)密切观察动脉有创血压的变化,遵医嘱使用正性肌力药物或扩血管药物;观察穿刺局部有无渗血、肿胀,防止导管扭曲打折,更换体位后及时"调节零点"。

(5)监测每小时尿量,并观察尿液的颜色、性状、量,尿量不少于 1ml/(kg·h)。

2. 妥善固定气管插管并记录插入长度,及时吸痰,予以气管内滴药;观察病人呼吸与呼吸机是否同步,及时处理呼吸机报警;密切观察病人的呼吸频率、深度及双侧呼吸运动是否对称,口唇及四肢末梢有无发绀;定时监测血气分析指标。

3. 麻醉清醒的病人给予半卧位,指导病人配合呼吸机进行呼吸,勿咀嚼气管插管;指导病人通过沟通卡片、手势进行交流,解除其紧张焦虑的情绪;拔除气管插管后给予氧气吸入,鼓励深呼吸、有效咳嗽,痰液黏稠时予雾化吸入。

4. 妥善固定心包及纵隔引流管,每 15~30 分钟挤压引流管 1 次;密切观察引流液的颜色、性状、量及水柱波动等情况,术后若引流量持续 2 小时超过 4ml/(kg·h)或有大量血凝块,伴血压下降、脉搏增快、躁动等血容量下降的表现应及时通知医生,成人引流量每 24 小时 400~500ml。注意观察切口敷料有无渗血、脱落。

5. 妥善固定临时起搏器导线,观察起搏和感知功能,如病人心率慢于起搏器设定频率 5 次/分,应及时通知医生。

6. 正确使用微量泵,及时处理报警,药液输入完毕应及时更换。

7. 口腔护理每日 2 次,保持口腔清洁,预防口腔感染;留置导尿期间,会阴护理每日 2 次,预防泌尿系感染。

8. 需使用约束带的病人,应告知并征得家属同意,同时做好记录,遵医嘱适时给予镇静、止痛剂。

9. 预防压疮,开启气垫,枕后、骶尾、外踝垫软枕保护;结合个体情况,每 1~2 小时协助病人翻身,保护受压部位皮肤;如局部有压红,应缩短翻身时间,应用皮肤护理产品保护。

10. 拔除气管插管后 2~4 小时试饮少量水,无呛咳、无恶心、呕吐等情况可进半流食,少量多餐,不宜过饱,饮水宜少量多次,避免加重心脏负担。

【术后第 1 日~第 2 日】

1. 每 15~30 分钟观察

(1)密切观察生命体征。

(2)密切观察病人的心律、心率、中心静脉压及血氧饱和度的变化,如有异常及时通知医生。

(3)密切观察动脉有创血压的变化,遵医嘱使用正性肌力药物或扩血管药物;观察穿刺局部有无渗血、肿胀,防止导管扭曲打折,更换体位后及时"调节零点"。

(4)监测每小时尿量,并观察尿液的颜色、性状、量,尿量不少于 1ml/(kg·h)。

2. 呼吸道管理,协助病人床上坐起,叩背,鼓励深呼吸、有效咳嗽、咳痰;痰液黏稠时予雾化吸入。必要时予吸痰护理。

3. 妥善固定心包及纵隔引流管,密切观察引流液的颜色、性状、量及水柱波动等情况,定时挤压引流管;注意观察切口敷料有无渗血、脱落。

4. 妥善固定临时起搏器导线,观察起搏和感知功能,如病人心率慢于起搏器设定频率 5 次/分,应及时通知医生。指导病人活动时勿牵拉、拖拽起搏导线,勿自行调节起搏器参数。

5. 正确使用微量泵,及时处理报警,药液输入完毕应及时更换。

6. 口腔护理每日 2 次,保持口腔清洁,预防口腔感染;留置导尿期间,会阴护理每日 2 次,预防泌尿系感染。

7. 遵医嘱定时、准确服用抗凝药物华法林,密切观察病人有无齿龈出血、鼻出血、血尿等出血倾向,观察意识、肢体活动、有无晕厥等情况,警惕脑出血或脑栓塞的早期症状,出现异常应及时通知医生。

8. 预防压疮,定时协助病人翻身,保护受压部位皮肤,预防压疮的发生。

9. 指导病人进食高热量、高维生素、高蛋白易消化饮食,如鸡蛋、豆制品、鱼肉、瘦肉、新鲜水果、蔬菜等,提高免疫力。饮食宜少量多餐,不可过饱,饮水宜少量多次,控制摄入量,避免加重心脏负担。

10. 做好生活护理,如洗脸、刷牙、喂饭、大小便等。

【术后第 3 日】

1. 每 1~2 小时巡视病人:观察服用华法林后的反应。

2. 呼吸道管理,叩背,鼓励病人深呼吸、有效咳嗽、咳痰。

3. 拔除引流管后,注意观察病人的呼吸情况,有无胸闷、气短,有无漏气及皮下气肿等,切口敷料有无渗出,如有异常及时通知医生。

4. 拔除尿管后注意观察病人的排尿情况,有无膀胱刺激征等症状。

5. 拔除深静脉置管后,用无菌纱布加压按压穿刺点 10 分钟以上;拔除动脉穿刺置管后用无菌纱布加压按压穿刺点 20 分钟以上,并用弹性绷带加压包扎 8 小时;观察局部有无瘀斑、出血、血肿等情况的发生,注意肢体末梢皮肤温度、颜色的变化,若皮肤出现发绀或苍白,压白反应时间延长伴皮温低,脉搏扪不到、疼痛等异常情况,通知医生,及时调节弹性绷带的松紧度,以患肢血运恢复正常为宜。

6. 妥善固定临时起搏器导线,观察起搏和感知功能,如病人心率慢于起搏器设定频率 5 次 / 分,应及时通知医生。指导病人活动时勿牵拉、拖拽起搏导线,勿自行调节起搏器参数。

7. 做好生活及心理护理。

8. 指导病人离床活动,活动遵循坐位—站立—扶床活动—独立移步—室内走动—病区内活动的顺序,活动时以不引起疲劳为宜;做好预防跌倒措施。

【术后第 4 日 ～ 出院日】

1. 每 1~2 小时巡视病人

(1)观察切口敷料有无渗出,如有异常及时通知医生。

(2)观察服用华法林后的反应。

2. 呼吸道管理,叩背,鼓励病人深呼吸、有效咳嗽、咳痰。

3. 拔除起搏导线后嘱病人卧床休息 30 分钟,观察病人有无面色苍白、头晕、恶心、血压下降、心率增快、胸闷、胸痛、心悸等现象,警惕心脏组织损伤出血,及时通知医生。

4. 遵医嘱采集血标本,异常化验结果及时通知医生。

5. 做好生活及心理护理。

6. 出院指导

(1)休息活动。

(2)饮食指导。

(3)用药指导。

(4)提高自护能力。

(5)按医嘱口服华法林,自我监测药物不良反应。

7. 出院流程指导。

(张轶姝)

第五节　冠状动脉粥样硬化性心脏病的临床护理路径

临床护理路径表

时间	住院第1日	住院第2日~手术前1日	手术当日	术后第1日~第2日	术后第3日	术后第4日~出院日
护理处置	□环境介绍 □住院须知 □负责医生 □责任护士 □T、P、R、BP □体重 □入院护理评估 □跌倒或坠床预防 □压疮预防 □烫伤预防 □协助更换病员服，做好个人卫生 □1~2h巡视观察 □医嘱相关治疗、处置执行及指导 　□皮下注射 　□动脉采血 　□口服给药 □其他	□1~2h巡视观察 　□用药后反应 　□其他 □完善相关检查 　□心电图 　□腹部超声 　□心脏超声 　□CT 　□其他 □了解术前相关检查结果，如有异常及时与医生沟通 □医嘱相关治疗、处置执行及指导 　□药物过敏试验 　□备血（复查血型） 　□口服给药 　□术前晚灌肠 　□其他 □相关手术准备及指导 　□深呼吸及有效咳嗽 　□练习床上大小便	送手术前 □T、P、R、BP □体重 □身高 □皮肤准备 □更换病员服 □术前用药 □检查术前准备情况 □携带病历、影像学等资料、术中用物等 □平车护送入手术室 □术后重症监护 □15~30min 观察 　□T、P、R、BP 　□意识 　□瞳孔变化 　□用药后反应 　□切口敷料 　□心包、纵隔引流 　□患肢末梢血运 　□其他 □医嘱相关治疗、处置执行及指导 　□呼吸机辅助通气 　□心电、血氧饱和度监测 　□有创血压、CVP监测 　□深静脉置管 　□静脉输液 　□动脉穿刺置管 　□留置导尿 　□患肢抬高 　□其他	□15~30min观察 　□T、P、R、BP 　□用药后反应 　□观察患肢末梢血运 　□切口敷料 　□心包、纵隔引流 　□其他 □医嘱相关治疗、处置执行及指导 　□氧气吸入 　□心电、血氧饱和度监测 　□有创血压、CVP监测 　□深静脉置管 　□静脉输液 　□动脉穿刺置管 　□留置导尿 　□口服给药 　□患肢抬高 　□其他 □微量泵的管理 □呼吸道管理 □记24h出入量	□1~2h巡视观察 　□用药后反应 　□观察患肢末梢血运 　□切口敷料 　□其他 □医嘱相关治疗、处置执行及指导 　□氧气吸入 　□口服给药 　□患肢抬高 　□其他 □呼吸道管理 □生活护理 □心理护理 □健康教育	□1~2h巡视观察 　□用药后反应 　□观察患肢末梢血运 　□切口敷料 　□其他 □医嘱相关治疗、处置执行及指导 　□口服给药 　□复查心电图、心脏超声、CT 　□其他 □生活护理 □心理护理 □健康教育 □患肢功能锻炼 □预防跌倒或坠床

续表

时间	住院第 1 日	住院第 2 日~手术前 1 日	手术当日	术后第 1 日~第 2 日	术后第 3 日	术后第 4 日~出院日
护理处置	□戒烟、戒酒的宣教	□生活护理 □心理护理	□微量泵的管理 □记 24h 出入量 □呼吸道管理 □皮肤护理 □生活护理 □心理护理	□生活护理 □皮肤护理 □心理护理 □健康教育 □患肢功能锻炼	□患肢功能锻炼 □预防跌倒或坠床	□出院指导 □出院流程指导
活动体位	□病区内活动	□病区内活动	□麻醉清醒后床头抬高 30°	□半卧位 □床上活动	□病室内活动	□病区内活动
饮食	□普食 □次日需空腹化验检查,应 0:00 以后禁食水	□做完各种空腹化验检查后可进普食 □术前 1 日 20:00 后禁食,0:00 后禁饮水	□禁食水	□拔除气管插管后 2~4h 试饮少量水,无呛咳进半流食	□普食	□普食

实 施 规 范

【住院第 1 日】

1. 入院常规护理。

2. 了解病人有无心绞痛发作及发作的特征,疼痛的部位、持续时间、发作的频次、性质、诱因、含服硝酸甘油或休息后是否缓解;有无呼吸困难、乏力、头晕、食欲缺乏、恶心、腹胀、少尿、水肿等症状;有无心律失常、休克、心力衰竭的表现;了解病人有无家族史、既往史、过敏史、吸烟史等;了解病人有无出血倾向或潜在出血的可能,如消化道溃疡、呕血、便血及皮下出血,遵医嘱予以治疗,预防应用抗凝药物引起的出血或加重出血。

3. 常规安全防护教育。

4. 常规健康指导。

【住院第 2 日~手术前 1 日】

1. 每 1~2 小时巡视病人,观察病情变化。

2. 了解病人的心理状态,向病人讲解疾病的相关知识、介绍同种疾病手术成功的例子,增强病人手术的信心,减轻焦虑、恐惧心理。

3. 术前落实相关化验、检查结果回报的情况,如有异常及时与医生沟通。

4. 相关手术常规准备及指导。

【手术当日】

一、送手术前

1. 术晨为病人测量体温、脉搏、呼吸、血压、体重及身高;如有发热、血压过高、女性月经来潮等情况均应及时报告医生,以确定是否延期手术。

2. 将长发病人头发扎起,协助病人取下义齿、项链、耳钉、手链、发夹等物品,并交给家属妥善保管。

3. 皮肤准备(范围:双侧前胸至腋后线,上至颌下,下至大腿上 1/3 处,清除包括会阴部皮肤及取血管肢体皮肤污垢和毛发,做好脐部清洁)后用 2% 碘酒消毒 1 次、75% 酒精脱碘 2 次,最后用无菌方巾包裹术区皮肤,并更换清洁病员服,以预防切口感染。

4. 遵医嘱术前用药,于右侧肘部静脉建立静脉通路,避免影响术中取左上肢血管。

5. 携带病历、影像学资料、导尿包、胸腔闭式引流瓶、胸腔闭式引流管、术中带药等,平车护送入手术室。

二、术后转重症监护室监护

1. 每 15~30 分钟巡视病人

(1) 观察病人的意识、瞳孔、生命体征的变化。

(2) 体温 <35℃应给予保暖;体温 >38℃应通知医生,遵医嘱降温。

(3) 密切观察病人的心律、心率、中心静脉压及血氧饱和度的变化,如有异常及时通知医生。

(4) 密切观察动脉有创血压的变化,遵医嘱使用正性肌力药物或扩血管药物;观察穿刺局部有无渗血、肿胀,防止导管扭曲打折,更换体位后及时"调节零点"。

(5) 监测每小时尿量,并观察尿液的颜色、性状、量,尿量不少于 1ml/(kg·h)。

2. 妥善固定气管插管并记录插入长度,及时吸痰,予以气管内滴药;观察病人呼吸与呼吸机是否同步,及时处理呼吸机报警;密切观察病人的呼吸频率、深度及双侧呼吸运动是否对称,口唇及四肢末梢有无发绀;定时监测血气分析指标。

3. 麻醉未清醒的病人给予床头抬高 30°。

4. 妥善固定心包及纵隔引流管,每 15~30 分钟挤压引流管 1 次;密切观察引流液的颜色、性状、量及水柱波动等情况,注意观察切口敷料有无渗血、脱落;术后若引流量持续 2 小时超过 4ml/(kg·h)或有大量血凝块,伴血压下降、脉搏增快、躁动等血容量下降的表现应及时通知医生,成人引流量每 24 小时 400~500ml。

5. 患侧肢体抬高 30°,增加血液回流;观察末梢血运、颜色、温度及动脉搏动、肢体肿胀、疼痛等情况,与对侧肢体相比较,如发现异常,及时通知医生。

6. 正确使用微量泵,及时处理报警,药液输入完毕应及时更换。

7. 口腔护理每日 2 次,保持口腔清洁;留置导尿期间会阴护理每日 2 次,防止泌尿系感染。

8. 需使用约束带的病人,应告知并征得家属同意,同时做好记录,遵医嘱适时给予镇静、止痛剂。

9. 预防压疮,开启气垫,枕后、骶尾、外踝垫软枕保护;结合个体情况,每 1~2 小时协助病人翻身,保护受压部位皮肤;如局部有压红,应缩短翻身时间,应用皮肤护理产品保护。

【术后第 1 日～第 2 日】

1. 每 15~30 分钟巡视病人

(1) 密切观察生命体征。

(2) 注意观察疼痛性状,如疼痛比以往频繁、程度加重、服用硝酸甘油不易缓解,伴出冷汗,应立即通知医生,警惕心肌梗死的发生。

(3) 密切观察病人的心律、心率、中心静脉压及血氧饱和度的变化,如有异常及时通知医生。

（4）密切观察动脉有创血压的变化，遵医嘱使用正性肌力药物或扩血管药物；观察穿刺局部有无渗血、肿胀，防止导管扭曲打折，更换体位后及时"调节零点"。

（5）监测每小时尿量，并观察尿液的颜色、性状、量，尿量不少于 $1ml/(kg\cdot h)$。

2. 麻醉清醒的病人给予半卧位，指导病人配合呼吸机进行呼吸，勿咀嚼气管插管；指导病人通过沟通卡片、手势进行交流，解除其紧张焦虑的情绪；拔除气管插管后给予氧气吸入，鼓励深呼吸、有效咳嗽、咳痰，痰液黏稠时予雾化吸入。

3. 妥善固定心包及纵隔引流管，密切观察引流液的颜色、性状、量及水柱波动等情况，定时挤压引流管；注意观察切口敷料有无渗血、脱落。

4. 患侧肢体抬高 30°，增加血液回流；观察末梢血运、温度及动脉搏动、肢体肿胀、疼痛等情况，与对侧肢体相比较，如发现异常，及时通知医生。

5. 正确使用微量泵，及时处理报警，药液输入完毕应及时更换。

6. 口腔护理每日 2 次，保持口腔清洁，预防口腔感染；留置导尿期间，会阴护理每日 2 次，预防泌尿系感染。

7. 定时协助病人翻身，保护受压部位皮肤，预防压疮的发生。

8. 拔除气管插管后 2~4 小时试饮少量水，无呛咳、无恶心、呕吐等情况可进半流食，少量多餐，不宜过饱，饮水宜少量多饮，避免加重心脏负担。

9. 做好生活护理，如洗脸、刷牙、喂饭、大小便等。

10. 指导并协助病人患肢功能锻炼。

【术后第 3 日】

1. 每 1~2 小时巡视病人

（1）密切观察生命体征。

（2）注意观察疼痛性状，如疼痛比以往频繁、程度加重、服用硝酸甘油不易缓解，伴出冷汗，应立即通知医生，警惕心肌梗死的发生。

2. 呼吸道管理，叩背，鼓励病人深呼吸、有效咳嗽。

3. 拔除引流管后，注意观察病人的呼吸情况，有无胸闷、气短，有无漏气及皮下气肿等，切口处敷料有无渗出，如有异常及时通知医生。

4. 拔除尿管后注意观察病人的排尿情况，有无膀胱刺激征等症状。

5. 拔除深静脉置管后，用无菌纱布加压按压穿刺点 10 分钟以上，拔除动脉穿刺置管后用无菌纱布加压按压穿刺点 20 分钟以上，并用弹性绷带加压包扎 8 小时，观察局部有无瘀斑、出血、血肿等情况的发生，注意肢体末梢皮肤温度、颜色的变化。若皮肤出现发绀或苍白、压白反应时间延长伴皮温低、脉搏扪不清、疼痛等异常情况，通知医生，及时调节弹性绷带的松紧度，以患肢血运恢复正常为宜。

6. 卧位时，患侧肢体抬高 30°，增加血液回流；减轻肿胀，利于切口愈合；观察末梢血运、温度及动脉搏动、肢体肿胀、疼痛等情况，与对侧肢体相比较，如发现异常，及时通知医生。

7. 指导病人进高热量、高维生素、高蛋白易消化清淡的食物，如豆制品、鱼肉、瘦肉、新鲜水果、蔬菜等，提高免疫力。饮食宜少量多餐，不可过饱，饮水宜少量多次，控制摄入量，避免加重心脏负担。

8. 做好生活及心理护理。

9. 指导并协助病人患肢功能锻炼。

10. 指导病人离床活动,活动遵循坐位—站立—扶床活动—独立移步—室内走动—病区内活动的顺序,活动时以不引起疲劳为宜;做好防跌倒措施。

【术后第 4 日～出院日】

1. 每 1~2 小时巡视病人

(1) 密切观察生命体征。

(2) 观察疼痛性状,如疼痛比以往频繁、程度加重、服用硝酸甘油不易缓解,伴出冷汗,应立即通知医生,警惕心肌梗死的发生。

(3) 观察切口敷料有无渗出,脱落,如有异常及时通知医生。

2. 卧位时,患侧肢体抬高 30°,增加血液回流;减轻肿胀,利于切口愈合;观察末梢血运、温度及动脉搏动、肢体肿胀、疼痛等情况,与对侧肢体相比较,如发现异常,及时通知医生。

3. 呼吸道管理,叩背,鼓励病人深呼吸、有效咳嗽、咳痰。

4. 观察阿司匹林、氢氯吡格雷等药物的用药后反应。

5. 指导并协助病人患肢功能锻炼。

6. 做好生活护理及心理护理。

7. 出院指导

(1) 休息活动。

(2) 饮食指导。

(3) 用药指导。

(4) 提高自护能力。

8. 出院流程指导。

（张轶姝）

第六节　升主动脉夹层动脉瘤的临床护理路径

临床护理路径表

时间	住院第 1 日	住院第 2 日～手术前 1 日	手术当日	术后第 1 日～第 2 日	术后第 3 日	术后第 4 日～出院日
护理处置	□ 15~30min 观察 □意识 □ T、P、R、BP □肢体末梢血运 □疼痛 □其他	□ 15~30min 观察病情 □意识 □ T、P、R、BP □肢体末梢血运 □用药后反应 □疼痛 □其他	□ 15~30min 观察 □意识 □ T、P、R、BP □肢体末梢血运 □疼痛 □其他	□ 15~30min 观察 □ T、P、R、BP □用药后反应 □肢体末梢血运 □切口敷料 □心包、纵隔引流 □其他	□ 1~2h 巡视观察 □血压监测 □用药后反应 □肢体末梢血运 □切口敷料 □其他	□ 1~2h 巡视观察 □血压监测 □用药后反应 □肢体末梢血运 □切口敷料 □其他

续表

时间	住院第1日	住院第2日~手术前1日	手术当日	术后第1日~第2日	术后第3日	术后第4日~出院日
护理处置	□入院护理评估 □医嘱相关治疗、处置执行及指导 　□氧气吸入 　□心电、血氧饱和度监测 　□静脉使用微量泵 　□肌内注射 　□采集血标本 　□口服给药 　□口腔护理 　□其他 □了解相关检查结果,如有异常及时与医生沟通 □环境介绍 □住院须知 □负责医生 □责任护士 □跌倒或坠床预防 □压疮预防 □烫伤预防 □协助更换病员服,做好个人卫生 □皮肤护理 □生活护理 □心理护理 □健康教育	□医嘱相关治疗、处置执行及指导 　□绝对卧床 　□氧气吸入 　□心电、血氧饱和度监测 　□静脉使用微量泵 　□口服给药 　□口腔护理 　□药物过敏试验 　□备血(复查血型) 　□其他 □完善相关检查 　□心脏超声 　□CT 　□其他 □了解术前相关检查结果,如有异常及时与医生沟通 □相关手术准备及指导 　□深呼吸、有效咳嗽 □皮肤护理 □生活护理 □心理护理 □健康教育	送手术前 □T、P、R、BP □皮肤准备 □更换病员服 □术前用药 □检查术前准备情况 □携带病历,推床护送入手术室 术后重症监护 □15~30min观察 　□T、P、R、BP 　□意识 　□瞳孔变化 　□用药后反应 　□切口敷料 　□心包、纵隔引流 　□肢体末梢血运 　□其他 □医嘱相关治疗、处置执行及指导 　□呼吸机辅助通气 　□心电、血氧饱和度监测 　□有创血压、CVP监测 　□深静脉置管 　□静脉输液 　□动脉穿刺置管 　□留置导尿 　□其他 □微量泵的管理 □记24h出入量 □呼吸道管理 □皮肤护理 □生活护理 □心理护理	□医嘱相关治疗、处置执行及指导 　□氧气吸入 　□心电、血氧饱和度监测 　□有创血压、CVP监测 　□深静脉置管 　□静脉输液 　□动脉穿刺置管 　□留置导尿 　□口服给药 　□其他 □微量泵的管理 □呼吸道管理 □记24h出入量 □皮肤护理 □生活护理 □心理护理 □健康教育	□医嘱相关治疗、处置执行及指导 　□氧气吸入 　□口服给药 　□其他 □呼吸道管理 □生活护理 □心理护理 □健康教育 □预防跌倒或坠床	□医嘱相关治疗、处置执行及指导 　□口服药物 　□复查化验 　□复查心电图、心脏超声、CT 　□其他 □生活护理 □心理护理 □健康教育 □预防跌倒或坠床 □出院指导 □出院流程指导

续表

时间	住院第1日	住院第2日~ 手术前1日	手术当日	术后第1日~ 第2日	术后第3日	术后第4日~ 出院日
活动 体位	□绝对卧床	□绝对卧床	□麻醉清醒后床头抬高30°	□麻醉清醒予半卧位 □床上活动	□病室内活动	□病区内活动
饮食	□软食 □次日需空腹化验、检查，应0:00以后禁食水	□做完各种空腹化验、检查后可进软食 □术前1日晚20:00后禁食，0:00后禁饮水	□禁食水	□拔除气管插管后2~4h试饮少量水，无呛咳进半流食	□普食	□普食

实 施 规 范

【住院第1日】

1. 立即通知医生接诊，协助病人卧床休息，指导绝对卧床的重要性。

2. 了解病人有无高血压等既往史，有无过敏史、吸烟史及家族史，发病前有无外伤史、情绪激动、饮酒等诱因。

3. 每15~30分钟巡视病人

（1）观察病人意识情况。

（2）心电、血氧饱和度监测，观察心率、心律变化。

（3）密切观察血压变化，必要时监测四肢血压；血压高于正常值遵医嘱使用微量泵输注硝普钠，以确保药量准确，根据血压调整剂量，维持收缩压在110~120mmHg，应使用避光延长管。定时观察穿刺部位有无苍白、发红、肿胀及疼痛，如有上述症状应及时更换穿刺部位，并予以硫酸镁湿敷。

（4）观察药物不良反应。

（5）观察桡动脉、肱动脉及股动脉搏动情况，观察四肢末梢血运、皮温、皮色，如有异常及时通知医生。

（6）观察疼痛部位、性质，剧烈疼痛使用镇痛药物，肌内注射哌替啶或吗啡，应密切观察病人有无呼吸抑制、心动过缓及血压下降等不良反应。老年人可减量，呼吸衰竭、昏迷、严重休克病人禁用。

4. 氧气吸入。

5. 完成医嘱相关化验检查，如有异常化验结果，报告医生。

6. 准确记录液体出入量，及时完成医嘱相关的治疗处置。

7. 床上大小便，如排尿困难，经诱导仍无效，应行留置导尿，避免排尿费力导致病人血压升高。排便困难遵医嘱予口服导泻药物，观察药物的不良反应。

8. 待病人病情稳定后

（1）向病人介绍监护室环境、住院须知、负责医生、护士长及责任护士。

（2）告知家属相关重症监护室探视制度。

（3）指导病人合理饮食，进食高热量、高蛋白及富含维生素的食物，如鸡蛋羹、切碎软烂的肉、蔬菜、面条等以增强机体对手术的耐受力。

9. 常规安全防护教育。

10. 常规健康指导。

11. 加强皮肤护理，定时按摩受压皮肤，保持床单位清洁平整，受压部位及骨凸部位予以软垫保护，应用皮肤护理产品保护，预防压疮的发生。

【住院第 2 日 ~ 手术前 1 日】

1. 每 15~30 分钟观察

（1）观察病人意识情况。

（2）心电、血氧饱和度监测，观察心率、心律变化。

（3）密切观察血压变化，必要时监测四肢血压；血压高于正常值遵医嘱使用微量泵输注硝普钠，以确保药量准确，根据血压调整剂量，维持收缩压在 110~120mmHg，应使用避光延长管。定时观察穿刺部位有无苍白、发红、肿胀及疼痛，如有上述症状应及时更换穿刺部位，并予以硫酸镁湿敷。

（4）观察药物不良反应。

（5）观察桡动脉、肱动脉及股动脉搏动情况，观察四肢末梢血运、皮温、皮色，如有异常及时通知医生。

（6）观察疼痛部位、性质，剧烈疼痛使用镇痛药物，肌内注射哌替啶或吗啡，应密切观察病人有无呼吸抑制、心动过缓及血压下降等不良反应，老年人可减量，呼吸衰竭、昏迷、严重休克病人禁用。

2. 继续绝对卧床；氧气吸入。

3. 由医护人员共同陪同病人行相关检查，并落实相关化验、检查结果回报的情况。

4. 了解病人的心理状态，向病人讲解疾病的相关知识、介绍同种疾病手术成功的例子，增强病人手术的信心，减轻焦虑、恐惧心理。

5. 相关手术常规准备及指导。

【手术当日】

一、送手术前

1. 每 15~30 分钟巡视病人，观察心率、血压变化。

2. 术晨为病人测量体温、脉搏、呼吸、血压；如有发热、女性月经来潮等情况均应及时报告医生，以确定是否延期手术。

3. 将长发病人头发扎起，协助病人取下义齿、项链、耳钉、手链、发夹等物品，并交给家属妥善保管。

4. 皮肤准备（范围：双侧前胸至腋后线，上至颌下，下至大腿上 1/3 处，包括会阴部皮肤，清除污垢和毛发，做好脐部清洁）后用 2% 碘酒消毒 1 次、75% 酒精脱碘 2 次，最后用无菌方巾包裹术区皮肤，并更换清洁病员服，以预防切口感染。

5. 遵医嘱术前用药，于右侧肘部静脉建立静脉通路，避免影响术中动脉穿刺置管。

6. 携带病历、影像学资料、导尿包、胸腔闭式引流瓶、胸腔闭式引流管、术中带药等，推床护送病人入手术室。

二、术后转监护室重症监护

1. 每 15~30 分钟巡视病人

（1）观察病人的意识、瞳孔、生命体征的变化。

（2）体温 <35℃ 应给予保暖；体温 >38℃ 应通知医生，遵医嘱降温。

（3）密切观察病人的心律、心率、中心静脉压及血氧饱和度的变化，如有异常及时通知医生。

（4）密切观察动脉有创血压的变化，遵医嘱使用正性肌力药物或扩血管药物；观察穿刺局部有无渗血、肿胀，防止导管扭曲打折，更换体位后及时"调节零点"。

（5）监测每小时尿量，并观察尿液的颜色、性状、量，尿量不少于 1ml/(kg·h)。

（6）观察桡动脉、肱动脉及股动脉搏动情况，观察四肢末梢血运、皮温、皮色，如有异常及时通知医生。

2. 妥善固定气管插管并记录插入长度，及时吸痰，予以气管内滴药；观察病人呼吸与呼吸机是否同步，及时处理呼吸机报警；密切观察病人的呼吸频率、深度及双侧呼吸运动是否对称，口唇及四肢末梢有无发绀；定时监测血气分析指标。

3. 麻醉未清醒的病人给予床头抬高 30°。

4. 妥善固定心包及纵隔引流管，每 15~30 分钟挤压引流管 1 次；密切观察引流液的颜色、性状、量及水柱波动等情况，注意观察切口敷料有无渗血、脱落；术后若引流量持续 2 小时超过 4ml/(kg·h) 或有大量血凝块，伴血压下降、脉搏增快、躁动等血容量下降的表现应及时通知医生，成人引流量每 24 小时 400~500ml。

5. 正确使用微量泵，及时处理报警，药液输入完毕应及时更换。

6. 口腔护理每日 2 次，保持口腔清洁；留置导尿期间，会阴护理每日 2 次，防止泌尿系感染。

7. 需使用约束带的病人，应告知并征得家属同意，同时做好记录，遵医嘱适时给予镇静、镇痛剂。

8. 预防压疮，开启气垫，枕后、骶尾、外踝垫软枕保护；结合个体情况，每 1~2 小时协助病人翻身，保护受压部位皮肤；如局部有压红，应缩短翻身时间，应用皮肤护理产品保护。

【术后第 1 日 ~ 第 2 日】

1. 每 15~30 分钟巡视病人

（1）密切观察生命体征。

（2）观察动脉有创血压的变化，遵医嘱使用正性肌力药物或扩血管药物；观察穿刺局部有无渗血、肿胀，防止导管扭曲打折，更换体位后及时"调节零点"。

（3）密切观察病人的心律、心率、中心静脉压及血氧饱和度的变化，如有异常及时通知医生。

（4）监测每小时尿量，并观察尿液的颜色、性状、量，尿量不少于 1ml/(kg·h)。

（5）观察桡动脉、肱动脉及股动脉搏动情况，观察四肢末梢血运、皮温、皮色，如有异常及时通知医生。

2. 麻醉清醒的病人给予半卧位，指导病人配合呼吸机进行呼吸，勿咬嚼气管插管；指导病人通过沟通卡片、手势进行交流，解除其紧张焦虑的情绪；拔除气管插管后给予氧气吸入，鼓励深呼吸、有效咳嗽，痰液黏稠时予雾化吸入。

3. 妥善固定心包及纵隔引流管,密切观察引流液的颜色、性状、量及水柱波动等情况,定时挤压引流管;注意观察切口敷料有无渗血、脱落。

4. 正确使用微量泵,及时处理报警,药液输入完毕应及时更换。

5. 口腔护理每日 2 次,保持口腔清洁,预防口腔感染;留置导尿期间,会阴护理每日 2 次,预防泌尿系感染。

6. 定时协助病人翻身,按摩受压部位皮肤,预防压疮的发生。

7. 拔除气管插管后 2~4 小时试饮少量水,无呛咳、无恶心、呕吐等情况可进半流食,少量多餐,不宜过饱,饮水宜少量多饮,避免加重心脏负担。

8. 做好生活护理,如洗脸、刷牙、喂饭、大小便等。

【术后第 3 日】

1. 每 1~2 小时巡视病人

（1）观察血压变化。

（2）观察用药后反应。

（3）观察桡动脉、肱动脉及股动脉搏动情况,观察四肢末梢血运、皮温、皮色,如有异常及时通知医生。

2. 呼吸道管理,叩背,鼓励病人深呼吸、有效咳嗽、咳痰。

3. 拔除引流管后,注意观察病人的呼吸情况,有无胸闷、气短,有无漏气及皮下气肿等,切口敷料有无渗出,如有异常及时通知医生。

4. 拔除深静脉置管后,用无菌纱布加压按压穿刺点 10 分钟以上,拔除动脉穿刺置管后用无菌纱布加压穿刺点 20 分钟以上,并用弹性绷带加压包扎 8 小时,观察局部有无瘀斑、出血、血肿等情况的发生,注意肢体末梢皮肤温度、颜色的变化,若皮肤出现发绀或苍白,压白反应时间延长伴皮温低,脉搏扪不清、疼痛等异常情况,通知医生,及时调节弹性绷带的松紧度,以患肢血运恢复正常为宜。

5. 拔除尿管后注意观察病人的排尿情况,有无膀胱刺激征等症状。

6. 做好生活及心理护理。

7. 指导病人离床活动,活动遵循坐位—站立—扶床活动—独立移步—室内走动—病区内活动的顺序,活动时以不引起疲劳为宜;做好预防跌倒措施。

【术后第 4 日 ~ 出院日】

1. 每 1~2 小时巡视病人

（1）切口敷料有无渗出、脱落,如有异常及时通知医生。

（2）观察血压变化。

（3）观察用药后反应。

（4）观察桡动脉、肱动脉及股动脉搏动情况,观察四肢末梢血运,皮温、皮色,如有异常及时通知医生。

2. 呼吸道管理,叩背,鼓励病人深呼吸、有效咳嗽、咳痰。

3. 做好生活护理及心理护理。

4. 出院指导

（1）休息与活动。

（2）饮食指导。

（3）用药指导。

（4）提高自护能力。

5. 出院流程指导。

（张轶姝）

第六章

泌尿外科常见疾病临床护理路径

第一节　肾结石的临床护理路径

临床护理路径表

时间	住院第1日	住院第2日～手术前1日	手术当日	术后第1日～第3日	术后第4日～出院日
护理处置	□环境介绍 □住院须知 □负责医生 □责任护士 □T、P、R、BP □体重 □入院护理评估 □跌倒或坠床预防 □压疮预防 □烫伤预防 □协助更换病员服，做好个人卫生 □1~2h巡视观察 □医嘱相关治疗、处置执行及指导 　□药物过敏试验 　□口服药物 　□静脉输液 　□其他 □戒烟、戒酒的宣教	□1~2h巡视观察 □完善相关检查 　□心电图 　□泌尿系超声 　□胸部X线 　□CT 　□泌尿系X线等 □医嘱相关治疗、处置执行及指导 　□备血(复查血型) 　□药物过敏试验 　□术前晚灌肠 　□其他 □了解术前相关检查结果，如有异常，及时与医生沟通 □相关手术准备及指导 □深呼吸、有效咳嗽的方法 　□修剪指(趾)甲 　□剃胡须 □生活护理 □心理护理	送手术前 □T、P、R、BP □皮肤准备 □更换病员服 □术前用药 □检查术前准备情况 □携带病历、影像学资料、术中用物等 □平车护送入手术室术后回病房 □30min~1h巡视观察 　□T、P、R、BP 　□切口敷料 　□并发症 　□用药后反应 □医嘱相关治疗、处置执行及指导 　□心电监测 　□血氧饱和度监测 　□氧气吸入 　□静脉输液 　□留置导尿 　□雾化吸入 　□其他 □疼痛护理 □皮肤护理 □生活护理 □心理护理	□1~2h巡视观察 　□切口敷料 　□引流管 　□并发症 　□用药后反应 □医嘱相关治疗、处置执行及指导 　□氧气吸入 　□静脉输液 　□留置导尿 　□雾化吸入 　□其他 □呼吸道管理 □排便护理 □疼痛护理 □生活护理 □心理护理 □健康教育	□2h巡视观察 　□切口敷料 □医嘱相关治疗、处置执行及指导 □复查泌尿系X线 □生活护理 □心理护理 □出院指导 □办理出院流程指导

续表

时间	住院第1日	住院第2日～ 手术前1日	手术当日	术后第1日～ 第3日	术后第4日～ 出院日
活动 体位	□发热或有血尿时，需卧床休息 □年老体弱及卧床病人定时更换体位 □病情允许，可病区内活动	□发热或有血尿时，需卧床休息 □年老体弱及卧床病人定时更换体位 □病情允许，可病区内活动	□术后去枕平卧6h后垫枕头，可以床上翻身、健侧卧位，活动双下肢(注意保护切口，防止受压)	□床上活动后，取半卧位 □可早期离床，病室内活动，活动时避免活动不当(如过度弯腰、突然下蹲等)	□病区内活动，活动时避免活动不当(如过度弯腰、突然下蹲等)
饮食	□普食 □次日需空腹化验、检查,应0:00以后禁食水	□做完各种化验检查后可进普食 □术前1日晚20:00后禁食,0:00后禁饮水	□禁食水	□半流食	□普食

实 施 规 范

【住院第1日】

1. 入院常规护理

(1) 向病人介绍病房环境(医生办公室、护士站、卫生间、换药室、配餐室的位置)、护理用具的使用方法(床单位、呼叫器等)、物品的放置、作息时间及餐卡的办理等;介绍科主任、护士长、负责医生及责任护士。

(2) 病房应安静、清洁舒适、空气新鲜洁净,每日通风1~2次,温度18~22℃,湿度50%~60%,以发挥呼吸道的自然防御功能。

(3) 测量生命体征、体重,通知医生接诊。

(4) 了解病人既往史;有无家族史、过敏史、吸烟史等。

(5) 协助更换病员服,修剪指(趾)甲、剃胡须,女性病人勿化妆及涂染指(趾)甲等。

2. 常规安全防护教育

(1) 对高龄、小儿、活动不便、使用镇静剂等有发生跌倒危险的病人,向家属交代清楚;及时填写预防跌倒告知书、跌倒或坠床风险评估表(对于风险评估分值≥25分病人,应在床尾挂上"小心跌倒"的标识);指导病人穿防滑鞋;离床活动时避开湿滑处;地面有水迹处设立防滑标牌;卧床时加用床档;加强生活护理;协助病人打饭及如厕等;并做好交接班。

(2) 对于有发生压疮危险的病人,采取有效的措施做好预防;如有入院前压疮应详细记录压疮的部位、面积、程度;向家属交代清楚;及时填写预防压疮告知书、压疮危险因素评估表;并做好交接班。

(3) 对于意识障碍、高龄、幼儿、智力障碍、步态不稳、活动受限、贫血、感觉异常、听力下降等病人,及时做好防烫伤的风险评估和相关措施,指导病人或家属不要使用电热毯、电炉、蜡烛、暖宝、酒精灯等电热用品;不要自行随意使用热水袋,如有需要应由护士操作;远离暖瓶、沸水炉,由护士协助倒水、打水。

3. 健康指导

（1）常规健康指导。

（2）指导病人次日晨采集血、尿、便等标本；告知各种检查的时间、地点及相关注意事项等。

（3）对有吸烟嗜好者，应指导戒烟。

（4）指导病人合理饮食，进高热量、低脂、低钙及富含维生素的食物，以调整饮食结构，降低结石复发率；鼓励病人多饮水，保证尿量每日 2000ml 以上，促进小结石自行排出，降低成石物质的尿饱和度以阻止结石继续生长，减少尿路感染机会。

4. 每 1~2 小时巡视病人，注意病人的病情及生命体征的变化，根据医嘱进行治疗、处置，注意观察用药后反应。

【住院第 2 日～手术前 1 日】

1. 了解病人的心理状态，向病人讲解疾病的相关知识，介绍同病种疾病手术成功的事例，增强病人手术治疗的信心，减轻焦虑、恐惧心理。

2. 根据医嘱正确采集标本，进行相关检查。

3. 了解女性病人有无月经来潮，因为月经期手术术野易出血，应及时与医生沟通。

4. 落实术前相关化验、检查结果回报情况并与医生及时沟通。正确留取尿细胞学检查。

5. 相关手术常规准备及指导

（1）指导病人有效咳嗽、排痰及床上大小便。

（2）指导病人修剪指（趾）甲、剃胡须、头发清洗后勿使用啫喱水。

（3）根据医嘱正确备血，行药物过敏试验，并评估脐部清洁程度。

（4）协助病人备好手术相关影像学资料。

（5）指导病人术前 12 小时禁食，8 小时禁饮水，防止术中呕吐导致窒息；术前晚进清淡半流食，如米粥、面条、馄饨等。

（6）术前晚灌肠，促使残留粪便的排出，以防麻醉后肛门括约肌松弛，粪便排出，增加污染的机会，做好跌倒或坠床的预防。

（7）测体温、脉搏，若体温 >37℃应通知医生。

（8）保证良好的睡眠，必要时遵医嘱使用镇静催眠药。

【手术当日】

一、送手术前

1. 术晨为病人测量体温、脉搏、呼吸、血压；如有发热、血压过高、女性月经来潮等情况均应及时报告医生，以确定是否延期手术。

2. 长发病人头发扎起，协助病人取下义齿、项链、耳钉、手链、发夹等物品，并交给家属妥善保管。

3. 皮肤准备（范围：上自乳头平线，下至耻骨联合，前后过正中线）后，做好脐部清洁，更换清洁病员服。

4. 遵医嘱术前用药，告知病人药物的作用机制。

5. 病人排尿后，携带术中用物，平车护送入手术室。

二、术后回病房

1. 每 30 分钟 ~1 小时巡视病人

（1）注意病人的意识及生命体征的变化，必要时行心电监测及血氧饱和度监测。

（2）妥善固定引流管，每 30 分钟~1 小时挤压引流管 1 次，防止引流管扭曲打折，保持引流通畅；密切观察引流液的颜色、性状、量等情况并记录，如在 1 小时内引流量 >100ml 应立即通知医生，监测生命体征并更换引流袋，做好抢救准备；注意观察切口敷料有无渗血、脱落。

（3）观察尿液颜色、性状、量，做好记录。妥善固定导尿管，行会阴护理 2 次／日，防止泌尿系感染。

（4）听取病人主诉，有无切口疼痛，评估疼痛性质及部位，及时通知医生并行心理护理，及时遵医嘱应用镇痛药物，观察药效。

2. 术后 6 小时内给予去枕平卧位头偏一侧，6 小时后生命体征平稳后取健侧卧位。

3. 给予氧气吸入，鼓励病人咳嗽、咳痰，痰液黏稠时予雾化吸入。

4. 保证静脉输液固定可靠，通畅无外渗，准确用药。

5. 预防压疮，结合个体情况，每 1~2 小时协助病人翻身，保护受压部位皮肤；如局部有压红应缩短翻身的间隔时间。

【术后第 1 日 ~ 第 3 日】

1. 每 1~2 小时巡视病人

（1）注意病人生命体征的变化，听取病人主诉，有无疼痛，评估疼痛部位及疼痛性质，及时通知医生，遵医嘱用药，观察用药后反应。

（2）观察引流液颜色、性状、量等情况并记录；定时挤压引流管、保持引流通畅，观察切口敷料有无渗血、渗液及脱落；病人卧位时将引流袋固定于床旁，起床时固定于上衣下角。

2. 做好呼吸道管理

（1）协助病人有效咳嗽、咳痰，协助叩背。

（2）正确叩背方法：手指弯曲并拢，掌侧呈杯状，以手腕的力量，从肺底自下而上、由外向内叩击，叩击时发出深而空的声音表明手法正确，叩击时力量适中，以病人不感到疼痛为宜，应避开心脏、骨突处（如肩胛骨、胸骨、脊椎）、手术区、拉链、纽扣部位。

3. 协助病人翻身，保护受压皮肤，预防压疮发生。鼓励并协助离床活动（做好跌倒风险评估），活动以不引起疲劳为宜，促进排气；活动时避免活动不当（如过度弯腰、突然下蹲等）引发的内置输尿管移位或脱落。

4. 根据病人肠蠕动的恢复情况遵医嘱正确指导病人进高热量、高维生素、富含粗纤维、易消化的食物，宜少食多餐。

5. 保证留置导尿管通畅，固定可靠，行会阴护理每日 2 次，防止泌尿系感染。记录尿量及尿色，鼓励病人多饮水，利于残石排出并预防泌尿系感染发生；勤排尿，勿使膀胱过度充盈导致尿液反流。

6. 排便指导，如大便干燥，指导病人勿用力排便，使用香油、蜂蜜或缓泻药物（如液状石蜡、酚酞片）。

7. 做好心理护理及生活护理，如洗脸、擦浴、刷牙、进食、如厕等。

【术后第 4 日 ~ 出院日】

1. 每 2 小时巡视病人，观察病人病情，听取病人主诉，做好心理护理。

2. 遵医嘱拔除引流管后，观察局部敷料有无外渗、脱落。敷料外渗及时通知医生予以更换。

3. 协助病人生活护理。拔除留置导尿管后，鼓励病人多饮水，勤排尿。

4. 掌握病人结石成分,指导病人进食。

5. 出院指导

(1) 休息与活动。

(2) 饮食指导。

(3) 用药指导。

(4) 提高自护能力。

6. 出院流程指导。

(蔡　玮)

第二节　输尿管结石的临床护理路径

临床护理路径表

时间	住院第1日	住院第2日~手术前1日	手术当日	术后第1日~第3日	术后第4日~出院日
护理处置	□环境介绍 □住院须知 □负责医生 □责任护士 □T、P、R、BP □体重 □入院护理评估 □跌倒或坠床预防 □压疮预防 □烫伤预防 □协助更换病员服,做好个人卫生 □1~2h巡视观察 □医嘱相关治疗、处置执行及指导 　□药物过敏试验 　□口服药物 　□静脉输液 　□其他 □戒烟、戒酒的宣教	□1~2h巡视观察 □完善相关检查 　□心电图 　□泌尿系超声 　□胸部X线 　□CT 　□泌尿系X线等 □医嘱相关治疗、处置执行及指导 　□备血(复查血型) 　□药物过敏试验 　□术前晚灌肠 　□其他 □了解术前相关检查结果,如有异常,及时与医生沟通 □相关手术准备及指导 　□深呼吸及有效咳嗽的方法 　□修剪指(趾)甲 　□剃胡须 □生活护理 □心理护理	送手术前 □T、P、R、BP □皮肤准备 □更换病员服 □术前用药 □检查术前准备情况 □携带病历、影像学资料、术中用物等 □平车护送入手术室术后回病房 □30min~1h巡视观察 　□T、P、R、BP 　□切口敷料 　□并发症 　□用药后反应 □医嘱相关治疗、处置执行及指导 　□心电监测 　□血氧饱和度监测 　□氧气吸入 　□静脉输液 　□留置导尿 　□雾化吸入 　□其他 □疼痛护理 □皮肤护理 □生活护理 □心理护理	□1~2h巡视观察 　□切口敷料 　□引流管 　□并发症 　□用药后反应 □医嘱相关治疗、处置执行及指导 　□氧气吸入 　□静脉输液 　□留置导尿 　□雾化吸入 　□其他 □呼吸道管理 □排便护理 □疼痛护理 □生活护理 □心理护理 □健康教育	□2h巡视观察 　□切口敷料 □医嘱相关治疗、处置执行及指导 　□复查泌尿系X线 □生活护理 □心理护理 □出院指导 □办理出院流程指导

续表

时间	住院第1日	住院第2日~ 手术前1日	手术当日	术后第1日~ 第3日	术后第4日~ 出院日
活动 体位	□发热或有血尿时，需卧床休息 □年老体弱及卧床病人定时更换体位 □病情允许,可病区内活动	□发热或有血尿时，需卧床休息 □年老体弱及卧床病人定时更换体位 □病情允许,可病区内活动	□术后去枕平卧6h后垫枕头,可以床上翻身、健侧卧位,活动双下肢(注意保护切口,防止受压)	□床上活动后,取半卧位 □可早期离床,病室内活动,活动时避免活动不当(如过度弯腰、突然下蹲等)	□病区内活动,活动时避免活动不当(如过度弯腰、突然下蹲等)
饮食	□普食 □次日需空腹化验检查,应0:00以后禁食水	□做完各种化验检查后可进普食 □术前1日晚20:00后禁食,0:00后禁饮水	□禁食水	□半流食	□普食

实 施 规 范

【住院第1日】

1. 入院常规护理。

2. 常规安全防护教育。

3. 常规健康指导,指导病人合理饮食,鼓励病人多饮水。

4. 每1~2小时巡视病人,注意病人的病情及生命体征的变化,根据医嘱进行治疗、处置,注意观察用药后反应。

【住院第2日~手术前1日】

1. 了解病人的心理状态,向病人讲解疾病的相关知识,介绍同病种疾病手术成功的事例,增强病人手术治疗的信心,减轻焦虑、恐惧心理。

2. 根据医嘱正确采集标本,进行相关检查。

3. 了解女性病人有无月经来潮,因月经期手术易造成手术术野出血,应及时与医生沟通。

4. 落实术前相关化验、检查结果回报情况并与医生及时沟通。正确留取尿细菌学检查。

5. 相关手术常规准备及指导。

【手术当日】

一、送手术前

1. 术晨为病人测量体温、脉搏、呼吸、血压;如发热、血压过高、女性病人有月经来潮等情况均应及时报告医生,以确定是否延期手术。

2. 长发病人头发扎起,协助病人取下义齿、项链、耳钉、手链、发夹等物品,并交给家属妥善保管。

3. 皮肤准备(范围:上自乳头平线,下至耻骨联合,前后过正中线)后,做好脐部清洁,更换清洁病员服。

4. 病人排尿后,协助病人于平车上至检查室进行术前泌尿系X线检查,并向病人及家属进行检查前后的体位要求和安全宣教。

5. 遵医嘱术前用药,告知病人药物的作用机制。

6. 病人排尿后,携带术中用物等,平车护送入手术室。

二、术后回病房

1. 每 30 分钟 ~1 小时巡视病人

(1)注意病人的意识及生命体征的变化,必要时行心电监测。

(2)妥善固定引流管,每 30 分钟 ~1 小时挤压引流管 1 次,防止引流管扭曲打折,保持引流通畅;密切观察引流液的颜色、性状、量等情况并记录,如在 1 小时内引流量 >100ml 应立即通知医生,监测生命体征并更换引流袋,做好抢救准备;注意观察切口敷料有无渗血、脱落。

(3)观察尿液颜色、性状、量,做好记录。妥善固定导尿管,每日行会阴护理 2 次,防止泌尿系感染。

(4)听取病人主诉,有无切口疼痛,评估疼痛性质及部位,及时通知医生并行心理护理,及时遵医嘱应用止痛药物,观察药效。

2. 病人术后 6 小时内应去枕平卧位,头偏一侧,6 小时后生命体征平稳可取健侧卧位。

3. 给予氧气吸入,鼓励病人咳嗽、咳痰,痰液黏稠时予雾化吸入。

4. 保证静脉输液通畅无外渗,准确用药。

5. 预防压疮:结合个体情况,每 1~2 小时协助病人翻身,保护受压部位皮肤;如局部有压红应缩短翻身的间隔时间。

【术后第 1 日 ~ 第 3 日】

1. 每 1~2 小时巡视病人

(1)注意病人的生命体征变化,听取病人主诉,有无疼痛,评估疼痛部位及疼痛性质,及时通知医生;遵医嘱用药,观察用药后反应。

(2)观察引流液颜色、性状、量等情况并做好记录;定时挤压引流管,保持引流通畅,观察切口敷料有无渗血、渗液及脱落;病人卧位时将引流袋固定于床旁,起床时固定于上衣下角。

2. 做好呼吸道管理。

3. 协助病人翻身,保护受压皮肤,预防压疮发生。鼓励并协助离床活动(做好跌倒风险评估),活动以不引起疲劳为宜,促进排气;活动时避免活动不当(如过度弯腰、突然下蹲等)引发内置输尿管支架管移位或脱落。

4. 根据病人肠蠕动恢复情况遵医嘱正确指导病人进高热量、高维生素、富含粗纤维、易消化饮食,宜少食多餐。

5. 保证留置导尿管通畅,固定可靠,每日行会阴护理 2 次,防止泌尿系感染。记录尿量及尿色,鼓励病人多饮水、勤排尿。

6. 排便指导,如大便干燥,指导病人勿用力排便,使用香油、蜂蜜或缓泻药物(如液体石蜡、酚酞片)。

7. 做好心理护理及生活护理,如洗脸、擦浴、刷牙、进食、如厕等。

【术后第 4 日 ~ 出院日】

1. 每 2 小时巡视病人,观察病人病情,听取病人主诉,做好心理护理。

2. 遵医嘱拔除引流管后,观察局部敷料有无外渗、脱落。敷料外渗及时通知医生予以更换。

3. 协助病人生活护理,拔除留置导尿管后,鼓励病人多饮水;勤排尿。

4. 掌握病人结石成分,根据结石成分,正确指导病人饮食。

5. 出院指导

(1)休息与活动。

(2)饮食指导。

(3)用药指导。

(4)提高自护能力。

6. 出院流程指导。

(蔡 玮)

第三节 良性前列腺增生的临床护理路径

临床护理路径表

时间	住院第1日	住院第2日~手术前1日	手术当日	术后第1日~第3日	术后第4日~出院日
护理处置	□环境介绍 □住院须知 □负责医生 □责任护士 □T、P、R、BP □体重 □入院护理评估 □跌倒或坠床预防 □压疮预防 □烫伤预防 □协助更换病员服,做好个人卫生 □1~2h巡视观察 □医嘱相关治疗、处置执行及指导 　□药物过敏试验 　□口服药物 　□静脉输液 　□其他	□1~2h巡视观察 □完善相关检查 　□心电图 　□泌尿系超声 　□胸部X线 　□泌尿系CT 　□尿动力学检查等 □医嘱相关治疗、处置执行及指导 　□备血(复查血型) 　□药物过敏试验 　□术前晚灌肠 　□其他 □了解术前相关检查结果,如有异常,及时与医生沟通 □相关手术准备及指导 　□深呼吸、有效咳嗽的方法 　□修剪指(趾)甲 　□剃胡须 　□戒烟、戒酒的建议和教育	送手术前 □T、P、R、BP □皮肤准备 □更换病员服 □术前用药 □检查术前准备情况 □携带病历、影像学资料、术中用物等 □平车护送入手术室术后回病房 □30min~1h巡视观察 　□T、P、R、BP 　□切口敷料 　□并发症 　□用药后反应 □医嘱相关治疗、处置执行及指导 　□心电监测 　□血氧饱和度监测 　□氧气吸入 　□静脉输液 　□留置导尿 　□持续膀胱冲洗 　□雾化吸入 　□其他	□1~2h巡视观察 　□并发症 　□用药后反应 □医嘱相关治疗、处置执行及指导 　□氧气吸入 　□静脉输液 　□留置导尿 　□持续膀胱冲洗 　□雾化吸入 　□其他 □呼吸道的管理 □排便护理	□2h巡视观察 □医嘱相关治疗、处置执行及指导 □骨盆底肌功能锻炼 □生活护理

续表

时间	住院第1日	住院第2日~手术前1日	手术当日	术后第1日~第3日	术后第4日~出院日
护理处置	□指导骨盆底肌功能锻炼 □戒烟、戒酒的宣教	□生活护理 □心理护理	□疼痛护理 □皮肤护理 □生活护理 □心理护理	□疼痛护理 □生活护理 □心理护理 □健康教育	□心理护理 □出院指导 □办理出院流程指导
活动体位	□有血尿时,需卧床休息 □年老体弱及卧床病人定时更换体位 □病情允许,可病区内活动	□有血尿时,需卧床休息 □年老体弱及卧床病人定时更换体位 □病情允许,可病区内活动	□术后去枕平卧6h后垫枕头,可以床上翻身,活动双下肢	□床上活动后,取半卧位 □可早期离床,病室内活动	□病区内活动
饮食	□普食 □次日需空腹化验、检查,应0:00以后禁食水	□做完各种化验检查后可进普食 □术前1日晚20:00后禁食,0:00后禁饮	□禁食水	□半流食	□普食

实 施 规 范

【住院第1日】

1. 入院常规护理。

2. 常规安全防护教育。

3. 健康指导。

（1）常规健康指导。指导病人合理饮食,进高热量、高维生素、高蛋白并富含粗纤维的食物,如瘦肉、蘑菇、木耳、鸡汤、香蕉、芹菜等;忌辛辣刺激性食物,如蒜、葱、辣椒、浓茶、咖啡等;忌饮酒,少食多餐,保持大便通畅;鼓励病人多饮水,保证尿量每日2000ml以上,减少尿路感染机会。

（2）进行骨盆底肌功能锻炼指导。

4. 每1~2小时巡视病人,注意病人的病情及生命体征变化,根据医嘱进行治疗、处置,注意观察药物疗效和不良反应。

【住院第2日~手术前1日】

1. 每1~2小时巡视病人,了解病人的心理状态,向病人讲解疾病的相关知识,介绍同病种疾病手术成功的事例,增强病人手术治疗的信心,减轻焦虑、恐惧心理。

2. 根据医嘱正确采集标本,进行相关检查。

3. 行尿流动力学检查的病人,检查前应行会阴部备皮,遵医嘱应用开塞露,协助排便,清理肠道,为检查做准备;检查后,应鼓励病人多饮水,每日饮水量>2000ml,以达到冲洗尿道、预防感染的目的,并观察病人排尿情况,如排尿困难或出现血尿应及时通知医生,进行处置。

4. 落实术前相关化验、检查结果回报情况并与医生及时联系沟通。病人如有血尿,遵医嘱正确留取尿脱落细胞学检查。

5. 相关手术常规准备及指导。

【手术当日】

一、送手术前

1. 术晨为病人测量体温、脉搏、呼吸、血压;如有发热、血压过高及时与医生沟通。

2. 协助病人取下义齿、手表、眼镜等物品,并交给家属妥善保管。

3. 皮肤准备(范围:上自剑突,下至大腿上 1/3 前内侧,两侧至腋后线,包括会阴部)后,做好脐部清洁,更换清洁病员服。

4. 遵医嘱术前用药。告知病人药物的作用机制。

5. 病人排尿后,携带术中用物等,平车护送入手术室。

二、术后回病房

1. 每 30 分钟 ~1 小时巡视病人

(1) 注意观察病人的意识及生命体征的变化,必要时行心电监测。

(2) 妥善固定导尿管,观察冲洗液颜色、性状、量,做好记录。留置尿管期间,每日行会阴护理 2 次,防止泌尿系感染。

(3) 为防止术后血凝块阻塞尿管,应行持续膀胱冲洗,冲洗速度根据尿色而定,色深则快、色浅则慢;定时挤压尿管,防止血凝块阻塞,如出现尿管不通畅或冲洗颜色加深,应警惕活动性出血,及时通知医生;准确记录尿量、冲洗量和排出量(尿量 = 排出量 - 冲洗量)。

(4) 听取病人主诉,观察病人有无膀胱痉挛性疼痛,评估疼痛性质及部位,及时通知医生并行心理护理,及时遵医嘱应用止痛药物,观察药效。

2. 术后 6 小时内应去枕平卧位,头偏向一侧。6 小时后生命体征平稳可床上翻身,并活动双下肢。

3. 给予氧气吸入,鼓励病人咳嗽、咳痰,痰液黏稠给予雾化吸入。

4. 保证静脉输液固定可靠,通畅无外渗,准确用药。

5. 预防压疮,结合个体情况,每 1~2 小时协助病人翻身,保护受压部位皮肤;如局部有压红应缩短翻身的间隔时间。

【术后第 1 日 ~ 第 3 日】

1. 每 1~2 小时巡视病人

(1) 注意病人的生命体征变化,听取病人主诉,有无疼痛,评估疼痛部位及疼痛性质,及时通知医生,遵医嘱用药,观察用药后反应。

(2) 妥善固定导尿管,病人卧位时固定于床旁,离床活动时尿袋应固定于裤子大腿中下段,低于尿道口,保证留置导尿管通畅,固定可靠。行会阴护理每日 2 次,防止泌尿系感染。记录尿量及尿色。

2. 做好呼吸道的管理。

3. 协助病人翻身,保护受压皮肤,预防压疮发生。鼓励并协助离床活动(做好跌倒风险评估),活动以不引起疲劳为宜,促进排气。

4. 根据病人肠蠕动恢复情况,遵医嘱正确指导病人进高热量、高维生素、富含粗纤维、易消化饮食,宜少食多餐。

5. 行持续膀胱冲洗病人要保证冲洗顺畅,观察病人有无烦躁不安、恶心、呕吐、心悸、呼吸困难等稀释性低钠血症发生,及时通知医生,做好相应抢救措施。

6. 排便指导,如大便干燥,指导病人勿用力排便,使用香油、蜂蜜或缓泻药物(如液状石蜡、酚酞片),防止继发性出血的发生。

7. 做好心理护理及生活护理,如洗脸、擦浴、刷牙、进食、如厕等。

【术后第 4 日～出院日】

1. 每 2 小时巡视病人,观察病人病情,听取病人主诉,做好心理护理。

2. 拔除留置导尿管后,鼓励病人多饮水、勤排尿;观察病人排尿情况,继续指导病人进行骨盆底肌功能锻炼,预防术后尿失禁发生。

3. 协助病人生活护理。

4. 出院指导

(1)休息与活动。

(2)饮食指导。

(3)用药指导。

(4)提高自护能力。

5. 出院流程指导。

(蔡 玮)

第四节 肾癌的临床护理路径

临床护理路径表

时间	住院第 1 日	住院第 2 日～手术前 1 日	手术当日	术后第 1 日～第 3 日	术后第 4 日～出院日
护理处置	□环境介绍 □住院须知 □负责医生 □责任护士 □T、P、R、BP □体重 □入院护理评估 □跌倒或坠床预防 □压疮预防 □烫伤预防 □协助更换病员服,做好个人卫生 □1~2h 巡视观察	□1~2h 巡视观察 □完善相关检查 　□心电图 　□泌尿系超声 　□胸部 X 线 　□泌尿系 CT 　□尿脱落细胞学等 □医嘱相关治疗、处置执行及指导 □备血(复查血型) □药物过敏试验 □术前晚灌肠 □其他	送手术前 □T、P、R、BP □皮肤准备 □更换病员服 □术前用药 □检查术前准备情况 □携带病历、影像学资料、术中用物等 □平车护送入手术室 术后回病房 □30min~1h 巡视观察 　□T、P、R、BP 　□切口敷料 　□并发症 　□用药后反应	□1~2h 巡视观察 　□切口敷料 　□引流管 　□并发症 　□用药后反应 □医嘱相关治疗、处置执行及指导 　□氧气吸入 　□静脉输液 　□留置导尿 　□雾化吸入 　□其他	□2h 巡视观察 　□切口敷料 □医嘱相关治疗、处置执行及指导 □采集血、尿标本

续表

时间	住院第1日	住院第2日~手术前1日	手术当日	术后第1日~第3日	术后第4日~出院日
护理处置	□医嘱相关治疗、处置执行及指导 　□药物过敏试验 　□口服药物 　□静脉输液 　□其他 □戒烟、戒酒的宣教	□了解术前相关检查结果,如有异常,及时与医生沟通 □相关手术准备及指导 　□深呼吸、有效咳嗽的方法 　□修剪指(趾)甲 　□剃胡须 □生活护理 □心理护理	□医嘱相关治疗、处置执行及指导 　□心电监测 　□血氧饱和度监测 　□氧气吸入 　□静脉输液 　□留置导尿 　□雾化吸入 　□其他 □疼痛护理 □皮肤护理 □生活护理 □心理护理	□呼吸道管理 □排便护理 □疼痛护理 □生活护理 □心理护理 □健康教育	□生活护理 □心理护理 □出院指导 □办理出院流程指导
活动体位	□发热或有血尿时,需卧床休息 □年老体弱及卧床病人定时更换体位 □病情允许,可病区内活动	□发热或有血尿时,需卧床休息 □年老体弱及卧床病人定时更换体位 □病情允许,可病区内活动	□术后去枕平卧6h后垫枕头,可以床上翻身、健侧卧位,活动双下肢(注意保护切口防止受压)	□床上活动后,取半卧位 □可早期离床,病室内活动 □肾部分切除的病人,遵医嘱绝对卧床7~14d	□病区内活动
饮食	□普食 □次日需空腹化验、检查,应0:00以后禁食水	□做完各种化验检查后可进普食 □术前1日晚20:00后禁食0:00后禁饮水	□禁食水	□半流食	□普食

实　施　规　范

【住院第1日】

1. 入院常规护理。

2. 常规安全防护教育。

3. 常规健康指导,指导病人合理饮食,进食高热量、富含维生素的食物,以调整饮食结构,鼓励病人多饮水。

4. 每1~2小时巡视病人,注意病人的病情及生命体征变化,根据医嘱进行治疗、处置,注意观察用药后反应。

【住院第2日~手术前1日】

1. 了解病人的心理状态,向病人讲解疾病的相关知识,介绍同病种疾病手术成功的事例,增强病人手术治疗信心,减轻焦虑、恐惧心理。

2. 根据医嘱正确采集标本,进行相关检查。

3. 了解女性病人有无月经来潮,因为月经期手术易造成手术术野出血,应及时与医生沟通。

4. 落实术前相关化验、检查结果回报情况并与医生及时沟通。正确留取尿脱落细胞学检查。

5. 相关手术常规准备及指导。

【手术当日】

一、送手术前

1. 术晨为病人测量体温、脉搏、呼吸、血压;如有发热、血压过高、女性月经来潮等情况均应及时报告医生,以确定是否延期手术。

2. 长发病人头发扎起,协助病人取下义齿、项链、耳钉、手链、发夹等物品,并交给家属妥善保管。

3. 皮肤准备(范围:上自乳头平线,下至耻骨联合,前后过正中线)后,做好脐部清洁,更换清洁病员服。

4. 遵医嘱术前用药,告知病人药物的作用机制。

5. 病人排尿后,携带术中用物等,平车护送病人入手术室。

二、术后回病房

1. 每30分钟~1小时巡视病人

(1)注意病人的意识及生命体征的变化,必要时行心电监测。

(2)妥善固定引流管,每30分钟~1小时挤压引流管1次,防止引流管扭曲打折,保持引流通畅;注意观察切口敷料有无渗血、脱落;密切观察引流液的颜色、性状、量等情况并记录,如在1小时内引流量>100ml应立即通知医生,监测生命体征并更换引流袋,做好抢救准备。

(3)观察尿液颜色、性状、量,做好记录。妥善固定导尿管,每日行会阴护理2次,防止泌尿系感染。

(4)听取病人主诉,观察病人有无切口疼痛,评估疼痛性质及部位,及时通知医生并行心理护理,及时遵医嘱应用止痛药物,观察药效。

2. 术后6小时内给予去枕平卧位,头偏向一侧,6小时后生命体征平稳后取健侧卧位。

3. 给予氧气吸入,鼓励病人咳嗽、咳痰,痰液黏稠时予雾化吸入。

4. 保证静脉输液通畅无外渗,准确用药。

5. 对于行肾部分切除手术病人可在其床头悬挂"绝对卧床"标识,并向病人家属进行卧位相关知识宣教。

6. 预防压疮,结合个体情况,每1~2小时协助病人翻身,保护受压部位皮肤;如局部有压红应缩短翻身的间隔时间。

【术后第1日~第3日】

1. 每1~2小时巡视病人

(1)注意病人的生命体征变化,听取病人主诉,有无疼痛,评估疼痛部位及疼痛性质,及时通知医生,遵医嘱用药,观察用药后反应。

(2)观察引流液的颜色、性状、量等情况并做好记录;定时挤压引流管、保持引流通畅,观察切口敷料有无渗血、渗液及脱落,病人卧位时将引流袋固定于床旁,起床时固定于上衣下角,低于切口平面。

2. 做好呼吸道管理。

3. 协助病人翻身,保护受压皮肤,预防压疮发生。根治性肾切除术病人,鼓励并协助病人离床活动(做好跌倒风险评估),活动以不引起疲劳为宜,促进排气;如为保肾手术病人应指导绝对卧床 7~14 日,协助床上主动更换卧位,以促进肠蠕动。

4. 根据病人肠蠕动恢复情况,遵医嘱正确指导病人饮食。

5. 保证留置导尿管通畅,固定可靠,记录尿量,遵医嘱拔除导尿管后,鼓励病人多饮水,每日饮水量 >2500ml。

6. 排便指导,如大便干燥,指导病人勿用力排便,使用香油、蜂蜜或遵医嘱应用缓泻药物(如液状石蜡、酚酞片)。

7. 做好心理及生活护理,如洗脸、擦浴、刷牙、进食、如厕等。

【术后第 4 日 ~ 出院日】

1. 每 2 小时巡视病人,观察病人病情,听取病人主诉,做好心理护理。

2. 遵医嘱拔除引流管后,观察局部敷料有无外渗,脱落。敷料外渗及时通知医生予以更换。

3. 协助病人生活护理。

4. 指导病人进普食和粗纤维食物,忌辛辣刺激性食物。

5. 出院指导

(1)休息与活动。

(2)饮食指导。

(3)用药指导。

(4)提高自护能力。

6. 出院流程指导。

（蔡　玮）

第五节　膀胱肿瘤的临床护理路径

临床护理路径表

时间	住院第 1 日	住院第 2 日 ~ 手术前 1 日	手术当日	术后第 1 日 ~ 第 3 日	术后第 4 日 ~ 出院日
护理处置	□环境介绍 □住院须知 □负责医生 □责任护士 □T、P、R、BP □体重 □协助更换病员服,做好个人卫生 □入院护理评估	□1~2h 巡视观察 □完善相关检查 　□心电图 　□泌尿系超声 　□胸部 X 线 　□CT 　□膀胱镜 　□尿脱落细胞检查 　□其他	送手术前 □T、P、R、BP □皮肤准备 □更换病员服 □术前用药 □检查术前准备情况 □携带病志、影像学资料、术中用物等 □平车护送入手术室	□2h 巡视观察 □T、P、R、BP □用药后反应等	□2h 巡视观察 □遵医嘱进行治疗、处置执行及指导

续表

时间	住院第 1 日	住院第 2 日 ~ 手术前 1 日	手术当日	术后第 1 日 ~ 第 3 日	术后第 4 日 ~ 出院日
护理处置	□跌倒或坠床预防 □压疮预防 □烫伤预防 □医嘱相关治疗、处置执行及指导 □1~2h 巡视观察 □戒烟、戒酒的宣教	□医嘱相关治疗、处置执行及指导 　□备血(复查血型) 　□药物过敏试验 　□术前晚灌肠 　□其他 □了解术前相关检查结果,如有异常及时与医生沟通 □相关手术准备及指导 　□指导深呼吸及有效咳嗽的方法 　□修剪指(趾)甲 　□剃胡须 　□戒烟、戒酒 □生活护理 □心理护理	术后回病房 □30min~1h 巡视观察 　□T、P、R、BP 　□用药后反应等 □医嘱相关治疗、处置执行及指导 　□静脉输液 　□氧气吸入 　□心电监测及血氧饱和度监测 　□留置导尿 　□持续膀胱冲洗 □疼痛护理 □皮肤护理 □生活护理 □心理护理	□遵医嘱进行相关治疗、处置执行及指导 　□静脉输液 　□留置导尿 □疼痛护理 □生活护理 □心理护理 □保持大便通畅	□生活护理 □心理护理 □出院指导 □办理出院流程指导
活动体位	□病区内活动 □血尿病人需卧床休息	□病区内活动 □血尿病人需卧床休息	□术后去枕平卧 6h □6h 后可床上活动或协助离床活动	□病室内活动	□病区内活动
饮食	□普食 □次日需空腹化验检查,应 0:00 以后禁食水	□做完各种化验检查后可进普食 □术前 1 日 20:00 后禁食,0:00 后禁饮水	□禁食水	□半流食	□普食

实 施 规 范

【住院第 1 日】

1. 入院常规护理。

2. 常规安全防护教育。

3. 常规健康指导。

4. 每 1~2 小时巡视病人,注意病人病情及生命体征的变化,如有异常及时通知医生。

【住院第 2 日 ~ 手术前 1 日】

1. 每 1~2 小时巡视病人,了解病人的心理状态,向病人讲解疾病的相关知识,介绍同种疾病手术成功的病例,增强病人治疗信心,减轻焦虑、恐惧心理。

2. 根据医嘱正确采集标本,进行相关检查。膀胱镜检查后,观察尿液的颜色,如有血尿,及时通知医生,并嘱病人增加饮水量,以利于排尿。

3. 了解女性病人有无月经来潮,及时与医生沟通。

4. 术前落实相关化验、检查结果回报的情况,如有异常及时通知医生。

5. 相关手术常规准备及指导。

6. 做好病人的生活护理,协助洗漱、进餐等。

【手术当日】

一、送手术前

1. 为病人测量体温、脉搏、呼吸、血压;如有发热、血压过高、女性月经来潮等情况应及时报告医生,以确定是否延期手术。

2. 长发病人头发扎起,协助病人取下义齿、首饰、手表、发夹、眼镜等物品,并交给家属妥善保管。

3. 皮肤准备(范围:上自脐平线,下至大腿上 1/3 内侧,两侧至腋后线,包括会阴部),清洁脐部,更换清洁病员服。

4. 遵医嘱术前用药。

5. 病人排尿后,携带病历、影像学资料、三腔气囊导尿管等,平车护送入手术室。

二、术后回病房

1. 每 30 分钟 ~1 小时巡视病人

(1)注意病人的意识、生命体征及血氧饱和度的变化。

(2)予以氧气吸入,密切观察病人的呼吸频率、深度,是否有胸闷和呼吸困难。

(3)观察尿液的颜色、性状和量,保持导尿管引流通畅,勿打折、扭曲、受压。每日会阴护理 2 次。

(4)观察有无膀胱痉挛性疼痛的发生,应给予心理安慰,并及时通知医生,遵医嘱应用镇痛剂,缓解病人不适感。

(5)如果需要持续膀胱冲洗,应密切观察冲洗流出液的颜色,根据冲洗流出液的颜色决定冲洗速度,色深则快、色浅则慢;妥善固定并保持冲洗管道通畅,若冲洗不畅应及时抽吸血块;准确记录冲洗量和排出量,尿量 = 排出量 − 冲洗量。

(6)保证静脉输液通畅无外渗,准确用药,观察用药后反应。

2. 术后 6 小时内给予去枕平卧位头偏一侧,6 小时后无膀胱冲洗者可协助取半卧位,床上活动。

3. 预防压疮,结合个体情况,每 1~2 小时协助病人翻身,保护受压部位皮肤;如局部有压红,应缩短翻身的间隔时间。

4. 做好生活护理及心理护理,缓解紧张情绪。

5. 术后当日禁食水,可以协助湿润病人口唇,增加病人舒适感。

【术后第 1 日 ~ 第 3 日】

1. 每 2 小时巡视病人

(1)注意病人生命体征的变化。

(2)观察尿液的颜色、性状和量,保持导尿管引流通畅,勿打折、扭曲、受压。会阴护理 2 次 / 日。

(3)观察有无膀胱痉挛性疼痛的发生,应给予心理安慰,并及时通知医生,遵医嘱应用镇痛剂,缓解病人不适感。

2. 保证静脉输液通畅无外渗,准确用药,观察用药后反应。

3. 指导病人病室内活动(做好跌倒风险评估),活动时以不引起疲劳为宜。

4. 排气后指导病人进食高热量、高维生素、高蛋白易消化的半流食。

5. 做好心理护理及生活护理。如洗脸、刷牙、擦浴、进食、如厕等。

【术后第 4 日～出院日】

1. 每 2 小时巡视观察病人

（1）注意病人生命体征的变化。

（2）观察病人自行排尿后尿液的颜色、性状及量，有无凝血块。

2. 遵医嘱拔除导尿管，拔管前应将导尿管夹闭，待病人有尿意时，抽出气囊内液体，嘱病人做排尿动作，护士顺势拔除尿管，以减轻病人拔除尿管的不适感以及减少继发尿潴留的发生。

3. 出院指导

（1）休息与活动。

（2）饮食指导。

（3）用药指导。

（4）提高自护能力。

4. 出院流程指导。

（刘　卫　戴　红）

第六节　前列腺癌的临床护理路径

临床护理路径表

时间	住院第 1 日	住院第 2 日～手术前 1 日	手术当日	术后第 1 日～第 4 日	术后第 5 日～第 7 日	术后第 8 日～出院日
护理处置	□环境介绍 □住院须知 □负责医生 □责任护士 □T、P、R、BP □体重 □协助更换病员服，做好个人卫生 □入院护理评估 □跌倒或坠床预防 □压疮预防 □烫伤预防	□1~2h 巡视观察 □用药后反应 □完善相关检查 　□心电图 　□泌尿系超声 　□胸部 X 线 　□CT 　□ECT 　□膀胱镜 □医嘱相关治疗、处置执行及指导 □口服药物 □备血（复查血型） □药物过敏试验 □肠道准备 □其他	送手术前 □T、P、R、BP □清洁灌肠 □皮肤准备 □更换病员服 □术前用药 □检查术前准备情况 □携带病历、影像学资料、术中用物等 □平车护送入手术室	□1~2h 巡视观察 □切口敷料 □引流管 □并发症 □用药后反应等 □医嘱相关治疗、处置执行及指导 □静脉输液 □留置导尿 □雾化吸入 □其他	□2h 巡视观察 □切口敷料 □并发症 □用药后反应等 □保持大便通畅	□2h 巡视观察 □切口敷料 □医嘱相关治疗、处置执行及指导 □留置导尿 □复查血、尿常规、肾功、电解质等

183

续表

时间	住院第1日	住院第2日~ 手术前1日	手术当日	术后第1日~ 第4日	术后第5日~ 第7日	术后第8日~ 出院日
护理处置	□医嘱相关治疗、处置执行及指导 □1~2h巡视观察 □戒烟、戒酒的宣教	□了解术前相关检查结果,如有异常及时与医生沟通 □相关手术准备及指导 　□指导深呼吸及有效咳嗽的方法 　□修剪指(趾)甲 　□剃胡须 　□指导骨盆底肌功能锻炼方法 　□戒烟、戒酒 □做好预防跌倒或坠床评估 □生活护理 □心理护理	术后回病房 □30min~1h巡视观察 　□T、P、R、BP 　□切口敷料 　□引流管 　□并发症 　□用药后反应等 □医嘱相关治疗、处置执行及指导 　□静脉输液 　□氧气吸入 　□心电监测及血氧饱和度监测 　□留置导尿 　□雾化吸入 　□其他 □疼痛护理 □皮肤护理 □生活护理 □心理护理	□呼吸道管理 □皮肤护理 □疼痛护理 □生活护理 □心理护理	□疼痛护理 □生活护理 □心理护理	□生活护理 □心理护理 □出院指导 □办理出院流程指导
活动体位	□病区内活动 □血尿病人需卧床休息	□病区内活动 □血尿病人需卧床休息 □肠道准备开始后,病室内活动	□术后去枕平卧6h □6h后可床上活动	□床上活动	□病室内活动	□病区内活动
饮食	□普食 □次日需空腹化验、检查,应0:00以后禁食水	□做完各种化验检查后可进普食 □术前3日进低渣半流食,术前1日进无渣流食,20:00后禁食,0:00后禁饮水	□禁食水	□半流食	□普食	□普食

实 施 规 范

【住院第1日】

1. 入院常规护理。

2. 常规安全防护教育。

3. 常规健康指导。

4. 每1~2小时巡视病人。注意病人病情及生命体征的变化,如有异常及时通知医生。

【住院第2日~手术前1日】

1. 每1~2小时巡视病人

(1)注意病人病情及生命体征的变化,如有异常及时通知医生。

(2)观察病人用药后的反应。

2. 了解病人的心理状态,向病人讲解疾病的相关知识,介绍同种疾病手术成功的病例,增强病人治疗信心,减轻焦虑、恐惧心理。

3. 根据医嘱正确采集标本,进行相关检查。膀胱镜检查后,观察尿液的颜色,如有血尿,及时通知医生,并嘱病人增加饮水量,以利于排尿。

4. 术前落实相关化验、检查结果回报的情况,如有异常及时通知医生。

5. 相关手术准备及指导

(1)指导病人修剪指(趾)甲、剃胡须,头发清洗后勿使用啫喱水。

(2)指导病人练习深呼吸、有效咳嗽、咳痰、床上大小便及骨盆底肌功能锻炼方法等。

(3)根据医嘱正确备血,行药物过敏试验。

(4)手术前需要行肠道准备:①术前3日进低渣半流食,如面条、面片等;术前1日进无渣流质饮食,如低脂肉汤、藕粉、米糊、酸牛奶、果菜汁等。②遵医嘱口服肠道不吸收抗生素。③术前1日晚清洁灌肠。④指导病人术前12小时禁食,8小时禁饮水。⑤密切观察用药后反应。⑥做好预防跌倒或坠床评估。

6. 术前晚测体温、脉搏,如体温>37℃应通知医生。

7. 指导病人保证良好的睡眠,必要时遵医嘱使用镇静催眠药。

【手术当日】

一、送手术前

1. 为病人测量体温、脉搏、呼吸、血压;如有发热、血压过高等情况应及时报告医生,以确定是否延期手术。

2. 行清洁灌肠。

3. 协助病人取下义齿、首饰、手表、眼镜等物品,并交给家属妥善保管。

4. 皮肤准备(范围:上至剑突,下至大腿上1/3前内侧,两侧至腋后线,包括会阴部),清洁脐部,更换清洁病员服。

5. 遵医嘱术前用药。

6. 病人排尿后,携带病历、影像学资料、三腔气囊导尿管等,平车护送入手术室。

二、术后回病房

1. 每30分钟~1小时巡视病人

(1)注意病人的意识、生命体征及血氧饱和度的变化。

（2）予以氧气吸入，密切观察病人的呼吸频率、深度，是否有胸闷和呼吸困难。

（3）观察切口敷料有无渗血、渗液及脱落，如敷料污染，应及时通知医生予以更换。

（4）妥善固定各引流管，观察引流的颜色、性状和引流量，保持引流通畅，勿打折、扭曲、受压。

（5）观察尿液的颜色、性状和量，保持导尿管牵引持续有效，保持引流通畅，勿打折、扭曲、受压。会阴护理每日 2 次。

（6）观察有无膀胱痉挛性疼痛的发生，应给予心理安慰，并及时通知医生，遵医嘱应用镇痛剂，缓解病人不适感。

（7）保证静脉输液通畅无外渗，准确用药，观察用药后反应。

2. 做好呼吸道的管理，遵医嘱给予雾化吸入，协助病人有效咳嗽、咳痰，协助叩背。

3. 术后 6 小时内给予去枕平卧位，头偏向一侧，6 小时后取平卧位，可床上活动。

4. 术后当日禁食水，可协助病人湿润口唇，增加病人舒适感。

5. 做好并发症的观察与护理

（1）术后出血：①密切观察病人生命体征。②观察切口敷料有无渗血及引流液的颜色、性状、量。若发现引流液在 1 小时内引流量 >100ml，且呈鲜红色，应立即通知医生。③观察尿液的颜色、性状和量，保持气囊导尿管牵引持续有效。

（2）感染：①密切观察病人体温变化，如体温 >38℃，应通知医生。②观察切口敷料有无渗出，如有渗出或污染时，及时通知医生予以更换。③遵医嘱准确应用抗生素。

（3）尿漏：观察切口敷料有无渗出及引流液的颜色、性状、量。

（4）尿失禁。

（5）膀胱尿道吻合口狭窄。

（6）勃起功能障碍。

6. 预防压疮，结合个体情况，每 1~2 小时协助病人翻身，保护受压部位皮肤；如局部有压红，应缩短翻身的间隔时间。

7. 做好生活护理及心理护理，缓解紧张情绪。

【术后第 1 日 ~ 第 4 日】

1. 每 2 小时巡视病人

（1）注意病人的意识、生命体征的变化。

（2）观察切口敷料有无渗血、渗液及脱落，如敷料污染，应及时通知医生予以更换。

（3）妥善固定各引流管，观察引流的颜色、性状和引流量，保持引流通畅，勿打折、扭曲、受压。

（4）观察尿液的颜色、性状和量，保持导尿管牵引持续有效，保持引流通畅，勿打折、扭曲、受压。每日会阴护理 2 次。

（5）观察有无膀胱痉挛性疼痛的发生，应给予心理安慰，并及时通知医生，遵医嘱应用镇痛剂，缓解病人不适感。

2. 遵医嘱进行相关的治疗和处置，保证静脉输液通畅无外渗，准确用药，观察用药后反应。

3. 做好呼吸道的管理，遵医嘱给予雾化吸入，协助病人有效咳嗽、咳痰，协助叩背。

4. 术后病人需卧床 3~4 日，可协助取半卧位，指导病人床上活动（做好预防跌倒或坠床、压疮的风险评估)。

5. 排气后可遵医嘱进半流食,指导病人进高热量、高维生素、高蛋白易消化的食物,避免生冷、辛辣等刺激性食物。指导病人每日饮水量 >2000ml,以促进排尿。

6. 做好术后出血、感染、尿漏、尿失禁、膀胱尿道吻合口狭窄、勃起功能障碍等并发症的观察与护理。

7. 预防压疮,结合个体情况,每 1~2 小时协助病人翻身,按摩受压部位皮肤;如局部有压红,应缩短翻身的间隔时间。

8. 做好生活及心理护理。

【术后第 5 日 ~ 第 7 日】

1. 每 2 小时巡视病人

(1)注意病人的意识及生命体征的变化。

(2)观察切口敷料有无渗出,如污染及时通知医生更换。

(3)观察尿液的颜色、性状和量,保持引流通畅,勿打折、扭曲、受压。会阴护理每日 2 次。指导病人每日饮水量 >2000ml,以促进排尿。

(4)观察有无膀胱痉挛性疼痛的发生,应给予心理安慰,并及时通知医生,遵医嘱应用镇痛剂,缓解病人不适感。

2. 保持大便通畅,指导病人勿用力排便,大便干燥时遵医嘱给予缓泻药物。

3. 指导病人可离床活动(做好跌倒风险评估),活动时以不引起疲劳为宜。

4. 做好并发症的观察与护理。

5. 做好心理护理及生活护理,如洗脸、刷牙、擦浴、进食、如厕等。

【术后第 8 日 ~ 出院日】

1. 每 2 小时巡视病人

(1)注意病人的意识及生命体征的变化。

(2)观察切口敷料有无渗出,如污染及时通知医生更换。

(3)观察尿液的颜色、性状和尿量,保持引流通畅,勿打折、扭曲、受压。会阴护理每日 2 次。指导病人每日饮水量 >2000ml,以促进排尿。

2. 复查血、尿常规、肾功、电解质等。

3. 做好心理护理及生活护理。如洗脸、刷牙、擦浴、进食、如厕等。

4. 出院指导

(1)休息与活动。

(2)饮食指导。

(3)用药指导。

(4)提高自护能力。

5. 出院流程指导。

(刘 卫 郭慧芳)

第七节 睾丸鞘膜积液的临床护理路径

临床护理路径表

时间	住院第1日	住院第2日~手术前1日	手术当日	术后第1日~第2日	术后第3日~出院日
护理处置	□环境介绍 □住院须知 □负责医生 □责任护士 □T、P、R、BP □体重 □协助更换病员服，做好个人卫生 □入院护理评估 □跌倒或坠床预防 □压疮预防 □烫伤预防 □医嘱相关治疗、处置执行及指导 □2~3h巡视观察 □戒烟、戒酒的宣教	□2~3h巡视观察 □采集血尿标本 □完善相关检查 　□心电图 　□腹部超声 　□胸部X线 　□其他 □医嘱相关治疗、处置执行及指导 　□药物过敏试验 　□术前晚灌肠 　□其他 □了解术前相关检查结果，如有异常及时与医生沟通 □相关手术准备及指导 　□指导深呼吸及有效咳嗽的方法 　□修剪指（趾）甲 　□剃胡须 　□彻底清洁阴囊皱褶内污垢 　□戒烟、戒酒	送手术前 □T、P、R、BP □皮肤准备 □更换病员服 □术前用药 □检查术前准备情况 □携带病历、用物 □平车护送入手术室 术后回病房 □1~2h巡视观察 　□T、P、R、BP 　□切口敷料 　□用药后反应 □医嘱相关治疗、处置执行及指导 　□静脉输液 　□氧气吸入 　□术区砂袋压迫6h □疼痛护理 □皮肤护理 □生活护理 □心理护理	□2h巡视观察 　□切口敷料 　□用药后反应 □医嘱相关治疗、处置执行及指导 　□静脉输液 □疼痛护理 □生活护理 □心理护理	□2h巡视观察 　□切口敷料 □医嘱相关治疗、处置执行及指导 □生活护理 □心理护理 □出院指导 □办理出院流程指导
活动体位	□病区内活动	□病区内活动	□术后去枕平卧6h □6h后可床上活动或协助离床活动	□病室内活动	□病区内活动
饮食	□普食 □次日需空腹化验、检查，应0:00以后禁食水	□做完各种化验检查后可进普食 □术前1日20:00后禁食，0:00后禁饮水	□术后6h内禁食水后，遵医嘱普食	□普食	□普食

实 施 规 范

【住院第 1 日】

1. 入院常规护理。

2. 常规安全防护教育。

3. 常规健康指导。

4. 每 2~3 小时巡视病人。注意病人病情及生命体征的变化,如有异常及时通知医生。

【住院第 2 日 ~ 手术前 1 日】

1. 每 2~3 小时巡视病人。了解病人的心理状态,向病人讲解疾病的相关知识,介绍同种疾病手术成功的病例,增强病人治疗信心,减轻焦虑、恐惧心理。

2. 根据医嘱正确采集标本,进行相关检查。

3. 术前落实相关化验、检查结果回报的情况,如有异常及时通知医生。

4. 相关手术常规准备及指导

【手术当日】

一、送手术前

1. 为病人测量体温、脉搏、呼吸、血压;如有发热、血压过高等情况应及时报告医生,以确定是否延期手术。

2. 协助病人取下义齿、首饰、手表等物品,并交给家属妥善保管。

3. 皮肤准备(范围:上自髂前上棘,下至大腿上 1/3 前内侧,包括会阴部及臀部),清洁脐部,更换清洁病员服。

4. 遵医嘱术前用药。

5. 病人排尿后,携带病历等,平车护送入手术室。

二、术后回病房

1. 每 1~2 小时巡视病人

(1)注意病人的意识及生命体征的变化。

(2)予以氧气吸入,密切观察病人的呼吸频率、深度,是否有胸闷和呼吸困难。

(3)观察切口敷料有无渗血、渗液及脱落。

(4)观察有无切口疼痛的发生,应给予心理安慰,并及时通知医生,遵医嘱应用镇痛剂,缓解病人不适感。

(5)保证静脉输液通畅无外渗,准确用药,观察用药后反应。

2. 术区砂袋压迫 6 小时,以防创面出血。

3. 术后 6 小时内给予去枕平卧位头偏一侧,6 小时后取半卧位,床上活动,护士可协助离床排尿。

4. 术后 6 小时如无恶心、呕吐等麻醉后反应,可遵医嘱进食、饮水。

5. 预防压疮:结合个体情况,每 1~2 小时协助病人翻身,保护受压部位皮肤;如局部有压红,应缩短翻身的间隔时间。

6. 做好生活护理及心理护理,缓解紧张情绪。

【术后第 1 日 ~ 第 2 日】

1. 每 2 小时巡视病人

（1）观察切口敷料情况，如有渗血、污染，及时通知医生予以更换。

（2）积极听取病人主诉，如有切口疼痛，应及时通知医生，遵医嘱应用镇痛剂，缓解病人不适感。

2. 保证静脉输液通畅无外渗，准确用药，观察用药后反应。

3. 保持大便通畅，必要时遵医嘱给予缓泻药物。

4. 指导病人病室内活动（做好跌倒风险评估），活动时以不引起疲劳为宜。

5. 指导病人进高热量、高维生素、高蛋白易消化的食物，忌辛辣、刺激性食物。

6. 做好心理护理及生活护理。如洗脸、刷牙、擦浴、进食、如厕等。

【术后第 3 日 ~ 出院日】

1. 每 2 小时巡视病人　观察切口敷料情况，如有渗血、污染，及时通知医生予以更换。

2. 做好心理护理及生活护理。如洗脸、刷牙、擦浴、进食、如厕等。

3. 出院指导

（1）休息与活动。

（2）饮食指导。

（3）用药指导。

（4）提高自护能力。

4. 出院流程指导。

（刘　卫）

第八节　精索静脉曲张的临床护理路径

临床护理路径表

时间	住院第 1 日	住院第 2 日 ~ 手术前 1 日	手术当日	术后第 1 日 ~ 第 2 日	术后第 3 日 ~ 出院日
护理处置	□环境介绍 □住院须知 □负责医生 □责任护士 □T、P、R、BP □体重 □协助更换病员服，做好个人卫生 □入院护理评估 □跌倒或坠床预防 □压疮预防 □烫伤预防	□2~3h 巡视观察 □完善相关检查 　□心电图 　□泌尿系超声 　□胸部 X 线 　□精液分析 □医嘱相关治疗、处置执行及指导 　□采集血尿标本 　□药物过敏试验 　□术前晚灌肠 　□其他	送手术前 □T、P、R、BP □皮肤准备 □更换病员服 □术前用药 □检查术前准备情况 □携带病历、用物 □平车护送入手术室术后回病房 □1~2h 巡视观察 　□T、P、R、BP 　□切口敷料 　□用药后反应	□2h 巡视观察 □切口敷料 □用药后反应 □医嘱相关治疗、处置执行及指导 □静脉输液	□2h 巡视观察 □切口敷料 □医嘱相关治疗、处置执行及指导

续表

时间	住院第 1 日	住院第 2 日 ~ 手术前 1 日	手术当日	术后第 1 日 ~ 第 2 日	术后第 3 日 ~ 出院日
护理处置	□医嘱相关治疗、处置执行及指导 □ 2~3h 巡视观察 □戒烟、戒酒的宣教	□了解术前相关检查结果,如有异常及时与医生沟通 □相关手术准备及指导 　□指导深呼吸及有效咳嗽的方法 　□修剪指(趾)甲 　□剃胡须 　□戒烟、戒酒	□医嘱相关治疗、处置执行及指导 　□静脉输液 　□氧气吸入 　□术区砂袋压迫 6h □疼痛护理 □皮肤护理 □生活护理 □心理护理	□疼痛护理 □生活护理 □心理护理	□生活护理 □心理护理 □出院指导 □办理出院流程指导
活动体位	□病区内活动	□病区内活动	□术后去枕平卧 6h □ 6h 后可床上活动或协助离床活动	□病室内活动	□病区内活动
饮食	□普食 □次日需空腹化验、检查,应 0:00 以后禁食水	□做完各种化验检查后可进普食 □术前 1 日 20:00 后禁食,0:00 后禁饮水	□术后 6h 内禁食水后可进普食	□普食	□普食

实 施 规 范

【住院第 1 日】

1. 入院常规护理。

2. 常规安全防护教育。

3. 常规健康指导。

4. 每 2~3 小时巡视病人,注意病人病情及生命体征的变化,如有异常及时通知医生。

【住院第 2 日 ~ 手术前 1 日】

1. 每 2~3 小时巡视病人,了解病人的心理状态,向病人讲解疾病的相关知识,介绍同种疾病手术成功的病例,增强病人治疗信心,减轻焦虑、恐惧心理。

2. 根据医嘱正确采集标本,进行相关检查。如需行精液分析,指导病人正确留取精液标本。

3. 术前落实相关化验、检查结果回报的情况,如有异常及时通知医生。

4. 相关手术常规准备及指导。

【手术当日】

一、送手术前

1. 为病人测量体温、脉搏、呼吸、血压;如发热、血压过高等情况应及时报告医生,以确定是否延期手术。

2. 协助病人取下义齿、首饰、手表等物品,并交给家属妥善保管。

3. 皮肤准备(范围:上自脐平线,下至大腿上 1/3 内侧,两侧至腋后线,包括会阴部),清洁脐部,更换清洁病员服。

4. 遵医嘱术前用药。

5. 病人排尿后,携带病历等,平车护送入手术室。

二、术后回病房

1. 每 1~2 小时巡视病人

(1) 注意病人的意识及生命体征的变化。

(2) 给予氧气吸入,密切观察病人的呼吸频率、深度,是否有胸闷和呼吸困难。

(3) 观察切口敷料,如有渗血、污染,及时通知医生予以更换。

(4) 观察有无切口疼痛的发生,应给予心理安慰,并及时通知医生,遵医嘱应用镇痛剂,缓解病人不适感。

(5) 保证静脉输液通畅无外渗,准确用药,观察用药后反应。

2. 术区砂袋压迫 6 小时,以防创面出血。

3. 术后 6 小时内给予去枕平卧位头偏一侧,6 小时后取半卧位,床上活动,护士可协助离床排尿。

4. 术后 6 小时如无恶心、呕吐等麻醉后反应,可遵医嘱进食、饮水。

5. 预防压疮:结合个体情况,每 1~2 小时协助病人翻身,保护受压部位皮肤;如局部有压红,应缩短翻身的间隔时间。

6. 做好生活护理及心理护理,缓解紧张情绪。

【术后第 1 日~第 2 日】

1. 每 2 小时巡视病人

(1) 观察切口敷料情况,如有渗血、污染,及时通知医生予以更换。

(2) 积极听取病人主诉,如有切口疼痛,应及时通知医生,遵医嘱应用镇痛剂,缓解病人不适感。

2. 保证静脉输液通畅无外渗,准确用药,观察用药后反应。

3. 保持大便通畅,必要时遵医嘱给予缓泻药物。

4. 指导病人病室内活动(做好跌倒风险评估),活动时以不引起疲劳为宜。

5. 指导病人进高热量、高维生素、高蛋白易消化的食物,忌辛辣、刺激性食物。

6. 做好心理护理及生活护理。如洗脸、刷牙、擦浴、进食、如厕等。

【术后第 3 日~出院日】

1. 每 2 小时巡视病人,观察切口敷料情况,如有渗血、污染,及时通知医生予以更换。

2. 做好心理护理及生活护理。如洗脸、刷牙、擦浴、进食、如厕等。

3. 出院指导

(1) 休息与活动。

(2) 饮食指导。

(3) 用药指导。

(4) 提高自护能力。

4. 出院流程指导。

(刘　卫)

第七章

骨外科常见疾病临床护理路径

第一节　肱骨干骨折的临床护理路径

临床护理路径表

时间	住院第1日	住院第2日~手术前1日	手术当日	术后第1日~第3日	术后第4日~出院日
护理处置	□环境介绍 □住院须知 □负责医生 □责任护士 □T、P、R、BP □体重 □入院护理评估 □跌倒或坠床预防 □压疮预防 □烫伤预防 □戒烟、戒酒的宣教 □协助更换病员服，做好个人卫生 □2h巡视观察 　□注意有无神经损伤 　□患肢血运、感觉、桡动脉搏动等情况	□2h巡视观察 　□患肢血运、感觉、桡动脉搏动等情况 　□用药后反应 □完善相关检查 　□心电图 　□超声 　□患肢X线检查 　□其他 □了解术前相关检查结果,如有异常及时与医生沟通 □相关手术准备及指导 　□采集血、尿、便等标本 　□备血(复查血型) 　□药物过敏试验 　□皮肤准备 　□其他 □医嘱相关治疗、处置执行及指导 　□静脉输液 　□口服药物 　□其他	送手术前 □T、P、R、BP □皮肤准备 □更换病员服 □术前用药 □检查术前准备情况 □携带病历、影像资料、术中用物等 □平车护送入手术室 术后回病房 □1~2h巡视观察 　□T、P、R、BP 　□患肢末梢血运、感觉、桡动脉搏动 　□切口敷料 　□引流管 　□用药后反应等 □医嘱相关治疗、处置执行及指导 　□氧气吸入 　□心电监测 　□血氧饱和度监测 　□静脉输液 　□口服药物 　□其他	□1~2h巡视观察 　□患肢末梢血运、感觉、桡动脉搏动 　□切口敷料 　□引流管 　□用药后反应等 □医嘱相关治疗、处置执行及指导 　□口服药物 　□静脉输液 　□采集血标本复查 　□其他	□2h巡视观察 　□患肢末梢血运、感觉、桡动脉搏动等 　□切口敷料 　□用药后反应等 □医嘱相关治疗、处置执行及指导 　□口服药物 　□复查患肢X线检查等

续表

时间	住院第1日	住院第2日~ 手术前1日	手术当日	术后第1日~ 第3日	术后第4日~ 出院日
护理处置	□医嘱相关治疗处置执行及指导 □静脉输液 □口服药物 □其他	□石膏护理 □皮肤护理 □生活护理 □心理护理 □健康教育	□皮肤护理 □生活护理 □心理护理 □健康教育	□皮肤护理 □生活护理 □心理护理 □健康教育	□生活护理 □心理护理 □健康教育 □出院指导 □出院流程指导
活动体位	□手指屈伸活动 □卧位时用垫枕抬高患肢高于心脏水平	□复位固定后,用吊带或三角巾将患肢托起 □卧位时用垫枕抬高患肢高于心脏水平	□术后去枕平卧6h,患肢抬高30° □患肢被动按摩	□手指屈伸及腕关节活动 □协助病室内离床活动	□手指屈伸及腕关节活动 □肘关节运动 □病室内活动
饮食	□普食 □次日需空腹化验、检查,应0:00以后禁食水	□做完各种化验检查后可进普食 □术前1日晚20:00后禁食,0:00后禁饮水	□术后禁食水6h □麻醉清醒后进普食	□普食	□普食

实 施 规 范

【住院第1日】

1. 入院常规护理

(1) 向病人介绍病房环境(医生办公室、护士站、卫生间、换药室、配餐室的位置)、护理用具的使用方法(床单位、呼叫器等)、物品的放置、作息时间及餐卡的办理等;介绍科主任、护士长、负责医生及责任护士。

(2) 测量生命体征并通知医生接诊。

(3) 了解病人既往史、家族史、过敏史、吸烟史等。

(4) 协助病人更换病员服、修剪指(趾)甲、剃胡须,女性病人勿化妆及涂染指(趾)甲。

2. 常规安全防护教育。

3. 健康指导

(1) 常规健康指导:①指导病人次日晨禁食水采集血、尿、便等标本;告知各种检查的时间、地点及相关注意事项等。②对有吸烟嗜好者,应指导戒烟,避免呼吸道黏膜受尼古丁刺激而使呼吸道分泌物过多,致使术后痰液阻塞气道,增加肺部感染的机会。

(2) 指导病人进行功能锻炼,保持患肢正确的姿势,合理的营养,预防便秘。

4. 每2小时巡视病人

(1) 注意用药后反应。

(2) 观察血管神经损伤:①观察肢体血液循环、感觉、运动、桡动脉搏动等情况,以便确定是否合并神经血管损伤。②合并桡神经损伤时,会出现患侧垂腕畸形、各手指掌指关节不能背伸、拇指不能伸直、前臂旋后障碍、手背桡侧皮肤感觉减退或消失。③观察患肢肿胀情况,是否出现张力性水疱,避免骨筋膜室综合征的发生。

（3）做好患肢血运观察：①患肢肢端有无剧痛、麻木、皮温降低、苍白或青紫等征象；有无肢端甲床血液充盈时间延长、脉搏减弱或消失等动脉血供受阻征象。②如发生上述患肢血运循环障碍征象，应松解压迫、适当抬高患肢（以略高于心脏水平为宜），但需防止位置过高加重缺血症状。严禁擅自进行局部按摩、热敷、理疗，避免加重组织缺血、损伤。

5. 根据医嘱进行治疗、处置。

【住院第 2 日～手术前 1 日】

1. 每 2 小时巡视病人

（1）观察上臂肿胀情况，末梢血液循环（温度、颜色）、感觉、运动及桡动脉搏动情况。

（2）用药后反应。

2. 根据医嘱正确采集标本，指导病人完善相关检查。落实相关化验、检查结果的回报情况，如有异常及时通知医生。

3. 相关手术常规准备及指导

（1）指导病人修剪指（趾）甲、剃胡须，女性病人勿化妆及涂染指（趾）甲。

（2）根据医嘱正确备血，行药物过敏试验。

（3）皮肤准备：术前 1 日用清水及肥皂水擦洗皮肤准备区，仔细查看手术部位周围有无皮炎、疖肿，如有异常，及时通知医生。

（4）指导病人术前 12 小时禁食、8 小时禁饮水，防止术中呕吐导致窒息；术前晚清淡饮食，如米粥、面条、馄饨等。

（5）保证良好的睡眠，根据医嘱应用镇静催眠药物。

（6）了解病人的心理状态，向病人讲解疾病的相关知识，介绍同种疾病手术成功的例子，增强病人手术信心，减轻焦虑、恐惧心理。

4. 告知病人，患肢制动抬高的必要性以及石膏固定的目的、配合注意事项。

5. 指导病人进行功能锻炼，保持患肢正确的姿势，合理的营养，预防便秘。

6. 加强生活护理，协助病人打饭，指导病人床上大小便，做好个人卫生。

【手术当日】

一、送手术前

1. 术晨为病人测量体温、脉搏、呼吸、血压；如有发热、血压过高、女性月经来潮等情况均应及时报告医生，以确定是否延期手术。

2. 将长发病人头发扎起，协助病人取下义齿、项链、耳钉、手链、发夹等物品，并交给家属妥善保管。

3. 皮肤准备

（1）备皮范围：上至肩关节，下至手指，包括腋下。

（2）备皮后使用碘酒、酒精消毒，更换清洁病员服。

4. 遵医嘱术前用药。

5. 嘱病人排尿后，携带病历、影像资料、术中用物等，平车护送入手术室。

二、术后回病房

1. 与手术室护士交接病人及物品，了解术中情况。

2. 1~2 小时巡视病人

（1）观察病情，注意病人的意识、心电、血氧饱和度，监测病人生命体征的变化，如有异常及时通知医生。

（2）观察上臂肿胀情况、末梢血液循环（温度、颜色）、感觉、运动及桡动脉搏动情况。

（3）保持切口敷料清洁，观察切口敷料有无渗血。

（4）妥善固定并标识引流管，防止导管扭曲打折，标识清楚。密切观察引流液的颜色、性状、量，若每小时引流量大于100ml时，应及时通知医生。

（5）观察病人疼痛的时间、部位、性质和规律，鼓励病人表达疼痛的感受，及时通知医生，遵医嘱适时给予镇痛药。

3. 术后去枕平卧6小时，患肢抬高30°。禁食水6小时后可进易消化普食，进食时注意避免食用生冷、辛辣等刺激性食物。

4. 遵医嘱进行相关的治疗和处置，并观察用药后反应。

5. 指导、协助病人进行功能锻炼。

6. 进行患肢被动按摩。

7. 预防压疮。

8. 做好心理护理及生活护理，协助病人洗漱、进餐等。

【术后第1日～第3日】

1. 每1~2小时巡视病人

（1）观察上肢肿胀情况、末梢血液循环（温度、颜色）、感觉、运动及桡动脉搏动等情况。

（2）拔除引流管后，注意观察切口敷料有无渗血，如有异常及时通知医生。

2. 遵医嘱进行相关的治疗和处置，并观察用药后反应。

3. 指导、协助功能锻炼。

4. 协助病人离床活动。

5. 做好生活护理及心理护理。病人出现疼痛时，及时通知医生，遵医嘱适时给予镇痛药。

【术后第4日～出院日】

1. 每2小时巡视病人

（1）观察上肢肿胀情况、末梢血液循环（温度、颜色）、感觉、运动及桡动脉搏动等情况。

（2）拔除引流管后，注意观察切口敷料有无渗血，如有异常及时通知医生。

2. 遵医嘱进行相关的治疗和处置，并观察用药后反应。

3. 进行功能锻炼。

4. 协助病人离床活动。

5. 做好生活及心理护理。

6. 出院指导

（1）休息与活动。

（2）饮食指导。

（3）用药指导。

（4）提高自护能力。

7. 出院流程指导。

（刘　瑶　陆　靖）

第二节 尺桡骨干骨折的临床护理路径

临床护理路径表

时间	住院第1日	住院第2日～手术前1日	手术当日	术后第1日～第3日	术后第4日～出院日
护理处置	□环境介绍 □住院须知 □负责医生 □责任护士 □T、P、R、BP □体重 □入院护理评估 □跌倒或坠床预防 □压疮预防 □烫伤预防 □协助更换病员服、做好个人卫生 □戒烟、戒酒的宣教 □2h巡视观察 　□注意有无神经损伤 　□患肢血运、感觉、桡动脉搏动等情况 □医嘱相关治疗处置执行及指导 　□静脉输液 　□口服药物 　□其他	□2h巡视观察 　□患肢血运、感觉、桡动脉搏动等情况 　□用药后反应 □采集血、尿等标本 □完善相关检查 　□心电图 　□超声 　□患肢X线检查 　□其他 □了解术前相关检查结果，如有异常及时与医生沟通 □相关手术准备及指导 　□备血（复查血型） 　□药物过敏试验 　□皮肤准备 　□其他 □医嘱相关治疗、处置执行及指导 　□静脉输液 　□口服药物 　□其他 □石膏或夹板固定复位护理 □皮肤护理 □生活护理 □心理护理 □健康教育	送手术前 □T、P、R、BP □皮肤准备 □更换病员服 □术前用药 □检查术前准备情况 □携带病历、用物等 □平车护送入手术室术后回病房 □1～2h巡视观察 　□T、P、R、BP 　□患肢末梢血运、感觉、桡动脉搏动 　□切口敷料 　□引流管 　□用药后反应等 □医嘱相关治疗、处置执行及指导 　□氧气吸入 　□心电监测 　□血氧饱和度监测 　□静脉输液 　□口服药物 　□其他 □皮肤护理 □生活护理 □心理护理 □健康教育	□1～2h巡视观察 　□患肢末梢血运、感觉、桡动脉搏动 　□切口敷料 　□引流管 　□用药后反应等 □医嘱相关治疗、处置执行及指导 　□口服药物 　□静脉输液 　□采集血标本复查 　□其他 □皮肤护理 □生活护理 □心理护理 □健康教育	□2h巡视观察 　□患肢末梢血运、感觉、桡动脉搏动等 　□切口敷料 　□用药后反应 □医嘱相关治疗、处置执行及指导 　□口服药物 　□复查患肢X线检查 □生活护理 □心理护理 □健康教育 □出院指导 □出院流程指导
活动体位	□手指屈伸活动 □卧位时用垫枕抬高患肢高于心脏水平	□复位固定后，用吊带或三角巾将患肢托起 □卧位时用垫枕抬高患肢高于心脏水平	□术后去枕平卧6h，患肢抬高30° □患肢被动按摩	□手指屈伸活动 □协助病室内离床活动	□手指屈伸活动 □协助病区内离床活动
饮食	□普食 □次日需空腹化验、检查，0:00以后禁食水	□做完各种化验检查后可进普食 □术前1日晚20:00后禁食，0:00后禁饮水	□术后禁食水6h □麻醉清醒后进普食	□普食	□普食

实 施 规 范

【住院第 1 日】

1. 入院常规护理。

2. 常规安全防护教育。

3. 健康指导

（1）常规健康指导。

（2）指导病人进行功能锻炼,保持患肢正确的姿势,合理的营养,预防便秘。

4. 每 2 小时巡视病人

（1）注意用药后反应。

（2）观察血管神经损伤。

（3）做好患肢血运观察。

【住院第 2 日～手术前 1 日】

1. 每 1~2 小时巡视病人

（1）观察患肢肿胀情况,末梢血液循环（温度、颜色）、感觉、运动及桡动脉搏动情况。

（2）用药后反应。

2. 根据医嘱正确采集标本,指导病人完善相关检查。落实相关化验、检查结果的回报情况,如有异常及时通知医生。

3. 相关手术常规准备及指导。

4. 告知病人,患肢制动抬高的必要性以及石膏固定的目的、配合注意事项。

5. 指导病人进行功能锻炼,保持患肢正确的姿势,合理的营养,预防便秘。

6. 加强生活护理,协助病人打饭,指导病人床上大小便,做好个人卫生。

7. 保证良好的睡眠,根据医嘱应用镇静催眠药物。

8. 了解病人的心理状态,向病人讲解疾病的相关知识,介绍同种疾病手术成功的例子,增强病人手术信心,减轻焦虑、恐惧心理。

【手术当日】

一、送手术前

1. 术晨为病人测量体温、脉搏、呼吸、血压;如有发热、血压过高、女性月经来潮等情况均应及时报告医生,以确定是否延期手术。

2. 将长发病人头发扎起,协助病人取下义齿、项链、耳钉、手链、发夹等物品,并交给家属妥善保管。

3. 皮肤准备

（1）备皮范围:上至肩关节,下至手指,包括腋下。

（2）备皮后使用碘酒、酒精消毒,更换清洁病员服。

4. 遵医嘱术前用药。

5. 嘱病人排尿后,携带病历、影像资料、术中用物等,平车护送入手术室。

二、术后回病房

1. 与手术室护士交接病人及物品,了解术中情况。

2. 每1~2小时巡视病人

（1）观察病情，注意病人的意识、生命体征及血氧饱和度的变化，如有异常及时通知医生。

（2）观察上臂肿胀情况、末梢血液循环（温度、颜色）、感觉、运动及桡动脉搏动情况。

（3）保持切口敷料清洁，观察有无渗血。

（4）妥善固定并标识引流管，防止导管扭曲打折，标识清楚；密切观察引流液的颜色、性状、量。每小时引流量大于100ml时，应及时通知医生。

（5）观察病人疼痛的时间、部位、性质和规律，鼓励病人表达疼痛的感受，及时通知医生，遵医嘱适时给予镇痛药。

3. 术后去枕平卧6小时，患肢抬高30°。禁食水6小时后可进易消化普食，进食时注意避免食用生冷、辛辣等刺激性食物。

4. 遵医嘱进行相关的治疗和处置，并观察用药后反应。

5. 指导、协助病人进行功能锻炼。

6. 预防压疮。

7. 做好心理及生活护理。

【术后第1日~第3日】

1. 每1~2小时巡视病人

（1）观察上肢肿胀情况、末梢血液循环（温度、颜色）、感觉、运动及桡动脉搏动等情况。

（2）拔除引流管后，注意观察切口敷料有无渗血，如有异常及时通知医生。

2. 遵医嘱进行相关的治疗和处置，并观察用药后反应。

3. 指导、协助功能锻炼。

4. 协助病人离床活动。

5. 做好生活及心理护理。病人出现疼痛时，及时通知医生，遵医嘱适时给予镇痛药。

【术后第4日~出院日】

1. 2小时巡视病人

（1）观察上肢肿胀情况、末梢血液循环（温度、颜色）、感觉、运动及桡动脉搏动等情况。

（2）拔除引流管后，注意观察切口敷料有无渗血，如有异常及时通知医生。

2. 遵医嘱进行相关的治疗和处置，并观察用药后反应。

3. 进行功能锻炼。

4. 协助病人离床活动。

5. 做好生活及心理护理。

6. 出院指导

（1）休息与活动。

（2）饮食指导。

（3）用药指导。

（4）提高自护能力。

7. 出院流程指导。

（刘　瑶）

第三节　股骨颈骨折的临床护理路径

临床护理路径表

时间	住院第1日	住院第2日~手术前1日	手术当日	术后第1日~第3日	术后第4日~出院日
护理处置	□环境介绍 □住院须知 □负责医生 □责任护士 □T、P、R、BP □入院护理评估 □跌倒或坠床预防 □压疮预防 □烫伤防护 □戒烟、戒酒的宣教 □协助更换病员服，做好个人卫生 □2h巡视观察 　□注意有无神经损伤 　□患肢血运、感觉、足背动脉搏动等情况 □医嘱相关治疗处置执行及指导 　□静脉输液 　□口服药物 　□其他	□2h巡视观察 　□注意有无神经损伤 　□患肢血运、感觉、足背动脉搏动等情况 　□用药后反应 □采集血、尿、便等标本 □完善相关检查 　□心电图 　□超声 　□患肢X线检查 　□其他 □了解术前相关检查结果，如有异常及时与医生沟通 □相关手术准备及指导 　□备血（复查血型） 　□药物过敏试验 　□皮肤准备 　□深呼吸、有效咳嗽的方法 　□练习床上大小便 □医嘱相关治疗、处置执行及指导 　□静脉输液 　□口服药物 　□其他 □牵引护理 □皮肤护理 □生活护理 □心理护理 □健康教育	送手术前 □T、P、R、BP □皮肤准备 □更换病员服 □术前用药 □检查术前准备情况 □携带病历、用物等 □平车护送入手术室 术后回病房 □1~2h巡视观察 　□T、P、R、BP 　□患肢末梢血运、感觉、足背动脉搏动 　□切口敷料 　□引流管 　□用药后反应等 □医嘱相关治疗、处置执行及指导 　□氧气吸入 　□心电监测 　□血氧饱和度监测 　□静脉输液 　□口服药物 　□其他 □皮肤护理 □生活护理 □心理护理 □健康教育	□1~2h巡视观察 　□患肢末梢血运、感觉、足背动脉搏动 　□切口敷料 　□引流管 　□用药后反应等 □医嘱相关治疗、处置执行及指导 　□口服药物 　□静脉输液 　□采集血标本复查 　□其他 □预防深静脉血栓的护理 □呼吸道护理 □皮肤护理 □生活护理 □心理护理 □健康教育	□2h巡视观察 　□患肢末梢血运、感觉、足背动脉搏动 　□切口敷料 　□用药后反应等 □医嘱相关治疗、处置执行及指导 　□口服药物 　□复查患肢X线检查等 □预防深静脉血栓的护理 □呼吸道护理 □皮肤护理 □生活护理 □心理护理 □健康教育 □出院指导 □出院流程指导

续表

时间	住院第1日	住院第2日~手术前1日	手术当日	术后第1日~第3日	术后第4日~出院日
活动体位	□卧床休息,协助更换体位 □患肢外展中立位	□卧床休息,协助更换体位 □患肢外展中立位	□术后去枕平卧6h	□足踝屈伸活动 □股四头肌等长收缩 □患肢外展中立位	□足踝屈伸活动 □股四头肌等长收缩 □患肢外展中立位
饮食	□普食 □次日需空腹化验、检查,应0:00以后禁食水	□做完各种化验检查后可进普食 □术前1日晚20:00后禁食,0:00后禁饮水	□术后禁食水6h □麻醉清醒后进普食	□普食	□普食

实 施 规 范

【住院第1日】

1. 入院常规护理。

2. 常规安全防护教育。

3. 健康指导

(1) 常规健康指导。

(2) 指导病人进行功能锻炼,保持患肢正确的姿势,合理的营养,预防便秘。

4. 每2小时巡视病人

(1) 注意用药后反应。

(2) 观察肢体血液循环、感觉、运动及足背动脉搏动情况,以便确定是否合并神经血管损伤。

5. 根据医嘱进行治疗和处置。

【住院第2日~手术前1日】

1. 每2小时巡视病人

(1) 观察患肢肿胀情况、末梢血液循环(温度、颜色)、感觉、运动及足背动脉搏动情况。

(2) 观察用药后反应,如有异常及时通知医生。

2. 根据医嘱正确采集标本,指导病人完善相关检查。落实相关化验、检查结果的回报情况,如有异常及时通知医生。

3. 相关手术常规准备及指导

4. 健康指导

(1) 加强生活护理,协助病人打饭,指导病人床上大小便,做好个人卫生。

(2) 讲解卧床、患肢制动、保持外展中立位的必要性以及牵引的目的、配合注意事项,保持牵引有效。

(3) 指导病人学会足趾屈伸、踝关节屈伸、股四头肌等长收缩等功能锻炼方法。

(4) 遵医嘱进行相关治疗、处置。

【手术当日】

一、送手术前

1. 术晨为病人测量体温、脉搏、呼吸、血压;如有发热、血压过高、女性月经来潮等情况均应及时报告医生,以确定是否延期手术。

2. 将长发病人头发扎起,协助病人取下义齿、项链、耳钉、手链、发夹等物品,并交给家属妥善保管。

3. 皮肤准备

(1) 备皮范围:上至髋关节,下至足趾。需行自体髂骨植骨术者,上至肋缘,下至膝关节,躯干前后至中线,包括会阴部。

(2) 备皮后用碘酒、酒精消毒,更换清洁病员服。

4. 遵医嘱术前用药。

5. 嘱病人排尿后,携带病历、影像资料、术中用物等,平车护送入手术室。

二、术后回病房

1. 术后去枕平卧6小时,患肢穿防旋鞋,外展中立位,腿间放枕头或梯形垫。

2. 每1~2小时巡视病人

(1) 注意病人的意识、生命体征及血氧饱和度的变化。

(2) 观察患肢末梢血液循环(温度、颜色)、感觉、运动及足背动脉搏动情况,如有异常及时通知医生。

(3) 观察切口敷料的情况,保持敷料整洁,如有渗出及污染时,及时通知医生予以更换。

(4) 注意引流液的颜色、性状、量,保持引流管固定可靠、通畅,勿打折、受压、扭曲及脱出。

(5) 观察病人疼痛的时间、部位、性质和规律,鼓励病人表达疼痛的感受,及时通知医生,遵医嘱适时给予镇痛药。

(6) 观察尿液的颜色、性状、量。如有异常及时通知医生。留置导尿期间,会阴护理每日2次,防止泌尿系感染。

3. 术后6小时内禁食水,麻醉清醒后遵医嘱进普食,应少食多餐。

4. 遵医嘱进行相关的治疗和处置,并观察用药后反应。

5. 预防压疮。

6. 指导、协助病人进行功能锻炼。

7. 患肢被动按摩。

8. 做好心理及生活护理。

【术后第1日~第3日】

1. 每1~2小时巡视病人

(1) 根据病情测量生命体征,观察病情变化。

(2) 观察切口敷料的情况,保持敷料整洁,如有渗出及污染时,及时通知医生予以更换。

(3) 注意观察引流液、尿液的颜色、性状、量,保持引流管、尿管固定可靠、通畅,勿打折、受压、扭曲及脱出。拔除引流管后,注意观察切口敷料有无渗血,如有异常及时通知医生。

2. 遵医嘱进行相关的治疗和处置,并观察用药后反应。

3. 观察股部肿胀情况、末梢血液循环(温度、颜色)、感觉、运动及足背动脉搏动情况。

4. 鼓励病人有效深呼吸、咳嗽,预防肺内感染。

5. 每1~2小时协助病人翻身,保护受压部位皮肤。

6. 做好生活及心理护理

(1) 根据医嘱给予相应饮食指导,若术后3日未排便,应指导病人进食富含纤维素的蔬菜及水果,并以脐部为中心,顺时针按摩腹部以促进胃肠蠕动,必要时可遵医嘱用药。

(2) 鼓励病人多饮水,每日2000~2500ml。

7. 指导病人进行术后功能锻炼。

8. 保持肢体功能位防止足下垂、关节畸形。

【术后第4日～出院日】

1. 每2小时巡视病人

(1) 根据病情测量生命体征,观察病情变化。

(2) 观察切口敷料的情况,保持敷料整洁,如有渗出及污染时,及时通知医生予以更换。

(3) 注意观察引流液、尿液的颜色、性状、量,保持引流管、尿管固定可靠、通畅,勿打折、受压、扭曲及脱出。拔除引流管后,注意观察切口敷料有无渗血,如有异常及时通知医生。

2. 遵医嘱进行相关的治疗和处置,并观察用药后反应。

3. 观察股部肿胀情况、末梢血液循环(温度、颜色)、感觉、运动及足背动脉搏动情况。

4. 鼓励病人有效深呼吸、咳嗽,预防肺内感染。

5. 每1~2小时协助病人翻身,按摩受压部位皮肤。

6. 做好生活及心理护理

(1) 根据医嘱给予相应饮食指导,若术后3日未排便,应指导病人进食富含纤维素的蔬菜及水果,并以脐部为中心,顺时针按摩腹部以促进胃肠蠕动,必要时可遵医嘱用药。

(2) 鼓励病人多饮水,每日2000~2500ml。

(3) 给予心理疏导,病人出现疼痛时,及时通知医生,遵医嘱适时给予镇痛药。

7. 指导病人进行术后功能锻炼。

8. 保持肢体功能位防止足下垂、关节畸形。

9. 出院指导

(1) 休息与活动。

(2) 饮食指导。

(3) 用药指导。

(4) 提高自护能力。

10. 出院流程指导。

(刘　瑶)

第四节　股骨干骨折的临床护理路径

临床护理路径表

时间	住院第1日	住院第2日~手术前1日	手术当日	术后第1日~第3日	术后第4日~出院日
护理处置	□环境介绍 □住院须知 □负责医生 □责任护士 □T、P、R、BP □入院护理评估 □跌倒或坠床预防 □压疮预防 □烫伤防护 □戒烟、戒酒的宣教 □协助更换病员服,做好个人卫生 □2h巡视观察 　□注意有无神经损伤 　□患肢血运、感觉、足背动脉搏动等情况 □医嘱相关治疗、处置执行及指导 　□静脉输液 　□口服药物 　□其他	□2h巡视观察 　□注意有无神经损伤 　□患肢血运、感觉、足背动脉搏动等情况 　□用药后反应 □采集血、尿等标本 □完善相关检查 　□心电图 　□超声 　□患肢X线检查 　□其他 □了解术前相关检查结果,如有异常及时与医生沟通 □相关手术准备及指导 　□备血(复查血型) 　□药物过敏试验 　□皮肤准备 　□深呼吸、有效咳嗽的方法 　□练习床上大小便 □医嘱相关治疗、处置执行及指导 　□静脉输液 　□口服药物 　□其他 □牵引护理 □皮肤护理 □生活护理 □心理护理 □健康教育	送手术前 □T、P、R、BP □皮肤准备 □更换病员服 □术前用药 □检查术前准备情况 □携带病历、用物等 □平车护送入手术室 术后回病房 □1~2h巡视观察 　□T、P、R、BP 　□患肢末梢血运、感觉、足背动脉搏动 　□切口敷料 　□引流管 　□用药后反应等 □医嘱相关治疗、处置执行及指导 　□氧气吸入 　□心电监测 　□血氧饱和度监测 　□静脉输液 　□口服药物 　□其他 □皮肤护理 □生活护理 □心理护理 □健康教育	□1~2h巡视观察 　□患肢末梢血运、感觉足背动脉搏动 　□切口敷料 　□引流管 　□用药后反应等 □医嘱相关治疗、处置执行及指导 　□口服药物 　□静脉输液 　□采集血标本复查 　□其他 □预防深静脉血栓的护理 □呼吸道护理 □皮肤护理 □生活护理 □心理护理 □健康教育	□2h巡视观察 　□患肢末梢血运、感觉、足背动脉搏动 　□切口敷料 　□用药后反应等 □医嘱相关治疗、处置执行及指导 　□口服药物 　□复查患肢X线检查 □预防深静脉血栓的护理 □呼吸道护理 □皮肤护理 □生活护理 □心理护理 □健康教育 □出院指导 □出院流程指导

续表

时间	住院第 1 日	住院第 2 日 ~ 手术前 1 日	手术当日	术后第 1 日 ~ 第 3 日	术后第 4 日 ~ 出院日
活动体位	□卧床休息,在护士的协助下更换体位	□卧床休息,在护士的协助下更换体位	□术后去枕平卧 6h	□卧床休息,在护士的协助下更换体位 □患肢抬高 □床上活动	□床上活动 □足踝屈伸活动 □股四头肌等长收缩
饮食	□普食 □次日需空腹化验、检查,应 0:00 以后禁食水	□做完各种化验、检查后可进普食 □术前 1 日晚 20:00 后禁食,0:00 后禁饮水	□术后禁食水 6h □麻醉清醒后进普食	□普食	□普食

实　施　规　范

【住院第 1 日】

1. 入院常规护理。

2. 常规安全防护教育。

3. 健康指导

（1）常规健康指导。

（2）指导病人进行功能锻炼,保持患肢正确的姿势,合理的营养,预防便秘。

4. 每 2 小时巡视病人

（1）注意用药后反应。

（2）观察肢体血液循环、感觉、运动及足背动脉搏动情况,以便确定是否合并神经血管损伤。

5. 根据医嘱进行治疗、处置。

【住院第 2 日 ~ 手术前 1 日】

1. 每 2 小时巡视病人

（1）观察患肢肿胀情况,末梢血液循环（温度、颜色）、感觉、运动及足背动脉搏动等情况。

（2）用药后反应,如有异常及时通知医生。

2. 根据医嘱正确采集标本,指导病人完善相关检查。落实相关化验、检查结果的回报情况,如有异常及时通知医生。

3. 相关手术常规准备及指导。

4. 健康指导

（1）加强生活护理,协助病人打饭。指导病人床上大小便,做好个人卫生,勿使用床上便器,防止骨折端移位,可平铺尿垫,防止床单位污染。

（2）讲解卧床、患肢制动抬高的必要性以及骨（皮）牵引的目的、配合注意事项,保持骨

（皮）牵引有效。

（3）指导病人进行足踝活动。

（4）遵医嘱进行相关治疗、处置。

【手术当日】

一、送手术前

1. 术晨为病人测量体温、脉搏、呼吸、血压；如有发热、血压过高、女性月经来潮等情况均应及时报告医生，以确定是否延期手术。

2. 将长发病人头发扎起，协助病人取下义齿、项链、耳钉、手链、发夹等物品，并交给家属妥善保管。

3. 皮肤准备

（1）备皮范围：上至髋关节，下至足趾。需行自体髂骨植骨术者，上至肋缘，下至膝关节，躯干前后至中线，包括会阴部。

（2）备皮后用碘酒、酒精消毒，更换清洁病员服。

4. 遵医嘱术前用药。

5. 嘱病人排尿后，携带病历、影像资料、术中用物等，平车护送入手术室。

二、术后回病房

1. 术后去枕平卧6小时。

2. 每1~2小时巡视病人

（1）注意病人的意识、生命体征及血氧饱和度的变化。

（2）观察患肢末梢血液循环（温度、颜色）、感觉、运动及足背动脉搏动情况，如有异常及时通知医生。

（3）观察切口敷料的情况，保持敷料整洁，如有渗出或污染时，及时通知医生予以更换。

（4）注意引流液的颜色、性状、量，保持引流管固定可靠、通畅，勿打折、受压、扭曲及脱出。

（5）观察病人疼痛的时间、部位、性质和规律，鼓励病人表达疼痛的感受，及时通知医生，遵医嘱适时给予镇痛药。

（6）观察尿液的颜色、性状、量。如有异常及时通知医生。留置导尿期间，每日会阴护理2次，防止泌尿系感染。

3. 术后6小时内禁食水，麻醉清醒后遵医嘱进普食，应少食多餐。

4. 遵医嘱进行相关的治疗和处置，并观察用药后反应。

5. 预防压疮。

6. 指导、协助病人进行功能锻炼。

7. 患肢被动按摩。

8. 做好心理及生活护理，协助病人洗漱、进餐等。

【术后第1日~第3日】

1. 每1~2小时巡视病人

（1）根据病情测量生命体征，观察病情变化。

（2）观察切口敷料的情况，保持敷料整洁，如有渗出或污染时，及时通知医生予以更换。

（3）注意观察引流液、尿液的颜色、性状、量，保持引流管、尿管固定可靠、通畅，勿打折、受压、扭曲及脱出。拔除引流管后，注意观察切口敷料有无渗血，如有异常及时通知医生。

2. 遵医嘱进行相关的治疗和处置，并观察用药后反应。

3. 观察股部肿胀情况、末梢血液循环（温度、颜色）、感觉、运动及足背动脉搏动情况。

4. 鼓励病人有效深呼吸、咳嗽，预防肺内感染。

5. 每 1~2 小时协助病人翻身，保护受压部位皮肤。

6. 做好生活护理及心理护理

（1）根根据医嘱给予相应饮食指导，若术后 3 日未排便，应指导病人进食富含纤维素的蔬菜及水果，并以脐部为中心，顺时针按摩腹部以促进胃肠蠕动，必要时可遵医嘱用药。

（2）鼓励病人多饮水，每日 2000~2500ml。

（3）给予心理疏导，病人出现疼痛时，及时通知医生，遵医嘱适时给予镇痛药。

7. 指导病人进行术后功能锻炼。

8. 保持肢体功能位防止足下垂、关节畸形。

【术后第 4 日～出院日】

1. 每 2 小时巡视病人

（1）根据病情测量生命体征，观察病情变化。

（2）观察切口敷料的情况，保持敷料整洁，如有渗出或污染时，及时通知医生予以更换。

2. 遵医嘱进行相关的治疗和处置，并观察用药后反应。

3. 观察股部肿胀情况、末梢血液循环（温度、颜色）、感觉、运动及足背动脉搏动情况。

4. 鼓励病人有效深呼吸、咳嗽，预防肺内感染。

5. 每 1~2 小时协助病人翻身，按摩受压部位皮肤。

6. 做好生活护理及心理护理

（1）根据医嘱给予相应饮食指导，若术后 3 日未排便，应指导病人进食富含纤维素的蔬菜及水果，并以脐部为中心，顺时针按摩腹部以促进胃肠蠕动，必要时可遵医嘱用药。

（2）鼓励病人多饮水，每日 2000~2500ml。

（3）给予心理疏导，病人出现疼痛时，及时通知医生，遵医嘱适时给予镇痛药。

7. 指导病人进行术后功能锻炼。

8. 出院指导

（1）休息与活动。

（2）饮食指导。

（3）用药指导。

（4）提高自护能力。

9. 出院流程指导。

（刘　瑶）

第五节　胫腓骨干骨折的临床护理路径

临床护理路径表

时间	住院第1日	住院第2日~手术前1日	手术当日	术后第1日~第5日	术后第6日~出院日
护理处置	□环境介绍 □住院须知 □负责医生 □责任护士 □T、P、R、BP □入院护理评估 □跌倒或坠床预防 □压疮预防 □烫伤预防 □戒烟、戒酒 □协助更换病员服，做好个人卫生 □2h巡视观察 　□肢体血运、感觉、足背动脉搏动等情况 　□肢体肿胀、疼痛等情况 □医嘱相关治疗处置、执行及指导 　□口服药物 　□静脉输液 　□其他	□2h巡视观察 　□并发症 　□用药后反应 　□其他 □完善相关检查 　□心电图 　□患肢X线检查 　□其他 □了解术前相关检查结果，如有异常及时与医生沟通 □医嘱相关治疗、处置执行及指导 　□口服药物 　□肌内注射等 □相关手术准备及指导 　□深呼吸、有效咳嗽 　□皮内注射 　□皮肤准备 　□术前晚灌肠 □生活护理 □心理护理	送手术前 □T、P、R、BP □皮肤准备 □更换病员服 □术前用药 □检查术前准备情况 □携带病历、用物等 □平车护送入手术室 术后回病房 □1~2h巡视观察 　□T、P、R、BP 　□切口敷料 　□引流管 　□肢体血运、感觉、足背动脉搏动等 　□患肢肿胀、疼痛情况 　□用药后反应 　□其他 □医嘱相关治疗、处置执行及指导 　□氧气吸入 　□静脉输液 　□皮下注射 　□肌内注射 　□口服药物 　□引流管 　□留置导尿 　□其他 □皮肤护理 □生活护理 □心理护理 □健康教育	□1~2h巡视观察 　□切口敷料 　□肢体血运、感觉、足背动脉搏动等 　□患肢肿胀、疼痛等情况 　□并发症 　□用药后反应等 □医嘱相关治疗、处置执行及指导 　□氧气吸入 　□静脉输液 　□皮下注射 　□静脉采血 　□肌内注射 　□口服药物 　□引流管 　□留置导尿 　□其他 □呼吸道管理 □皮肤护理 □生活护理 □心理护理 □健康教育	□2h巡视观察 　□切口敷料 　□肢体血运、感觉、足背动脉搏动等 　□患肢肿胀、疼痛情况 　□并发症 　□用药后反应等 □医嘱相关治疗、处置执行及指导 　□静脉输液 　□皮下注射 　□肌内注射 　□口服药物 　□其他 □生活护理 □心理护理 □健康教育 □出院指导 □出院流程指导

续表

时间	住院第1日	住院第2日~手术前1日	手术当日	术后第1日~第5日	术后第6日~出院日
活动体位	□卧床休息,患肢予以制动抬高	□卧床休息,患肢予以制动抬高	□术后去枕平卧6h后垫枕头,可以床上翻身,患肢抬高	□卧床休息,患肢抬高 □遵医嘱使用拐杖或助行器,离床病室内活动	□卧床休息,患肢抬高 □遵医嘱离床,可病区内活动
饮食	□普食 □次日需空腹化验检查,应0:00以后禁食水	□做完各种化验检查后可进普食 □术前1日晚20:00后禁食,0:00后禁饮水	□术后禁食水6h □麻醉清醒后进普食	□普食(富有营养,易消化的食物)	□普食

实 施 规 范

【住院第1日】

1. 入院常规护理。

2. 常规安全防护教育。

3. 健康指导

(1) 常规健康指导。

(2) 指导协助病人床上使用便器,并确认病人是否能成功的在床上进行。

(3) 指导协助病人患侧肢体抬高制动,宣教患肢抬高的意义。

(4) 确认病人是否学会抬臀练习,加强床上活动。以预防深静脉血栓,保持受压皮肤完整。

4. 每2小时巡视病人:观察肢体血液循环、感觉、运动及足背动脉搏动情况,以便确定是否合并神经血管损伤。观察患肢肿胀情况,是否出现张力性水疱,避免骨筋膜室综合征的发生。如出现重度疼痛伴有足趾牵拉痛,应及时通知医生,平放肢体,使用脱水剂,必要时切开减压。肿胀消除后可行创面缝合或植皮术。

5. 根据医嘱治疗、处置,注意观察用药后反应。

【住院第2日~手术前1日】

1. 每2小时巡视病人。观察有无血管神经损伤的征象,注意排除骨筋膜室综合征,它的典型症状和体征有疼痛(pain)、苍白(pallor)、脉搏消失(pulseless)、麻痹(paralysis)和感觉异常(paresthesia),临床上概括为"5P"。但如果病人已出现5P症状时,往往已失去最佳治疗时机,可能会导致肢体残疾或截肢的严重后果,所以早期的病情观察对骨筋膜室综合征的防治有重要意义。

2. 根据医嘱正确采集血、尿、便等标本,进行相关检查。

3. 术前落实相关化验、检查结果回报的情况,如有异常及时通知医生。

4. 相关手术准备及指导。

(1) 相关手术常规准备及指导。

(2) 皮肤准备范围为上至髋关节,下至足趾。需行自体髂骨植骨术者,上至肋缘,下至膝关节,躯干前后至中线,包括会阴部。用清水及肥皂水擦洗备皮区,使用碘酒、酒精消毒。仔细查看手术部位周围有无皮炎、疖肿,如有异常,及时通知医生。

5. 做好病人的生活护理,协助病人洗漱、进餐等。

【手术当日】

一、送手术前

1. 术晨为病人测量体温、脉搏、呼吸、血压;如有发热、血压过高、女性月经来潮等情况均应报告医生,以确定是否延期手术。

2. 将长发病人头发扎起,协助病人取下义齿、项链、耳钉、手链、发夹等物品,并交给家属妥善保管。

3. 皮肤准备:剃去备皮区毛发,动作轻柔,勿剃破皮肤。使用碘酒、酒精消毒,更换清洁病员服。

4. 遵医嘱术前用药。

5. 嘱病人排尿后,携带病历、影像资料、术中带药等,平车护送入手术室。

二、术后回病房

1. 每1~2小时巡视病人

(1)注意病人的意识及生命体征的变化。

(2)妥善固定并标识引流管、留置导尿管,保持有效。密切观察颜色、性状、量等情况并记录。如有特殊情况,及时通知医生。

(3)注意观察小腿切口敷料有无渗血、脱落,敷料的松紧度是否合适。行自体髂骨植骨术者局部压砂袋4~6小时,以防创面出血。

(4)观察患肢血液循环情况,皮肤温度、颜色、感觉、运动、足背动脉搏动情况,是否有腓总神经、胫前胫后、腘动脉等损伤。当病人出现感觉异常,及时通知医生,给予相应处置。

(5)观察局部肿胀疼痛情况,倾听病人的主诉,查看有无被动牵拉痛,以早期发现骨筋膜室综合征。

(6)观察病人疼痛的时间、部位、性质和规律,鼓励病人表达疼痛的感受,及时通知医生,遵医嘱适时给予镇痛剂。

2. 术后6小时内给予去枕平卧位,头偏向一侧,6小时后垫枕头,逐渐取半卧位,进行床上活动。

3. 术后6小时内禁食水,麻醉清醒后遵医嘱进普食。不吃生冷、辛辣等刺激性食物。

4. 遵医嘱进行相关的治疗和处置,并观察用药后反应。

5. 做好并发症的观察与护理。

6. 指导病人术后功能锻炼。

7. 预防压疮。

8. 做好病人的生活及心理护理,协助病人洗漱、进餐等。

【术后第1日~第5日】

1. 每1~2小时巡视病人

(1)注意病人的意识及生命体征的变化。

(2)妥善固定并标识引流管、留置导尿管,保持有效。密切观察颜色、性状、量等情况并记录。拔除引流管后,注意观察敷料有无渗出、脱落,如有特殊情况,及时通知医生。

（3）注意观察小腿（包括行自体髂骨植骨术病人的髋部）切口敷料有无渗血、脱落,敷料的松紧度是否合适。

（4）观察患肢血液循环情况,皮肤温度、颜色、感觉、运动、足背动脉搏动及下肢肿胀疼痛情况。以便确定是否有腓总神经、胫前胫后、腘动脉等损伤。当病人出现感觉异常,及时通知医生,给予相应处置。

（5）拔除留置导尿管后,注意观察自行排尿的情况,是否存在尿潴留,有无膀胱刺激征。

（6）观察局部肿胀疼痛情况,倾听病人的主诉,查看有无被动牵拉痛,以早期发现骨筋膜室综合征。

（7）观察病人疼痛的时间、部位、性质和规律,鼓励病人表达疼痛的感受,及时通知医生,遵医嘱适时给予镇痛药。

2. 加强呼吸道管理。

3. 做好并发症的观察与护理。

4. 使用低分子肝素等抗凝药物预防血栓期间,要注意观察是否有皮肤黏膜、齿龈、口腔黏膜出血现象,如发生异常及时通知医生。

5. 做好心理护理,反复强调术后功能锻炼的重要性,尤其是老年病人,更应使其认识到进行功能锻炼是加强手术效果的必要手段。

6. 加强生活护理,协助病人洗漱、打饭及如厕等。

7. 向病人进行安全防护教育,术后可遵医嘱扶拐下床,做好预防跌倒措施。

8. 鼓励病人多饮水,每日 2000~2500ml,多进富有营养、易消化的食物。如瘦肉、奶制品、红枣、水果等。

9. 指导病人术后功能锻炼。

【术后第 6 日 ~ 出院日】

1. 每 2 小时巡视病人

（1）观察切口敷料有无渗血、脱落,敷料的松紧度是否合适。行自体髂骨植骨术者局部敷料保持整洁。

（2）观察患肢血液循环情况,皮肤温度、颜色、感觉、运动、足背动脉搏动情况。当病人出现感觉异常,及时通知医生,给予相应处置。

（3）观察局部肿胀疼痛情况,倾听病人的主诉,查看有无被动牵拉痛,以早期发现骨筋膜室综合征。

（4）观察病人疼痛的时间、部位、性质和规律,鼓励病人表达疼痛的感受,及时通知医生,遵医嘱适时给予镇痛药。

2. 遵医嘱进行相关的治疗和处置,并观察用药后反应。使用低分子肝素等抗凝药物时,要注意观察是否有皮肤黏膜、齿龈、口腔黏膜出血现象,及时通知医生。

3. 指导病人进行术后功能锻炼遵医嘱除加强下肢肌力及膝关节活动度练习之外,适当延长离床行走时间,可以在病区内活动。行走时必须有人在旁协助,避免发生意外。

4. 出院指导

（1）休息与活动。

（2）饮食指导。

（3）用药指导。

（4）提高自护能力。

5. 出院流程指导。

（刘薇薇　李　巍）

第六节　股骨头坏死的临床护理路径

临床护理路径表

时间	住院第1日	住院第2日~手术前1日	手术当日	术后第1日~第5日	术后第6日~出院日
护理处置	□环境介绍 □住院须知 □负责医生 □责任护士 □T、P、R、BP □体重 □入院护理评估 □跌倒或坠床预防 □压疮预防 □烫伤预防 □戒烟、戒酒的宣教 □协助更换病员服，做好个人卫生 □2h巡视观察 　□肢体血运、感觉、足背动脉搏动等情况 □医嘱相关治疗、处置执行及指导 　□口服药物 　□其他	□2h巡视观察 □采集血、尿、便等标本 □完善相关检查 　□心电图 　□髋部X线检查 　□超声 　□其他 □了解术前相关检查结果，如有异常及时与医生沟通 □医嘱相关治疗、处置执行及指导 　□备血(复查血型) 　□口服药物 　□药物过敏试验 　□皮肤准备 　□术前晚灌肠 □相关手术准备及指导 　□深呼吸、有效咳嗽 　□练习患肢外展中立位 　□试穿矫形鞋 　□床上使用便器 　□指导使用助行器或拐杖 □指导术后功能锻炼 □生活护理 □心理护理	送手术前 □T、P、R、BP □皮肤准备 □更换病员服 □术前用药 □检查术前准备情况 □携带病历、用物等 □平车护送入手术室术后回病房 □1~2h巡视观察 　□T、P、R、BP 　□切口引流 　□切口敷料 　□肢体血运、感觉、足背动脉搏动等 　□患肢肿胀、疼痛情况 　□并发症 　□用药后反应等 □医嘱相关治疗、处置执行及指导 　□氧气吸入 　□静脉输液 　□皮下注射 　□肌内注射 　□口服药物 　□留置导尿 　□其他 □防止人工髋关节脱位的护理 □皮肤护理 □生活护理 □心理护理 □健康教育	□1~2h巡视观察 　□切口敷料 　□肢体血运、感觉、足背动脉搏动等 　□患肢肿胀、疼痛等情况 　□并发症 　□用药后反应等 □医嘱相关治疗、处置执行及指导 　□静脉输液 　□口服药物 　□采集血标本复查 　□复查髋部X线检查 　□其他 □呼吸道管理 □皮肤护理 □生活护理 □心理护理 □健康教育	□2h巡视观察 　□切口敷料 　□肢体血运、感觉、足背动脉搏动等 　□患肢肿胀、疼痛等情况 　□并发症 　□用药后反应等 □医嘱相关治疗、处置执行及指导 　□口服药物 　□皮下注射等 □生活护理 □心理护理 □健康教育 □出院指导 □出院流程指导

续表

时间	住院第 1 日	住院第 2 日 ～ 手术前 1 日	手术当日	术后第 1 日 ～ 第 5 日	术后第 6 日 ～ 出院日
活动体位	□卧床休息 □病情允许,可病室内活动	□卧床休息 □病情允许,可病室内活动	□术后去枕平卧 6h 后垫枕头 □保持患肢外展中立位 30°,不能随意翻身	□半卧位,床头逐渐摇高,屈髋小于 90° □保持患肢外展中立位 30°,如翻身,两腿之间夹梯形垫 □遵医嘱使用拐杖或助行器,离床室内活动	□卧位时,屈髋小于 90°。患肢外展中立位 □遵医嘱离床可病区内活动
饮食	□普食 □次日需空腹化验检查,0:00 以后禁食水	□做完各种化验检查后可进普食 □术前 1 日晚 20:00 后禁食,0:00 后禁饮水	□术后禁食水 6h □麻醉清醒后进普食,避免凉、辣等刺激性食物	□富有营养、易消化的食物	□普食

实 施 规 范

【住院第 1 日】

1. 入院常规护理。

2. 了解病人既往史　有无家族史、过敏史、吸烟史、疾病史、药物史等。尤其注意询问药物史,是否服用非甾体类药物(如阿司匹林、芬必得等)和免疫抑制药物(如甲氨蝶呤等),手术前应停服,避免术中出血、影响伤口愈合或者损害肾功。注意询问病人是否患有龋齿、中耳炎、扁桃体炎、脚癣等隐匿性疾病,应在术前及时治疗,避免引起血源性人工关节感染。

3. 常规安全防护教育。

4. 常规健康指导。

5. 注意肢体血液循环、感觉、运动及足背动脉搏动情况,部分病人因慢性疾病或是静脉血栓形成致血流不畅,导致足背动脉搏动减弱或消失,需与术后并发症相鉴别。

6. 每 2 小时巡视病人,根据医嘱治疗、处置,注意观察用药后反应。

【住院第 2 日 ～ 手术前 1 日】

1. 每 2 小时巡视病人,注意病人病情及生命体征的变化,如有异常及时通知医生。

2. 根据医嘱正确采集血、尿、便等标本,进行相关检查。

3. 术前落实相关化验、检查结果回报的情况,如有异常及时通知医生。

4. 相关手术准备及指导

(1) 相关手术常规准备及指导

(2) 皮肤准备范围为上平肋弓,下至小腿下 1/3,包括会阴部,前后至躯干中线。用清水及肥皂水擦洗备皮区,使用碘酒、酒精消毒。仔细查看手术部位周围有无皮炎、疖肿,如有异常,及时通知医生。

（3）教会病人床上正确使用便器的方法和注意事项，并确认病人是否能成功的在床上进行。避免引起排便困难、避免大小便污染引起的皮肤破溃或是伤口感染。

（4）应及早向病人宣教预防术后髋关节脱位的重要性，使之从思想上提高认识并告知具体注意事项，协助练习患肢外展中立位并试穿矫形鞋，讲解容易引起人工关节脱位的错误体位。

（5）指导病人使用助行器或拐杖。建议行走初期应使用助行器，为使用拐杖做准备。

（6）指导病人学会足趾屈伸、踝关节屈伸（踝泵）、股四头肌等长收缩等功能锻炼方法。

5. 做好病人的生活护理，协助病人洗漱、进餐等。

【手术当日】

一、送手术前

1. 术晨为病人测量体温、脉搏、呼吸、血压；如有发热、血压过高、女性月经来潮等情况均应及时报告医生，以确定是否延期手术。

2. 将长发病人头发扎起，协助病人取下义齿、项链、耳钉、手链、发夹等物品，并交给家属妥善保管。

3. 皮肤准备：剃去备皮区毛发，动作轻柔，勿损伤皮肤。使用碘酒、酒精消毒，更换清洁病员服。

4. 遵医嘱术前用药。

5. 嘱病人排尿后，携带病历、影像资料、术中带药等，平车护送入手术室。

二、术后回病房

1. 每 1~2 小时巡视病人

（1）注意病人的意识及生命体征的变化。

（2）妥善固定并标识引流管、留置导尿管，保持通畅。密切观察颜色、性状、量等情况并记录。如有特殊情况，及时通知医生。

（3）注意观察髋部切口敷料有无渗血、脱落，敷料的松紧度是否合适。

（4）观察患肢血液循环情况，皮肤温度、颜色、运动、足背动脉搏动及局部肿胀情况，观察是否有坐骨神经等神经损伤情况，当病人出现感觉异常，及时通知医生。

（5）观察病人疼痛的时间、部位、性质和规律，鼓励病人表达疼痛的感受，及时通知医生，遵医嘱适时给予镇痛药。

2. 术后 6 小时内予去枕平卧位，头偏向一侧。6 小时后垫枕头、逐渐取半卧位，屈髋（床头摇高）小于 60°，患肢外展中立位 30°，穿矫形鞋。两腿之间夹梯形垫，限制下肢随意活动。可利用牵引床的吊环床上活动。

3. 术后 6 小时内禁食水，麻醉清醒后遵医嘱进普食。不吃生冷、辛辣等刺激性食物。

4. 遵医嘱进行相关的治疗和处置，并观察用药后反应。

5. 做好并发症的观察与护理。

6. 防止人工髋关节脱位的护理。

7. 气压治疗仪是利用机械原理促使下肢静脉血流加速，是物理预防深静脉血栓的方法之一。术后遵医嘱进行，一般每日 2 次，每次 30 分钟。

8. 预防压疮。

9. 做好病人的生活及心理护理。

10. 指导病人术后功能锻炼。

【术后第 1 日～第 5 日】

1. 每 1~2 小时巡视病人

（1）根据病情测量生命体征,观察病情变化。

（2）观察切口敷料的情况,保持敷料整洁,如有渗出或污染时,及时通知医生予以更换。术后第 2 日,拔除引流管后,注意观察敷料有无渗出、脱落。

（3）注意观察引流液、尿液的颜色、性状、量,保持引流管、尿管固定可靠、通畅,勿打折、受压、扭曲及脱出。

（4）遵医嘱拔除留置导尿管后,注意观察排尿的情况,是否存在尿潴留,有无膀胱刺激征。

（5）观察患肢皮肤温度、颜色、感觉、运动、足背动脉搏动及局部肿胀情况,倾听病人的主诉,出现异常及时通知医生,给予相应处置。

（6）观察病人疼痛的时间、部位、性质和规律,鼓励病人表达疼痛的感受,及时通知医生,遵医嘱适时给予镇痛药。

2. 加强呼吸道管理。

3. 做好并发症的观察与护理。

4. 防止人工髋关节脱位的护理。

5. 遵医嘱进行相关的治疗和处置,并观察用药后反应。使用低分子肝素等抗凝药物时,要注意观察是否有皮肤黏膜、齿龈、口腔黏膜出血现象,及时通知医生。

6. 遵医嘱使用气压治疗仪等物理方法预防深静脉血栓,每日 2 次,每次 30 分钟。

7. 做好心理及生活护理。

8. 卧床休息时可取半卧位,屈髋小于 90°,可协助夹梯形垫健侧翻身,按摩受压部位皮肤并予软垫加以保护,保持床铺平整干燥。如局部有压红,可应用相应护理产品加以保护。注意用毛巾保护矫形鞋边缘,即足跟、内外踝处的皮肤,防止局部皮肤破损。

9. 根据医嘱给予相应饮食指导。鼓励病人多饮水,每日 2000~2500ml,多进富有营养、易消化的食物,如瘦肉、红枣等。避免食用、辛辣、冷凉、油腻及胀气食物。注意芹菜、韭菜等粗纤维食物摄入,预防便秘。若术后 3 日未排便,应遵医嘱用药。

10. 指导病人术后功能锻炼。

【术后第 6 日～出院日】

1. 每 2 小时巡视病人

（1）观察切口敷料的情况,保持敷料整洁,如有渗出及污染时,及时通知医生予以更换。

（2）注意观察患肢皮肤温度、颜色、感觉、运动、足背动脉搏动及下肢肿胀疼痛情况,倾听病人的主诉,出现异常,及时通知医生,给予相应处置。

2. 遵医嘱进行相关的治疗和处置,并观察用药后反应。使用低分子肝素等抗凝药物时,要注意观察是否有皮肤黏膜、齿龈、口腔黏膜出血现象,及时通知医生。

3. 做好并发症的观察与护理。

4. 预防人工髋关节脱位　应及早向病人宣教预防髋关节脱位的重要性,使之从思想上提高认识并告知具体注意事项,保持患肢外展中立位 30°,足穿矫形鞋。不能屈髋大于 90°,患肢不能内收和内、外旋。

5. 做好心理护理及生活护理。

6. 反复强调术后卧位和功能锻炼的重要性。指导病人进行术后功能锻炼除加强下肢肌力及髋、膝关节活动度练习之外,适当延长离床行走时间,可以在病区内活动。

7. 出院指导

(1) 休息与活动。

(2) 饮食指导。

(3) 用药指导。

(4) 提高自护能力。

8. 出院流程指导。

（李　巍）

第七节　颈椎病的临床护理路径

临床护理路径表

时间	住院第 1 日	住院第 2 日～手术前 1 日	手术当日	术后第 1 日～第 3 日	术后第 4 日～出院日
护理处置	□环境介绍 □住院须知 □负责医生 □责任护士 □T、P、R、BP □体重 □入院护理评估 □跌倒或坠床预防 □压疮预防 □烫伤预防 □协助更换病员服,做好个人卫生 □2h 巡视观察 □戒烟、戒酒的宣教	□2h 巡视观察 □采集血、尿等标本 □完善相关检查 　□心电图 　□颈部 X 线检查 　□CT 　□磁共振 □医嘱相关治疗、处置执行及指导 　□备血(复查血型) 　□药物过敏试验等 □了解术前相关检查结果,如有异常及时与医生沟通 □相关手术准备及指导 　□深呼吸、有效咳嗽的方法 　□练习床上大小便 　□练习俯卧位或跪位 　□气管、食管推移方法	送手术前 □T、P、R、BP □皮肤准备 □更换病员服 □术前用药 □检查术前准备情况 □携带病历、影像资料、术中用物等 □平车护送入手术室术后回病房 □1~2h 巡视观察 　□T、P、R、BP 　□切口敷料 　□引流管 　□并发症 　□用药后反应等 □医嘱相关治疗、处置执行及指导 　□心电监测 　□血氧饱和度监测 　□氧气吸入 　□留置导尿 　□静脉输液 　□其他	□1~2h 巡视观察 　□切口敷料 　□引流管 　□并发症 　□用药后反应等 □医嘱相关治疗、处置执行及指导 　□静脉输液 　□留置导尿 　□其他 □呼吸道管理	□2h 巡视观察 　□切口敷料 　□并发症 　□用药后反应等 □医嘱相关治疗、处置执行及指导 　□采集血标本复查 　□复查颈部 X 线检查等 □皮肤护理 □生活护理 □心理护理 □健康教育

续表

时间	住院第1日	住院第2日~ 手术前1日	手术当日	术后第1日~ 第3日	术后第4日~ 出院日
护理处置		□生活护理 □心理护理	□疼痛护理 □皮肤护理 □生活护理 □心理护理	□皮肤护理 □生活护理 □心理护理 □健康教育	□出院指导 □出院流程指导
活动体位	□病区内活动	□病区内活动	□术后去枕平卧位 □协助轴式翻身	□去枕平卧位, 协助轴式翻身 □经医生允许予 半卧位 □经医生允许协 助离床活动, 注意颈部制动	□可病区内活动, 做好颈部制动
饮食	□普食 □次日需空腹 化验、检查, 应0:00以 后禁食水	□做完各种化验检查 后可进普食 □术前1日晚进半流 食,20:00后禁食, 0:00后禁饮水	□禁食水 □进食不胀气食物	□普食:勿食过 于油腻的饮食	□普食

实 施 规 范

【住院第1日】

1. 入院常规护理。

2. 常规安全防护教育。

3. 常规健康指导。

【住院第2日~手术前1日】

1. 每2小时巡视病人,注意病人的病情及生命体征的变化,如有异常及时通知医生。

2. 根据医嘱正确采集血、尿等标本,进行相关检查。

3. 术前落实相关化验、检查结果回报的情况,如有异常及时通知医生。

4. 相关手术常规准备及指导。

5. 做好病人的生活护理,协助病人洗漱、进餐等。

【手术当日】

一、送手术前

1. 术晨为病人测量体温、脉搏、呼吸、血压;如有发热、血压过高、女性月经来潮等情况均应及时报告医生,以确定是否延期手术。

2. 协助病人取下义齿、项链、耳钉、手链、发夹等物品,并交给家属妥善保管。

3. 皮肤准备

(1)备皮范围:颈前路上至鼻翼,下至乳头,两侧至肩部;颈后路全头,下至肩胛下,两侧至肩部。

(2)用碘酒、酒精消毒后,更换清洁病员服。

4. 遵医嘱术前用药后,带病历、影像资料、术中用物等,平车护送病人入手术室。

二、术后回病房

1. 每 1~2 小时巡视病人

(1) 注意病人的意识、生命体征及血氧饱和度的变化。

(2) 注意病人肢体活动情况,如有异常及时通知医生。

(3) 观察切口敷料的情况,保持敷料整洁,如有渗出或污染时,及时通知医生予以更换。

(4) 注意引流液、尿液的颜色、性状、量,保持引流管、尿管固定可靠、通畅,勿打折、受压、扭曲及脱出。

(5) 观察病人疼痛的时间、部位、性质和规律,鼓励病人表达疼痛的感受,及时通知医生,遵医嘱适时给予镇痛药。

2. 术后去枕平卧,若有恶心、呕吐等症状,应协助病人予侧卧位,避免呕吐时发生窒息。若出现呕吐,应及时清理,保持清洁。

3. 术后 6 小时内禁食水,麻醉清醒后遵医嘱进食。应少食多餐,避免进食易产气食物,如萝卜、洋葱、生葱、生蒜、豆类及豆制品、奶及奶制品、甜食、碳酸饮料等。

4. 遵医嘱进行相关的治疗和处置,并观察用药后反应。

5. 做好并发症的观察与护理

(1) 术后出血:床头备气管切开包。密切观察病人生命体征、切口敷料及引流液。若发现病人颈部明显肿胀,并出现呼吸困难、烦躁、发绀等表现时,应及时通知并协助医生剪开缝线、清除血肿。若血肿清除后呼吸仍不改善,应协助医生实施气管切开术,并遵医嘱进行相关的治疗和处置。

(2) 脑脊液漏:当引流液为黄色澄清液体,同时病人出现头痛、呕吐等症状,提示发生脑脊液漏,应立即通知医生。遵医嘱进行心电监测、静脉输液等处置。

(3) 脊髓神经损伤:观察病人答话有无声音嘶哑、四肢感觉、运动及大小便功能等情况,如有异常及时通知医生。

6. 预防压疮。

7. 做好心理护理及生活护理,协助病人洗漱、进餐等。

【术后第 1 日 ~ 第 3 日】

1. 每 1~2 小时巡视病人

(1) 根据病情测量生命体征,观察病情变化。

(2) 观察切口敷料的情况,保持敷料整洁,如有渗出或污染时,及时通知医生予以更换。

(3) 注意观察引流液、尿液的颜色、性状、量,保持引流管、尿管固定可靠、通畅,勿打折、受压、扭曲及脱出。

(4) 观察病人疼痛的时间、部位、性质和规律,鼓励病人表达疼痛的感受,及时通知医生,遵医嘱适时给予镇痛药。

2. 去枕平卧位,定时协助病人轴式翻身,保护受压部位皮肤,以预防压疮的发生。经医生允许协助病人取半卧位。

3. 加强呼吸道管理。鼓励病人进行深呼吸及有效的咳嗽咳痰,保持呼吸道的通畅,预防肺内感染的发生,必要时遵医嘱进行雾化吸入。

4. 加强留置导尿的护理,会阴护理每日 2 次,定时夹闭尿管锻炼膀胱功能。若停止留置导尿,应观察病人排尿的情况。

5. 做好并发症的观察与护理。

6. 遵医嘱进行相关的治疗和处置,并观察用药后反应。

7. 根据医嘱给予相应饮食指导。若术后 3 日未排便,应指导病人进食富含纤维素的蔬菜及水果,并以脐部为中心,顺时针按摩腹部以促进胃肠蠕动,必要时可遵医嘱用药。

8. 鼓励病人多饮水,每日 2000~2500ml。

9. 做好心理及生活护理。

10. 指导病人进行术后功能锻炼。

(1)四肢的主动屈伸活动。

(2)下肢肌力练习。

11. 指导病人做好颈部制动。

12. 经医生允许离床时,指导病人佩戴颈托及离床的正确方法。

【术后第 4 日～出院日】

1. 每 2 小时巡视病人

(1)根据病情测量生命体征,观察病情变化。

(2)观察切口敷料的情况,保持敷料整洁,如有渗出及污染时,及时通知医生予以更换。

(3)注意观察引流液、尿液的颜色、性状、量,保持引流管、尿管固定可靠、通畅,勿打折、受压、扭曲及脱出。

2. 经医生允许协助病人病室内活动,做好颈部制动及安全防护,避免压疮、跌倒等不良事件的发生。

3. 做好并发症的观察与护理。

4. 加强呼吸道管理。

5. 加强留置导尿的护理,会阴护理每日 2 次,定时夹闭尿管锻炼膀胱功能。若停止留置导尿,应观察病人排尿的情况。

6. 遵医嘱进行相关的治疗和处置,并观察用药后反应。

7. 根据医嘱给予相应饮食指导。若连续 3 日未排便,应指导病人进食富含纤维素的蔬菜及水果,并以脐部为中心,顺时针按摩腹部以促进胃肠蠕动,必要时可遵医嘱用药。

8. 鼓励病人多饮水,每日 2000~2500ml。

9. 做好心理及生活护理。

10. 指导病人进行术后功能锻炼

(1)四肢的主动屈伸活动。

(2)下肢肌力练习。

11. 指导病人做好颈部制动。

12. 经医生允许离床时,指导病人佩戴颈托及离床的正确方法。

13. 出院指导。

(1)休息与活动。

（2）饮食指导。

（3）用药指导。

（4）提高自护能力。

14. 出院流程指导。

（张　丽）

第八节　腰椎间盘突出症的临床护理路径

临床护理路径表

时间	住院第 1 日	住院第 2 日~手术前 1 日	手术当日	术后第 1 日~第 3 日	术后第 4 日~出院日
护理处置	□环境介绍 □住院须知 □负责医生 □责任护士 □T、P、R、BP □体重 □入院护理评估 □跌倒或坠床预防 □压疮预防 □烫伤预防 □协助更换病员服,做好个人卫生 □2h 巡视观察 □戒烟、戒酒的宣教	□2h 巡视观察 □采集血、尿等标本 □完善相关检查 　□心电图 　□腰部 X 线检查 　□CT 　□磁共振 □医嘱相关治疗、处置执行及指导 　□备血(复查血型) 　□药物过敏试验等 □了解术前相关检查结果,如有异常及时与医生沟通 □相关手术准备及指导 　□深呼吸、有效咳嗽的方法 　□练习床上大小便 　□练习俯卧位或跪位 □生活护理 □心理护理	送手术前 □T、P、R、BP □皮肤准备 □更换病员服 □术前用药 □检查术前准备情况 □携带病历、影像资料、术中用物等 □平车护送入手术室术后回病房 □1~2h 巡视观察 　□T、P、R、BP 　□切口敷料 　□引流管 　□肢体活动情况 　□用药后反应等 □医嘱相关治疗、处置执行及指导 　□心电监测 　□血氧饱和度监测 　□氧气吸入 　□留置导尿 　□静脉输液 　□其他 □疼痛护理 □皮肤护理 □生活护理 □心理护理	□1~2h 巡视观察 　□切口敷料 　□引流管 　□并发症 　□用药后反应等 □医嘱相关治疗、处置执行及指导 　□静脉输液 　□留置导尿 　□其他 □呼吸道管理 □皮肤护理 □生活护理 □心理护理 □健康教育	□2h 巡视观察 　□切口敷料 　□并发症 　□用药后反应等 □医嘱相关治疗、处置执行及指导 　□采集血标本复查 　□复查腰部 X 线等 □生活护理 □心理护理 □健康教育 □出院指导 □出院流程指导

续表

时间	住院第1日	住院第2日~手术前1日	手术当日	术后第1日~第3日	术后第4日~出院日
活动体位	□病区内活动	□病区内活动	□术后去枕平卧位6h后垫枕头 □协助轴式翻身	□平卧位,协助轴式翻身 □经医生允许佩戴腰围可离床活动	□可佩戴腰围在病区内活动
饮食	□普食 □次日需空腹化验、检查,应0:00以后禁食水	□做完各种化验检查后可进普食 □术前1日晚,晚餐进半流食,20:00后禁食,0:00后禁饮水	□禁食水 □进食不胀气食物	□普食:勿食过于油腻的饮食	□普食

实 施 规 范

【住院第1日】

1. 入院常规护理。

2. 常规安全防护教育。

3. 常规健康指导。

【住院第2日~手术前1日】

1. 每2小时巡视病人,注意病人的病情及生命体征的变化,如有异常及时通知医生。

2. 根据医嘱正确采集血、尿等标本,进行相关检查。

3. 术前落实相关化验、检查结果回报的情况,如有异常及时通知医生。

4. 相关手术常规准备及指导。

5. 了解病人的心理状态,向病人讲解疾病的相关知识,介绍同种疾病手术成功的例子,增强病人手术信心,减轻焦虑、恐惧心理。

6. 做好病人的生活护理,协助病人洗漱、进餐等。

【手术当日】

一、送手术前

1. 术晨为病人测量体温、脉搏、呼吸、血压;如有发热、血压过高、女性月经来潮等情况均应及时报告医生,以确定是否延期手术。

2. 将长发病人头发扎起,协助病人取下义齿、项链、耳钉、手链、发夹等物品,并交给家属妥善保管。

3. 皮肤准备

(1)备皮范围:上平腋窝,下平骶尾部,左右至两侧腋中线。

(2)备皮后用碘酒、酒精消毒后,更换清洁病员服。

4. 遵医嘱术前用药,携带病历、影像学资料、术中用物等,平车护送病人入手术室。

二、术后回病房

1. 每1~2小时巡视病人

(1)注意病人的意识、生命体征及血氧饱和度的变化。

221

(2) 注意病人肢体活动情况,如有异常及时通知医生。

(3) 观察切口敷料的情况,保持敷料整洁,如有渗出或污染时,及时通知医生予以更换。

(4) 注意引流液、尿液的颜色、性状、量,保持引流管、尿管固定可靠、通畅,勿打折、受压、扭曲及脱出。

(5) 观察病人疼痛的时间、部位、性质和规律,鼓励病人表达疼痛的感受,及时通知医生,遵医嘱适时给予镇痛药物。

2. 术后 6 小时内去枕平卧,若有恶心等症状,可头偏向一侧;若出现呕吐,应及时清理,保持清洁。

3. 术后 6 小时内禁食水,麻醉清醒后遵医嘱进食。应少食多餐,避免进食易产气食物,如萝卜、洋葱、生葱、生蒜、豆类及豆制品、奶及奶制品、甜食、碳酸饮料等。

4. 遵医嘱进行相关的治疗和处置,并观察用药后反应。

5. 预防压疮。

6. 做好心理及生活护理,协助病人洗漱、进餐等。

【术后第 1 日～第 3 日】

1. 每 1~2 小时巡视病人

(1) 根据病情测量生命体征,观察病情变化。

(2) 观察切口敷料的情况,保持敷料整洁,如有渗出或污染时,及时通知医生予以更换。

(3) 注意观察引流液、尿液的颜色、性状、量,保持引流管、尿管固定可靠、通畅,勿打折、受压、扭曲及脱出。

(4) 观察病人疼痛的时间、部位、性质和规律,鼓励病人表达疼痛的感受,及时通知医生,遵医嘱适时给予镇痛药。

2. 加强呼吸道管理。

3. 遵医嘱进行相关的治疗和处置,并观察用药后反应。

4. 加强留置导尿的护理,会阴护理每日 2 次,定时夹闭尿管锻炼膀胱功能。若停止留置导尿,应观察病人排尿情况。

5. 做好并发症的观察与护理。

6. 定时协助病人翻身,保护受压部位皮肤,预防压疮的发生。

7. 根据医嘱给予相应饮食指导。

8. 鼓励病人多饮水,每日 2000~2500ml。

9. 做好心理护理及生活护理,协助病人洗漱、进餐等。

10. 指导病人进行术后功能锻炼。

11. 经医生允许离床时,指导病人腰围佩戴及离床的正确方法。

【术后第 4 日～出院日】

1. 每 2 小时巡视病人

(1) 根据病情测量生命体征,观察病情变化。

(2) 观察切口敷料的情况,保持敷料整洁,如有渗出或污染时,及时通知医生予以更换。

(3) 观察病人疼痛的时间、部位、性质和规律,鼓励病人表达疼痛的感受,及时通知医生,遵医嘱适时给予镇痛药。

2. 加强呼吸道管理。

3. 遵医嘱进行相关的治疗和处置,并观察用药后反应。

4. 做好并发症的观察与护理。

5. 定时协助病人翻身,保护受压部位皮肤,预防压疮的发生。

6. 根据医嘱给予相应饮食指导。

7. 鼓励病人多饮水,每日 2000~2500ml。

8. 做好心理及生活护理,协助病人洗漱、进餐等。

9. 指导病人进行术后功能锻炼

(1)肢体的主被动屈伸。

(2)直腿抬高锻炼。

(3)术后第 7 日开始,进行腰背肌的锻炼。

10. 经医生允许离床时,指导病人腰围佩戴及离床的正确方法。

11. 出院指导

(1)休息与活动。

(2)饮食指导。

(3)用药指导。

(4)提高自护能力。

12. 出院流程指导。

(张 丽)

第九节 胸椎管狭窄症的临床护理路径

临床护理路径表

时间	住院第1日	住院第2日~手术前1日	手术当日	术后第1日~第3日	术后第4日~出院日
护理处置	□环境介绍 □住院须知 □负责医生 □责任护士 □T、P、R、BP □体重 □入院护理评估 □跌倒或坠床预防 □压疮预防 □烫伤预防	□2h巡视观察 □采集血、尿等标本 □完善相关检查 　□心电图 　□胸部X线检查 　□CT 　□磁共振 □医嘱相关治疗、处置执行及指导 　□备血(复查血型) 　□药物过敏试验等 □了解术前相关检查结果,如有异常及时与医生沟通	送手术前 □T、P、R、BP □皮肤准备 □更换病员服 □术前用药 □检查术前准备情况 □携带病历、影像资料、术中用物等 □平车护送入手术室术后回病房	□1~2h巡视观察 □切口敷料 □引流管 □并发症 □用药后反应等 □医嘱相关治疗、处置执行及指导 □静脉输液 □留置导尿 □其他	□2h巡视观察 □切口敷料 □并发症 □用药后反应等 □医嘱相关治疗、处置执行及指导 □采集血标本复查 □复查胸部X线检查等

续表

时间	住院第1日	住院第2日~手术前1日	手术当日	术后第1日~第3日	术后第4日~出院日
护理处置	□协助更换病员服,做好个人卫生 □2h巡视观察 □戒烟、戒酒的宣教	□相关手术准备及指导 　□深呼吸、有效咳嗽的方法 　□练习床上大小便 　□练习俯卧位 □生活护理 □心理护理 □戒烟、戒酒的宣教	□1~2h巡视观察 　□T、P、R、BP 　□切口敷料 　□引流管 　□肢体活动情况 　□用药后反应等 □医嘱相关治疗、处置执行及指导 　□心电监测 　□血氧饱和度监测 　□氧气吸入 　□留置导尿 　□静脉输液 　□其他 □疼痛护理 □皮肤护理 □生活护理 □心理护理	□呼吸道的管理 □皮肤护理 □生活护理 □心理护理 □健康教育	□生活护理 □心理护理 □健康教育 □出院指导 □出院流程指导
活动体位	□病区内活动	□病区内活动	□术后去枕平卧位,6h后改为平卧位 □协助轴式翻身	□平卧位,协助轴式翻身 □遵医嘱佩戴支架离床活动	□可佩戴支架病区内活动
饮食	□普食 □次日需空腹化验、检查,应0:00以后禁食水	□做完各种化验检查后可进普食 □术前1日晚晚餐进半流食,20:00后禁食,0:00后禁饮水	□禁食水 □进食不胀气食物	□普食,勿食过于油腻的饮食	□普食

实 施 规 范

【住院第1日】

1. 入院常规护理。

2. 常规安全防护教育。

3. 常规健康指导。

【住院第2日~手术前1日】

1. 每1~2小时巡视病人,注意病人的病情及生命体征的变化,如有异常及时通知医生。

2. 根据医嘱正确采集血、尿等标本,进行相关检查。

3. 术前落实相关化验、检查结果回报的情况。如有异常及时通知医生。

4. 相关手术常规准备及指导。

5. 做好病人的生活护理,协助病人洗漱、进餐等。

【手术当日】

一、送手术前

1. 术晨为病人测量体温、脉搏、呼吸、血压;如有发热、血压过高、女性月经来潮等情况均应及时报告医生,以确定是否延期手术。

2. 将长发病人头发扎起,协助病人取下义齿、项链、耳钉、手链、发夹等物品,并交给家属妥善保管。

3. 皮肤准备

(1)备皮范围:上平腋窝,下平骶尾部,左右至两侧腋中线。

(2)备皮后用碘酒、酒精消毒后,更换清洁病员服。

4. 遵医嘱术前用药,携带病历、影像学资料、术中用物等,平车护送入手术室。

二、术后回病房

1. 每 1~2 小时巡视病人

(1)注意病人的意识、生命体征及血氧饱和度的变化。

(2)注意病人肢体活动情况,如有异常及时通知医生。

(3)观察切口敷料的情况,保持敷料整洁,如有渗出或污染时,及时通知医生予以更换。

(4)注意引流液、尿液的颜色、性状、量,保持引流管及尿管固定可靠、通畅,勿打折、受压、扭曲及脱出。

(5)观察病人疼痛的时间、部位、性状和规律,鼓励病人表达疼痛的感受,及时通知医生,遵医嘱适时给予镇痛药。

2. 术后 6 小时内去枕平卧,若有恶心等症状,可头偏向一侧,若出现呕吐,应及时清理,保持清洁。

3. 术后 6 小时内禁食水,麻醉清醒后遵医嘱进食。应少食多餐,避免进食易产气食物,如萝卜、洋葱、生葱、生蒜、豆类及豆制品、奶及奶制品、甜食、碳酸饮料等。

4. 遵医嘱进行相关的治疗和处置,并观察用药后反应。

5. 预防压疮。

6. 做好心理及生活护理。

【术后第 1 日 ~ 第 3 日】

1. 每 1~2 小时巡视病人

(1)根据病情测量生命体征,观察病情变化。

(2)注意病人肢体活动情况,如有异常及时通知医生。

(3)观察切口敷料的情况,保持敷料整洁,如有渗出或污染时,及时通知医生予以更换。

(4)注意引流液、尿液的颜色、性状、量,保持引流管、尿管固定可靠、通畅,勿打折、受压、扭曲及脱出。

(5)观察病人疼痛的时间、部位、性质和规律,鼓励病人表达疼痛的感受,及时通知医生,遵医嘱适时给予镇痛药。

2. 加强呼吸道管理。

3. 遵医嘱进行相关的治疗和处置,并观察用药后反应。

4. 加强留置导尿的护理,会阴护理每日 2 次,定时夹闭尿管锻炼膀胱功能。若停止留置导尿,应观察病人排尿的情况。

5. 做好并发症的观察与护理。

6. 定时协助病人翻身,保护受压部位皮肤,预防压疮的发生。

7. 根据医嘱给予相应饮食指导。

8. 鼓励病人多饮水,每日 2000~2500ml。

9. 做好心理护理及生活护理,协助病人洗漱、进餐等。

10. 指导病人进行术后功能锻炼

(1) 肢体的主被动屈伸。

(2) 直腿抬高锻炼。

11. 经医生允许离床时,指导病人佩戴支架及离床的正确方法。

【术后第 4 日 ~ 出院日】

1. 每 2 小时巡视病人

(1) 注意病人的意识、生命体征及血氧饱和度的变化。

(2) 注意病人肢体活动情况,如有异常及时通知医生。

(3) 观察切口敷料的情况,保持敷料整洁,如有渗出及污染时,及时通知医生予以更换。

2. 加强呼吸道管理。

3. 遵医嘱进行相关的治疗和处置,并观察用药后反应。

4. 做好并发症的观察与护理。

5. 定时协助病人翻身,保护受压部位皮肤,预防压疮的发生。

6. 根据医嘱给予相应饮食指导。

7. 鼓励病人多饮水,每日 2000~2500ml。

8. 做好心理及生活护理,协助病人洗漱、进餐等。

9. 指导病人进行术后功能锻炼

(1) 肢体的主被动屈伸。

(2) 直腿抬高锻炼。

(3) 指导病人功能锻炼应循序渐进,避免操之过急,要量力而行,以不引起疲劳为宜。

10. 经医生允许离床时,指导病人佩戴支架及离床的正确方法。

11. 出院指导

(1) 休息与活动。

(2) 饮食指导。

(3) 用药指导。

(4) 提高自护能力。

12. 出院流程指导。

(张　丽)

第十节 髋关节骨关节炎(髋关节发育不良)的临床护理路径

临床护理路径表

时间	住院第1日	住院第2日~手术前1日	手术当日	术后第1日~第5日	术后第6日~出院日

护理处置	□环境介绍
	□住院须知
	□负责医生
	□责任护士
	□T、P、R、BP
	□体重
	□入院护理评估
	□跌倒或坠床预防
	□压疮预防
	□烫伤预防
	□戒烟、戒酒
	□协助更换病员服,做好个人卫生
	□2h巡视观察
	□肢体血运、感觉、足背动脉搏动等情况
	□医嘱相关治疗、处置执行及指导
	□口服药物
	□其他
		□2h巡视观察
		□采集血、尿、便等标本
		□完善相关检查
		  □心电图
		  □髋部X线检查
		  □超声
		  □其他
		□了解术前相关检查结果,如有异常及时与医生沟通
		□医嘱相关治疗、处置执行及指导
		  □备血(复查血型)
		  □口服药物
		  □药物过敏试验
		  □皮肤准备
		  □术前晚灌肠
		□相关手术准备及指导
		  □深呼吸、有效咳嗽
		  □练习患肢外展中立位
		  □试穿矫形鞋
		  □床上使用便器
		  □指导使用助行器或拐杖
		  □指导术后功能锻炼
		□生活护理
		□心理护理
			送手术前
			□T、P、R、BP
			□皮肤准备
			□更换病员服
			□术前用药
			□检查术前准备情况
			□携带病历、用物等
			□平车护送入手术室
			术后回病房
			□1~2h巡视观察
			  □T、P、R、BP
			  □切口引流
			  □切口敷料
			  □肢体血运、感觉、足背动脉搏动等
			  □患肢肿胀、疼痛情况
			  □并发症
			  □用药后反应等
			□医嘱相关治疗、处置执行及指导
			  □氧气吸入
			  □静脉输液
			  □皮下注射
			  □肌内注射
			  □口服药物
			  □留置导尿
			  □其他
			□防止人工髋关节脱位的护理
			□皮肤护理
			□生活护理
			□心理护理
			□健康教育
				□1~2h巡视观察
				  □切口敷料
				  □肢体血运、感觉、足背动脉搏动等
				  □患肢肿胀、疼痛等情况
				  □并发症
				  □用药后反应等
				□医嘱相关治疗、处置执行及指导
				  □静脉输液
				  □口服药物
				  □采集血标本复查
				  □复查髋部X线检查
				  □其他
				□呼吸道管理
				□皮肤护理
				□生活护理
				□心理护理
				□健康教育
					□1~2h巡视观察
					  □切口敷料
					  □肢体血运、感觉、足背动脉搏动等
					  □患肢肿胀、疼痛等情况
					  □并发症
					  □用药后反应等
					□医嘱相关治疗、处置执行及指导
					  □口服药物
					  □皮下注射等
					□生活护理
					□心理护理
					□健康教育
					□出院指导
					□出院流程指导

续表

时间	住院第1日	住院第2日～手术前1日	手术当日	术后第1日～第5日	术后第6日～出院日
活动体位	□卧床休息 □病情允许,可病室内活动	□卧床休息 □病情允许,可病室内活动	□术后去枕平卧6h后垫枕头 □保持患肢外展中立30°位,不能随意翻身	□半卧位,床头逐渐摇高,屈髋小于90° □保持患肢外展中立位30°,如翻身,两腿之间夹梯形垫 □遵医嘱使用拐杖或助行器,离床室内活动	□卧位时,屈髋小于90°。患肢外展中立位 □遵医嘱离床可病区内活动
饮食	□普食 □次日需空腹化验、检查,应0:00以后禁食水	□做完各种化验检查后可进普食 □术前1日晚20:00后禁食,0:00后禁饮水	□术后禁食水6h □麻醉清醒后进普食	□普食	□普食

实 施 规 范

【住院第1日】

1. 入院常规护理。

2. 常规安全防护教育。

3. 常规健康指导。

4. 注意肢体血液循环、感觉、运动及足背动脉搏动情况,部分病人因慢性疾病或是静脉血栓形成致血流不畅,导致足背动脉搏动减弱或消失,需与术后相鉴别。

5. 1~2小时巡视病人,根据医嘱治疗、处置,注意观察用药后反应。

【住院第2日～手术前1日】

1. 每2小时巡视病人,注意病人的病情及生命体征的变化,如有异常及时通知医生。

2. 根据医嘱正确采集血、尿、便等标本,进行相关检查。

3. 术前落实相关化验、检查结果回报的情况,如有异常及时通知医生。

4. 相关手术准备及指导

(1)相关手术常规准备及指导。

(2)皮肤准备范围:上平肋弓,下至小腿下1/3,包括会阴部,前后至躯干中线。用清水及肥皂水擦洗备皮区,使用碘酒、酒精消毒。仔细查看手术部位周围有无皮炎、疖肿,如有异常,及时通知医生。

(3)教会病人床上正确使用便器的方法和注意事项,并确认病人是否能成功地在床上进行排便,避免大小便污染伤口。

(4)应及早向病人宣教预防术后髋关节脱位的重要性,使之从思想上提高认识并告知具体注意事项,协助练习患肢外展中立位并试穿矫形鞋,讲解容易引起人工关节脱位的错误体位。

（5）指导病人使用助行器或拐杖。建议行走初期应使用助行器,为使用拐杖做准备。

（6）指导病人学会足趾屈伸、踝关节屈伸(踝泵)、股四头肌等长收缩等功能锻炼方法。

5. 做好病人的生活护理,协助病人洗漱、进餐等。

【手术当日】

一、送手术前

1. 术晨为病人测量体温、脉搏、呼吸、血压;如有发热、血压过高、女性月经来潮等情况均应及时报告医生,以确定是否延期手术。

2. 将长发病人头发扎起,协助病人取下义齿、项链、耳钉、手链、发夹等物品,并交给家属妥善保管。

3. 皮肤准备:剃去备皮区毛发,动作轻柔,勿剃破皮肤。使用碘酒、酒精消毒,更换清洁病员服。

4. 遵医嘱术前用药。

5. 嘱病人排尿后,携带病历、影像资料、术中带药等,平车护送入手术室。

二、术后回病房

1. 每 1~2 小时巡视病人

（1）注意病人的意识及生命体征的变化。

（2）妥善固定并标识引流管、留置导尿管,保持引流有效。密切观察颜色、性状、量等情况并记录。如有特殊情况,及时通知医生。

（3）注意观察髋部切口敷料有无渗血、脱落,敷料的松紧度是否合适。

（4）观察患肢血液循环情况,皮肤(温度、颜色)、运动、足背动脉搏动及局部肿胀情况,观察是否有坐骨神经等神经损伤情况,当病人出现异常,及时通知医生。

（5）观察病人疼痛的时间、部位、性质和规律,鼓励病人表达疼痛的感受,及时通知医生,遵医嘱适时给予镇痛药。

2. 术后 6 小时内予去枕平卧位,头偏一侧。6 小时后垫枕头、逐渐取半卧位,屈髋(床头摇高)小于 60°,患肢外展中立位 30°,穿矫形鞋。两腿之间夹梯形垫,限制下肢随意活动。可利用牵引床的吊环床上活动。

3. 术后 6 小时内禁食水,麻醉清醒后遵医嘱进普食。不吃生冷、辛辣等刺激性食物。

4. 遵医嘱进行相关的治疗和处置,并观察用药后反应。

5. 做好并发症的观察与护理。

6. 防止人工髋关节脱位的护理。

7. 气压治疗仪是利用机械原理促使下肢静脉血流加速,是物理预防深静脉血栓的方法之一。术后遵医嘱进行,一般每日 2 次,每次 30~60 分钟。

8. 预防压疮。

9. 做好病人的生活护理及心理护理,协助病人洗漱、进餐等。

10. 指导病人术后功能锻炼。

【术后第 1 日～第 5 日】

1. 每 1~2 小时巡视病人

（1）根据病情测量生命体征，观察病情变化。

（2）观察切口敷料的情况，保持敷料整洁，如有渗出或污染时，及时通知医生予以更换。术后第 2 日，拔除引流管后，注意观察敷料有无渗出、脱落。

（3）注意观察引流液、尿液的颜色、性状、量，保持引流管、尿管固定可靠、通畅，勿打折、受压、扭曲及脱出。

（4）遵医嘱拔除留置导尿管后，注意观察排尿的情况，是否存在尿潴留，有无膀胱刺激征。

（5）观察患肢皮肤温度、颜色、感觉、运动、足背动脉搏动及局部肿胀情况，倾听病人的主诉，出现异常，及时通知医生，给予相应处置。

（6）观察病人疼痛的时间、部位、性质和规律，鼓励病人表达疼痛的感受，及时通知医生，遵医嘱适时给予镇痛药。

2. 加强呼吸道管理。

3. 做好并发症的观察与护理。

4. 遵医嘱进行相关的治疗和处置，并观察用药后反应。使用低分子肝素等抗凝药物时，要注意观察是否有皮肤黏膜、齿龈、口腔黏膜出血现象，及时通知医生。

5. 遵医嘱使用气压治疗仪等物理方法预防深静脉血栓，每日 2 次，每次 30~60 分钟。

6. 做好心理护理及生活护理。

7. 卧床休息时可取半卧位，屈髋小于 90°，可协助夹梯形垫健侧翻身，按摩受压部位皮肤并予软垫加以保护，保持床铺平整干燥。如局部有压红，可应用相应护理产品加以保护。注意用毛巾保护矫形鞋边缘，即足跟、内外踝处的皮肤，防止局部皮肤破损。

8. 根据医嘱给予相应饮食指导。鼓励病人多饮水，每日 2000~2500ml，多进食富有营养、易消化的食物，如瘦肉、红枣等。避免食用辛辣、冷凉、油腻及胀气食物。注意多摄入芹菜、韭菜等粗纤维食物，预防便秘。若术后 3 日未排便，应遵医嘱用药。

9. 指导病人术后功能锻炼。

【术后第 6 日～出院日】

1. 每 2 小时巡视观察病人

（1）观察切口敷料的情况，保持敷料整洁，如有渗出或污染时，及时通知医生予以更换。

（2）注意观察患肢皮肤温度、颜色、感觉、运动、足背动脉搏动及下肢肿胀疼痛情况，倾听病人的主诉，出现异常，及时通知医生，给予相应处置。

2. 遵医嘱进行相关的治疗和处置，并观察用药后反应。使用低分子肝素等抗凝药物时，要注意观察是否有皮肤黏膜、牙龈、口腔黏膜出血现象，及时通知医生。

3. 做好并发症的观察与护理。

4. 做好心理及生活护理。

5. 反复强调术后卧位和功能锻炼的重要性。

6. 出院指导

（1）休息与活动。

（2）饮食指导。

（3）用药指导。

（4）提高自护能力。

7. 出院流程指导。

（李　巍）

第十一节　重度膝关节骨关节炎的临床护理路径

临床护理路径表

时间	住院第1日	住院第2日~手术前1日	手术当日	术后第1日~第5日	术后第6日~出院日
护理处置	□环境介绍 □住院须知 □负责医生 □责任护士 □T、P、R、BP □体重 □入院护理评估 □跌倒或坠床预防 □压疮预防 □烫伤预防 □戒烟、戒酒的宣教 □协助更换病员服，做好个人卫生 □2h巡视观察 □肢体血运、感觉、足背动脉搏动等情况 □医嘱相关治疗、处置执行及指导 　□口服药物 　□静脉输液 　□其他	□2h巡视观察 　□并发症 　□用药后反应 　□其他 □采集或留取血、尿、便等标本 □完善相关检查 　□心电图 　□患肢X线检查 　□超声 　□其他 □了解术前相关检查结果，如有异常及时与医生沟通 □医嘱相关治疗、处置执行及指导 　□口服药物 　□肌内注射 　□皮内注射 　□皮肤准备 　□术前晚灌肠 □相关手术准备及指导 　□深呼吸、有效咳嗽 　□床上使用便器 　□指导使用助行器或拐杖 　□病人术后功能锻炼 □生活护理 □心理护理	送手术前 □T、P、R、BP □皮肤准备 □更换病员服 □术前用药 □检查术前准备情况 □携带病历、用物等 □平车护送入手术室 术后回病房 □1~2h巡视观察 　□T、P、R、BP 　□切口敷料 　□切口引流 　□肢体血运、感觉、足背动脉搏动等 　□患肢肿胀、疼痛情况 　□用药后反应 　□其他 □医嘱相关治疗、处置执行及指导 　□氧气吸入 　□静脉输液 　□肌内注射 　□留置导尿 　□其他 □皮肤护理 □生活护理 □健康教育	□1~2h巡视观察 　□切口敷料 　□肢体血运、感觉、足背动脉搏动等 　□患肢肿胀、疼痛情况 　□用药后反应 　□并发症等 □医嘱相关治疗、处置执行及指导 　□氧气吸入 　□静脉输液 　□皮下注射 　□采集血标本 　□肌内注射 　□口服药物 　□切口引流 　□留置导尿 　□其他 □呼吸道管理 □皮肤护理 □生活护理 □心理护理 □健康教育	□2h巡视观察 　□切口敷料 　□肢体血运、感觉、足背动脉搏动等 　□患肢肿胀、疼痛等情况 　□用药后反应 　□并发症等 □医嘱相关治疗、处置执行及指导 　□静脉输液 　□皮下注射 　□采集血标本 　□肌内注射 　□口服药物 　□其他 □生活护理 □心理护理 □健康教育 □出院指导 □出院流程指导

时间	住院第1日	住院第2日~手术前1日	手术当日	术后第1日~第5日	术后第6日~出院日
活动体位	□卧床休息 □病情允许,可病室内活动	□卧床休息 □病情允许,可病室内活动	□术后去枕平卧6h后垫枕头 □床上活动,患肢伸直抬高30°	□患肢伸直抬高30° □遵医嘱使用拐杖或助行器,离床室内活动	□遵医嘱离床病区内活动
饮食	□普食 □次日需空腹化验、检查,应0:00以后禁食水	□做完各种化验检查后可进普食 □术前1日晚20:00后禁食,0:00后禁饮水	□术后禁食水6h □麻醉清醒后进普食	□普食	□普食

实 施 规 范

【住院第1日】

1. 入院常规护理。

2. 每2小时巡视病人

(1) 肢体血液循环、感觉、运动等情况。

(2) 足背动脉搏动情况,部分病人因慢性疾病或静脉血栓形成致血流不畅,导致足背动脉搏动减弱或消失,需与术后相鉴别。

3. 根据医嘱治疗、处置,注意观察反应。

4. 常规健康指导。

【住院第2日~手术前1日】

1. 每2小时巡视病人,注意病情变化。

2. 根据医嘱正确采集标本,进行相关检查。术前落实相关化验、检查结果回报的情况,如有异常及时与医生沟通。

3. 根据医嘱进行治疗、处置,注意观察用药反应,并给予相关指导。

4. 相关手术准备及指导

(1) 相关手术常规准备及指导。

(2) 皮肤准备范围:上起于髋关节,下至足尖,包括会阴部。用清水及肥皂水擦洗备皮区,使用碘酒、酒精消毒。仔细查看手术部位周围有无皮炎、疖肿,如有异常,及时通知医生。

(3) 指导病人使用助行器或拐杖。建议行走初期应使用助行器,为使用拐杖做准备。

(4) 指导病人学会足趾屈伸、踝关节屈伸、股四头肌等长收缩等功能锻炼方法。

【手术当日】

一、送手术前

1. 术晨为病人测量体温、脉搏、呼吸、血压;如有发热、血压过高、女性月经来潮等情况均应及时报告医生,以确定是否延期手术。

2. 将长发病人头发扎起,协助病人取下义齿、项链、耳钉、手链、发夹等物品,并交给家属妥善保管。

3. 皮肤准备:剃去备皮区毛发,动作轻柔,勿损伤皮肤。使用碘酒、酒精消毒,更换清洁病员服。

4. 遵医嘱术前用药。

5. 嘱病人排尿后,携带病历、影像资料、术中带药等,平车护送入手术室。

二、术后回病房

1. 每 1~2 小时巡视病人

（1）注意病人的意识及生命体征的变化。

（2）妥善固定并标识引流管、留置导尿管,保持有效引流。密切观察颜色、性状、量等情况并记录。如有特殊情况,及时通知医生。

（3）注意观察膝部切口敷料有无渗血、脱落,敷料的松紧度是否合适。

（4）观察患肢血液循环情况,感觉、运动及足背动脉搏动情况。

（5）观察病人疼痛的时间、部位、性质和规律,鼓励病人表达疼痛的感受,及时通知医生,遵医嘱适时给予镇痛剂。

2. 加强呼吸道管理。

3. 做好并发症的观察与护理。

4. 遵医嘱进行相关的治疗和处置,并观察用药后反应。使用低分子肝素等抗凝药物预防血栓期间,要注意观察是否有皮肤黏膜、齿龈、口腔黏膜出血现象,及时通知医生。

5. 预防压疮。

6. 做好心理及生活护理。

7. 反复强调术后功能锻炼的重要性,尤其是老年病人,更应使其认识到进行功能锻炼是加强手术效果的必要手段。

8. 鼓励病人多饮水,每日 2000~2500ml,多进富有营养、易消化的食物,如瘦肉、红枣等。避免食用生冷、辛辣等刺激性食物。

9. 指导并协助病人行术后功能锻炼。

【术后第 1 日 ~ 第 5 日】

1. 每 1~2 小时巡视病人

（1）根据病情测量生命体征,观察病情变化。

（2）观察膝部切口敷料情况。拔除引流管后,注意观察敷料有无渗出、脱落。

（3）观察患肢血液循环情况,感觉、运动及足背动脉搏动情况。

（4）观察病人疼痛的时间、部位、性质和规律,鼓励病人表达疼痛的感受,及时通知医生,遵医嘱适时给予镇痛剂。

2. 加强呼吸道管理。

3. 拔除留置导尿管后,注意观察自行排尿的情况,是否存在尿潴留,有无膀胱刺激征。

4. 做好并发症的观察与护理。

5. 遵医嘱进行相关的治疗和处置,并观察用药后反应。

6. 拔除膝关节引流后遵医嘱使用气压治疗仪预防深静脉血栓。

7. 预防压疮。

8. 做好心理护理及生活护理。

9. 反复强调术后功能锻炼的重要性,指导并协助病人行术后功能锻炼。

10. 鼓励病人多进食富有营养、易消化的食物,如瘦肉、红枣等。避免食用生冷、辛辣等刺激性食物。

【术后第 6 日 ~ 出院日】

1. 每 1~2 小时巡视观察病人

(1) 观察切口敷料的情况,保持敷料整洁,如有渗出及污染时,及时通知医生予以更换。

(2) 注意观察患肢皮肤温度、颜色、感觉、运动、足背动脉搏动及局部肿胀疼痛情况,倾听病人的主诉,及时通知医生,给予相应处置。

2. 遵医嘱进行相关的治疗和处置,并观察用药后反应。使用低分子肝素等抗凝药物时,要注意观察是否有皮肤黏膜、齿龈、口腔黏膜出血现象,及时通知医生。

3. 术后并发症的观察及预防。

4. 指导病人进行术后功能锻炼。

5. 出院指导

(1) 休息与活动。

(2) 饮食指导。

(3) 用药指导。

(4) 提高自护能力。

6. 出院流程指导。

（李　巍）